"护理技能与提高"丛书

造口伤口失禁
临床护理实务

主　编

王翠玲　薛　平　李建英

副主编

佟金谕　侯自梅　刘艳华　杨文琴　宋丽娟

编　委（按姓氏拼音首字母排序）

安果仙　安俊红　陈彦茹　程英串　范瑞霞　郭金花
侯自梅　李　超　李建萍　李建英　栗晓坤　刘冰新
刘艳华　马慧娟　牛巧红　秦　燕　任宏英　宋丽娟
石　雯　孙晶花　佟金谕　王翠玲　王芳芳　王海蓉
王菊琴　薛　平　徐　娟　姚　莉　闫文华　杨文琴
杨振亚　岳丽华　赵　君　赵丽娟　朱洁晶　张　芳
张　静　张　丽　张巧珍　张晓霞

/ 山西出版传媒集团　山西科学技术出版社 /

图书在版编目（CIP）数据

造口伤口失禁临床护理实务 / 王翠玲，薛平，李建英主编．—太原：山西科学技术出版社，2018.11

ISBN 978 - 7 - 5377 - 5826 - 0

Ⅰ．①造… Ⅱ．①王… ②薛…③李… Ⅲ．①造口术 - 护理学②尿失禁 - 护理学 Ⅳ．①R473.6

中国版本图书馆 CIP 数据核字（2018）第 218341 号

造口伤口失禁临床护理实务

出 版 人：赵建伟
主　　编：王翠玲　薛　平　李建英
责任编辑：宋　伟
封面设计：吕雁军

出版发行：山西出版传媒集团・山西科学技术出版社
地址：太原市建设南路 21 号　邮编：030012
编辑部电话：0351 - 4922078
投稿邮箱：shanxikeji@qq.com
发行电话：0351 - 4922121
经　　销：各地新华书店
印　　刷：山西新华印业有限公司
网　　址：www.sxkxjscbs.com
微　　信：sxkjcbs

开　　本：787mm × 1092mm　1/16　印张：22.25
字　　数：408 千字
版　　次：2018 年 11 月第 1 版　2018 年 11 月太原第 1 次印刷

书　　号：ISBN 978 - 7 - 5377 - 5826 - 0
定　　价：79.00 元

本社常年法律顾问：王葆柯

序
Preface

随着社会的发展、医疗水平的提高、人们生活质量的提升，医护人员越来越关注患者的生存质量，造口伤口专科护理也日益受到重视。通过造口治疗师多年勤于临床的努力，目前国内造口、伤口和失禁护理已基本与国际接轨。为推进我省造口、伤口、失禁专科护理的发展，为伤口、造口专科护士提供专业护理知识，我们组织多位扎根一线的护理专家，历时一年多，编写了《造口伤口失禁临床护理实务》一书。

本书分造口护理、伤口护理、失禁护理三个部分。造口护理部分，介绍了造口护理的相关理论知识、造口护理的更换流程、造口及其周围常见并发症的处理，并通过分析造口案例寻找降低造口并发症的措施。伤口护理部分，介绍了伤口的概论、伤口护理及伤口护理技能、伤口分类及评估、伤口清洗液及敷料的选择应用、对伤口处理的原则，并结合临床案例分析伤口愈合的过程。失禁护理部分，着重介绍了失禁的基础知识、失禁病人的评估、失禁病人的护理等内容。

该书由我省各地造口治疗师和伤口治疗师编写，他们把自己丰富的临床经验具体、详实地表述出来，并插入日常工作中收集的病例图片，使得该书图文并茂、浅显易懂，具有实用性、先进性和可操作性。本书可作为造口、伤口专科护士培训的教材及参考书，帮助临床护理人员解决疑难问题，为造口、伤口、失禁患者提供更好的医疗护理服务；也可作为造口、伤口、失禁患者及家属的指导书，减少就医、治疗过程中的种种困难，促进患者疾病的康复，提高患者的生活质量。

由于医学发展迅速，加之编著学识有限，书中难免有不足之处，请广大读者见谅、不吝赐教。在今后的工作实践中，我们会继续探索、学习，紧跟前沿医学，不断完善书中内容。

目录
Contents

第一部分　造口护理

第二部分　伤口护理

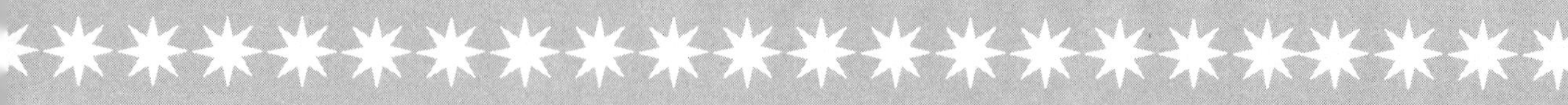

第三部分　失禁护理

第一部分

造口护理

第一章　肠造口概述

第一节　肠造口护理的发展

一、世界造口治疗师协会发展史

诺玛·基尔（Norma Gill Thompson）和罗培·坦波（Ruert Beach Turnbull）医生在1961年创办了世界上第一所造口治疗学校，为造口治疗的发展迈出重要的一步。

20世纪70年代，肠造口治疗作为一项护理专业内容在澳大利亚、加拿大、英国、新西兰和南非等国家迅速普及。特别是70年代中期，随着人们对肠造口治疗兴趣的急剧增高，大量来自瑞典、挪威、德国、芬兰及欧洲其他国家的护士前往美国克里夫兰医院接受培训。这种情况激发诺玛·基尔产生了联合所有有志于肠造口治疗的专业人员建立世界性专业协会的想法。在各方面的积极响应下，诺玛·基尔与澳大利亚、加拿大、英国、南非等国家的肠造口专业护理人员进行了联系，邀请他们到英国商讨成立世界造口组织治疗师协会（World Council of Enterostomal Therapists，WCET）的相关事宜。1976年2月，11位来自世界各地的肠造口治疗师会聚英国伦敦圣玛丽医院，举行了一次正式会议，开始做协会的筹建工作。会议决定成立世界造口治疗师协会作为造口专业的正式机构。1978年5月18日，WCET正式成立，诺玛·基尔任首任主席。WCET是一个全球性的专科护士协会，WCET组织为“造口治疗学”的长远发展奠定了基础。

二、造口治疗师的护理实践守则

实践守则对于建设个人对于专业责任的专业标准至关重要。造口治疗师有义务遵循世界理事会制定的护理实践准则。造口治疗师将会为不同种族、肤色、信仰、性别、年龄、政治或社会地位的个人提供所需要的服务。

（1）造口治疗师应尊重患者的信仰、价值观和风俗，同时对每位患者的信息保密，只同他人共享关于患者护理方面的信息。

（2）造口治疗师进行实践时将遵循国际护理伦理原则的标准。

（3）造口治疗师必须掌握关于造口治疗及其相关领域理论与实践的发展动态以保证专业能力。

（4）造口治疗师必须在任何时候都保持对护理和行为的最高专业标准。

（5）造口治疗师应积极参与本专业的学术活动，共同努力，以达到最高的专业标准。

三、肠造口康复治疗发展史

肠造口（Intestinal stoma）最常见的是回肠末端或结肠造口，俗称人工肛门。全球每年由于结直肠癌、外伤、炎症、先天性畸形而需行肠造口术者达数十万人之多。

肠造口已有悠久的历史。以前肠造口多因病、伤所造成，称之为自然性肠造口，早在《圣经》中已提及古代战士腹部被刺伤，有的带着肠瘘幸存下来。有目的、有计划的肠造口术仅有二三百年历史。真正提出肠造口治疗技术是一门新的学科的是一位美国医生罗培・坦波，他被誉为造口治疗之父。他认为肠造口治疗是一种特别的护理，除了注意肠造口技术外，应格外注意造口患者的腹部造口护理、预防和治疗造口的并发症，开展造口患者及家属的心理咨询，为患者提供各种康复护理服务。

1954 年，罗培・坦波医生为一位身患溃疡性结肠炎的家庭妇女做了永久性回肠造口术，后经治疗患者完全康复。这位女患者名叫诺玛・基尔，她非常热衷于帮助其他肠造口患者。1958 年罗培・坦波医生特邀她到克里夫兰医学中心协助工作，使她成为世界首位造口治疗师（ET）。造口治疗师是指导术前、术后如何进行造口护理，给予患者良好的心理支持，帮助患者选择造口材料，制定出院计划及随访等护理工作的专业卫生人员。随后，在罗培・坦波医生的帮助和策划下，1961 年第一所造口治疗学校诞生了。

中国造口协会于 1996 年 4 月在沈阳成立，喻德洪教授任主席，挂靠上海长海医院。2000 年，喻德洪教授被授予国际造口协会（IOA）最高职业奉献奖，奖励他为推动中国造口事业发展做出的伟大贡献。

世界卫生组织将 1993 年 10 月 2 日定为第一个“世界造口日”，以后定在 10 月份第一个星期六，每 3 年一次。“世界造口日”是对造口患者的社会环境与生活质量提供帮助的世界性活动，全球许多国家和地区在这一天举办各种活动，以唤起全社会对造口患者的关爱，给他们最大的关怀和支持，鼓励他们更好地生活。

1988 年喻德洪教授率先在上海面向全国举办了第一期造口治疗师培训班，至 1997 年共举办 7 期，培训医生、护士共 400 余名。1994 年，上海选派 2 名护士到澳大利亚造口治疗学校学习，并获得国际承认的造口治疗师证书。2000 年，广州中山医科大学肿瘤医院派出 3 名护士到香港造口治疗师学校学习，并获得国际承认的造口治疗师证书。为更快地培养造口护理人才，提高我国造口治疗水平，进一步推动中国造口事业的发展，促进造口护理事业与国际接轨，2001 年 2 月 4 日我国第一所国际承认的造口治疗师学校——中山大学造口治疗师学校正式成立，毕业学员获得国际认可的造口治疗师证书。随后，北京、南京、上海、温州、安徽等地陆续建立起 12 所国际承认的造口治疗师学校。迄今为止，国内经正规培训并获得世界造口治疗师协会（WCET）认可的造口治疗师已有 1000 余名。他们从事肠造口护理、复杂伤口和失禁的处理，在大医院还开设专门的造口门诊，造口访问者活动也逐步开展。

2003 年 11 月中华护理学会组织成立造口、伤口、失禁专业委员会，2004 年广东省护理学会成立造口专业委员会，以后全国多个省份的造口专业委员会相继成立。2015 年 12 月山西省护理学会造口、伤口、失禁专业委员会成立。

参考文献：

[1] Catalab PA . Intestinai Stomas：200 years of digging Dis Colon Rectum [J]. 1999，42（2）：137–142 .

[2] 万德森. 促进我国造口康复治疗的发展[J]. 中华胃肠外科杂志，2003，6（3）：144–145 .

[3] 万德森 . 中国造口治疗师的培养：现状和将来 [J]. 中国肿瘤，2007，16（1）：23–25 .

[4] Smith DB，Johnson DE eds . Ostomy care and the cancer patient–surgical and clinical considerations [J]. Orlando USA：Crune &Stratton Inc，1986 .

[5] 喻德洪 . 肠造口治疗 [M]. 北京：人民卫生出版社，2003 .

[6] 万德森，朱建华，周志伟，等 . 造口康复治疗理论与实践 [M]. 北京：中国医药科技出版社，2006 .

（王菊琴　李建英）

第二节　造口手术适应证

一、造口手术适应证

肠造口（Intestinal stoma）术已经成为外科手术中最常施行的术式之一，它是腹部外科急症临时性或疾病根治永久性的治疗措施，既是挽救患者生命的需要，也是改善患者生活质量的手段。肠造口术在世界各地都得到了广泛的应用：美国每年因各种原因行结肠造口术的患者约 10 万人，至今已有肠造口患者 75 万人；英国每年行结肠造口术的患者约有 10 万人，回肠造口术约有 1 万人；香港每年约有 7000 ~ 8000 例结肠造口患者；截至 2010 年，我国已约有累计永久性肠造口患者 100 万人，且每年新增肠造口患者 10 万例左右。

需要进行肠造口手术的疾病有：结直肠恶性肿瘤、肠外伤、肠坏死、肠梗阻、炎性肠病、吻合口瘘、家族性腺瘤性息肉病、膀胱肿瘤以及小儿先天性肛门闭锁、巨结肠及其他先天畸形等。

（一）结直肠恶性肿瘤

结直肠恶性肿瘤即大肠癌，包括结肠癌和直肠癌。是指从回盲部至肛门齿状线之间肠黏膜发生的恶性肿瘤。其中，结肠癌是指回盲部至乙状结肠、直肠交界处之间的癌，直肠癌是指乙状结肠、直肠交接处至齿状线之间的癌。最常见的大肠癌为腺癌，其他较少发生的恶性肿瘤为类癌、淋巴癌、鳞状细胞癌、平滑肌肉瘤。结直肠癌是当今最常见的疾病之一，每年全球有约 120 万名患者被确诊为结直肠癌，而有超过 60 万名患者直接或间接死于结直肠癌。其在各地区的发病率有显著差异，这与不同地区的生活习惯有密切联系。男性结直肠癌的发病率高于女性。此外，结直肠癌的发病率会随着年龄的增大而增加，比如发达国家的结直肠癌发病中位年龄为 70 岁。

虽然遗传因素是结直肠癌的危险因素，但大部分结直肠癌都是散发的，并在几年内以腺瘤 – 肿瘤的形式发生。

当前结直肠癌最主要的治疗手段是外科手术、新辅助放射治疗（患者是直肠癌）以及辅助化疗（患者为Ⅲ、Ⅳ期或高风险的Ⅱ期结肠癌）。

在生存期方面，Ⅰ期患者的 5 年生存率可达 90% 以上，而Ⅳ期患者只有略大于

10% 的生存率。内镜或血液筛查已被证实能有效降低结直肠癌发病率和死亡率，但大部分国家仍未开始实施有组织的筛查。

（二）肠梗阻

肠梗阻（intestinal obstruction，ileus）是指肠内容物不能正常运行、顺利通过肠道，即肠内容物在肠道内的通行受阻，从而导致一系列病理生理的改变，是常见的外科急腹症之一。肠梗阻作为一类疾病，有“痛、吐、胀、闭”等许多共同的临床表现，可因多种因素引起。起病初，梗阻肠段先有解剖和功能性改变，继则发生体液和电解质的丢失，肠壁循环障碍、坏死和继发感染，最后可致毒血症、休克、死亡。如能及时诊断、积极治疗，大多能逆转病情的发展，最终治愈。

大多数完全性肠梗阻需要手术治疗，关键在于对手术时机的把握。绞窄性肠梗阻需要紧急手术，单纯性肠梗阻可先予保守治疗，无效再手术治疗，但一般不超过 48h，否则可增加肠狭窄可能。手术治疗的目的首先是解除梗阻，然后是去除病因，除考虑疾病本身外，还须考虑全身情况。

（三）炎症性肠病

炎症性肠病包括两种明显不同的疾患，即克罗恩病和溃疡性结肠炎，以及一些病因不明的症状群。它是肠道非特异性炎症，其中克罗恩病可累及全肠道和肠壁各层，而溃疡性结肠炎仅累及肠道黏膜。肠外病征会依据其性质和症状严重程度而有不同的临床表现。这些疾病及其并发症的病史较长，亦有相当数量的患者长期处于静止期。药物治疗可以控制病情及维持病症于静止状态，在一定的条件下，外科手术治疗能有效地控制和缓解症状。根据病变部位和性质，患者的临床表现和全身情况不同，所采取的手术方式也是多种多样的。

1. 溃疡性结肠炎

溃疡性结肠炎常常从直肠开始发病，除非经治疗，在此部位的病变常较严重。炎症将扩散到邻近的部位，因此产生一系列临床表现。小肠一般不被累及，除非是有种被称为“逆流性回肠炎”的疾病，与大便返流至回盲部有关。在肠的大体外观上，有正常的浆膜层。在慢性病例中，肠腔变窄并且呈“铅管”样僵硬，黏膜充血、水肿、微小脓肿及易破碎。在严重病例中，可发生黏膜全层的溃疡。

2. 克罗恩病（Crohn disease）

克罗恩病是以透壁性炎症为特点的疾病，可波及胃肠道的任何部位。克罗恩病的特征是病灶呈跳跃式分布，即病变肠道和正常的肠道相间隔。在大体形态改变上，显示为口疮样溃疡，病灶可联合在一起，表现为长线形溃疡。这些病变加深时，产生裂痕，形成裂沟样溃疡，通常沿肠道纵轴呈耙状发展。在病灶之间的正常黏膜可呈鹅卵石状。透壁性炎症导致肠壁普遍呈增厚感。肠系膜充血，伴随淋巴结病变。肠黏膜的脂肪沿肠道爬行，这就使黏膜形成拱廊样结构，通常称为“脂肪卷”。

克罗恩病有两个复杂的特征：穿孔和（或）纤维化。前者可导致蜂窝织炎、局部脓肿和局限性或弥漫性腹膜炎。同时产生各种瘘管，产生瘘管的部位有小肠、结肠、膀胱、阴道和腹壁等。纤维化可导致肠腔狭窄，可导致亚急性的小肠和大肠梗阻。邻近的脏器可被波及，例如输尿管，可导致肾积水。

（四）大肠穿孔

大肠穿孔可分为自发性和继发性两大类，在临床中继发性肠穿孔多见，而自发性穿孔少见。继发性大肠穿孔多由某些疾病或损伤因素所致。常见有大肠癌、克罗恩病、溃疡性结肠炎、阿米巴肠痢疾和肠伤寒等引起穿孔。损伤因素常见有诊治中的灌肠、窥镜检查、肠内异物等，均可直接或间接损伤致穿孔。更重要的还有外伤性穿孔。大肠穿孔的治疗原则：积极纠正休克，纠正水和电解质平衡失调，增强患者耐受性和抵抗力，按原发病选择抗感染治疗，做好术前准备，选择适宜的术式。

（五）家族性腺瘤性息肉病

家族性腺瘤性息肉病（FAP）是一组以结直肠多发腺瘤为特征的常染色体显性遗传的综合征，其全球发病率为出生婴儿的 1/7000 ~ 1/10000，属于遗传性大肠癌的一种，约占大肠癌的 1%，该病患者息肉多在青少年时才出现，仅少数在幼儿时期就开始生长，婴儿时期无息肉生长，故不属于先天性疾病。

过去，此病被称为结肠息肉病、遗传性结肠息肉病、家族性多发性息肉病、结肠家族性息肉病、结肠腺癌性息肉病，现在考虑到此病有遗传性家族史、腺瘤并不局限在结肠、此病常表现为一组疾病群，故多称为家族性腺瘤性息肉病。

（六）先天性肛门直肠闭锁

肛门直肠区域的畸形是小儿常见的消化道畸形，发病率居先天性消化道畸形的第一位，发病率为 1/1500 ~ 1/5000，因国家、地区而异。性别趋势方面，国内外文献一般报道男孩稍多见，少数患儿发病有家族关系。个别报道女性患儿更多。

先天性肛门闭锁又称锁肛、无肛门症，是常见的先天性肛门直肠畸形疾病，婴儿出生后即肛门、肛管、直肠下端闭锁，在任何位置都看不见肛门。肛门闭锁常常合并多种全身畸形瘘管，其中以泌尿生殖系畸形及瘘管最多见，先天性心脏病、食道闭锁次之。常以低位肠梗阻而就诊，可危及患儿生命。

1. 临床表现

大多数肛门直肠畸形患儿出生时体重正常，少数高位病损及合伴多处畸形儿中有低体重。临床症状随畸形类型不一，出现症状的时间也不同。

患儿出生后 24 小时不排胎便，观察会阴部，即可发现正常肛门位置没有肛门。有一部分患儿在肛门处有一小孔或在会阴部、其他部位有一瘘孔挤出胎粪。低位肠梗阻是常见症状，表现为腹胀、腹部见到明显扩大肠型、相继呕吐、脱水等，直至呕吐物为胆汁或粪汁样内容物，病情逐渐加重，并可影响呼吸。合并有瘘管的患儿，依据其瘘管的位置高低及狭窄的程度，可在出生后几周、几个月或几岁后出现排便困难、腹胀或不完全性肠梗阻，同时其生长发育受影响。

2. 诊断

X 线检查为首选。

3. 治疗

先天性直肠肛门畸形的治疗手段主要是外科手术。手术前必须明确直肠盲端与肛门皮肤间的距离，根据畸形位置的高低、病情轻重及合并畸形情况，而采取不同的治疗方法。1967 年 Kiesewetter 总结提出了治疗肛门直肠畸形的原则。

（1）最大限度应用耻骨直肠肌。

（2）有效地利用外括约肌。

（3）最低程度地破坏盆底，尽量维持盆底的作用。

（4）最好使用肛门皮肤。

为了能够达到手术后控制排便功能的目的，要求术中勿损伤肛提肌，并使直肠盲端确切地通过耻骨直肠肌环及肛门外括约肌中心，尽可能减少对盆腔神经的损伤。无瘘或有细小瘘孔不能排便的病例，应于出生后 24 ~ 48 小时内完成手术；瘘孔较大，应于出生后 3 ~ 6 个月施行肛门成形术；高位直肠肛门闭锁，宜在新生儿期先施行结肠造口术，3 ~ 6 个月后再行肛门成形术。

（七）膀胱癌

1. 流行病学及病因学

膀胱肿瘤是泌尿生殖系统中最常见的肿瘤，多见于男性，男女发病率比例一般为 3 ：1 ~ 4 ：1，好发年龄为 50~70 岁。

膀胱癌病因复杂且大多不清楚，目前比较公认的相关因素有以下几种。

（1）环境和职业。现已明确 β – 萘胺、联苯胺、4 – 氨基双联苯是膀胱癌致癌物质，长期接触易发生膀胱癌，但个体差异大，潜伏期长。染料、橡胶、塑料制品、油漆、洗涤剂等亦可能是致癌原因之一。某些区域性膀胱癌高发可能与饮用水中某些致癌物如砷的含量增高有关。

（2）吸烟。吸烟为辅助性致癌因素，其阻断色氨酸代谢，导致尿中癌性代谢产物聚集。

（3）色氨酸代谢异常。色氨酸的异常代谢可产生一些代谢产物，这些代谢产物自尿中排泄，具有致癌作用。

（4）其他。膀胱黏膜局部长期遭受刺激，如长期慢性感染、膀胱结石的长期刺激以及尿路梗阻。而腺性膀胱炎、黏膜白斑被认为是癌前病变；寄生于膀胱的埃及血吸虫也是膀胱癌的诱因。

2. 病理及分期

膀胱肿瘤临床上根据其形态可分为乳头状瘤、乳头状癌、广基浸润性癌和其他肿瘤 4 类。病理上可分为上皮性及非上皮性两类。上皮性者以移行上皮为主，占膀胱肿瘤的 95% 以上。其余为鳞状上皮癌、腺癌等。移行上皮肿瘤可分为以下 4 类：①乳头状瘤：其细胞形态虽与正常移行上皮细胞无明显差异，但有复发和恶变的倾向；②原位癌：不形成乳头状，不向基底浸润；③乳头状癌：最为多见，基底有癌细胞浸润，绒毛状分支有融合倾向；④浸润性癌：癌组织在黏膜下浸润，常出现溃疡，癌向膀胱壁深层、淋巴管、血管蔓延，恶性程度高。病理上根据肿瘤细胞的分化程度分为 4 级：一、二级分化较好，属低度恶性；三、四级分化不良，属高度恶性。膀胱癌的分期目前通用的有两大类：① Jewett – Strong 和 Marshall 分期。②国际抗癌协会 UICC 分期，它们的对应关系见表 1–1–1。

表 1–1–1　Jewett– Strong 和 Marshall 分期与 UICC 分期的关系

	Jewett– Strong	Marshall
无肿瘤		T0
原位癌	0	Tis
局限在黏膜乳头状肿瘤	0	Ta
黏膜下浸润	A	T1
表浅肌层浸润	B1	T2
深肌层浸润	B2	T3a
浸润膀胱外脂肪	C	T3b
侵犯邻近器官	D1	T4
局部淋巴结转移	D1	N1–3
局部相邻淋巴结转移	D2	–
远处转移	D2	M1

3. 临床表现

（1）无痛性肉眼血尿。这是膀胱癌最常见也是最重要的症状。约 90% 的病人在发病过程中出现不同程度的血尿。由于呈无痛性、间歇性发作，易延误诊断。血尿的严重程度与肿瘤的大小、数目和有无浸润并无相关性。

（2）膀胱刺激征。少数病人可以尿频、尿急、尿痛为首发症状。尤其位于膀胱三角的肿瘤，肿瘤的过速生长，导致肿瘤表面的供血不足，局部组织脆弱、抵抗力下降，继发感染、溃疡而使膀胱肌痉挛，膀胱刺激征更为加重。

（3）其他症状。如疼痛、排尿困难等可不同程度地出现于不同病人的不同时期，如果膀胱癌患者就医时已出现下腹部包块、尿潴留、肾功能不全、贫血、恶病质等症状时，均提示病程已进入相当晚期。

（4）诊断。间歇性无痛性肉眼血尿应想到膀胱癌的可能性，尤其是中、老年人。虽一般体格检查无明显的阳性体征，但少数病人通过阴道及肛检可摸到肿物。为明确诊断需做与泌尿系统有关的详细检查。

（5）尿细胞学检查。阳性率可达 70%。由于检查方法简便，可作为血尿病人的筛选方法。但对于肿瘤细胞分化良好的患者，难与正常移行上皮及炎症引起的细胞改变相鉴别。

（6）膀胱镜检查。在膀胱肿瘤诊断中占最重要的地位。凡可疑膀胱肿瘤者都应进行膀胱镜检查，以了解肿瘤的大小、部位、数目、形状，并可取活组织检查。

（7）X 线检查。排泄性尿路造影可了解上尿路有无多发性肿瘤，了解肿瘤对肾功能的影响，肾积水或显影不良常提示肿瘤浸润输尿管口。膀胱造影时可见充盈缺损。

（8）盆腔及腹腔的 CT、MRI、超声波。上述检查在膀胱癌的诊断中有一定作用，特别是经尿道的超声波诊断还有助于了解肿瘤侵犯膀胱肌层的程度，便于临床分期。

（9）流式细胞术。通过流式细胞术可测量肿瘤细胞内的 DNA 含量、异倍体细胞量和增殖能力，以评价膀胱肿瘤的生物学特性。

4. 治疗

治疗原则：以手术治疗为主。包括经膀胱镜手术、膀胱切开 – 肿瘤原位切除、膀胱部分切除、全膀胱切除等。原则上，T1、T2 期肿瘤可采用保留膀胱的手术，多发的、反复复发的，以及 T3 期肿瘤，应行全膀胱切除。放疗、化疗在治疗中起辅助作用。

参考文献：

[1] 喻德洪．肠造口治疗［M］．北京：人民卫生出版社，2004．

[2] 万德森，等．造口康复治疗理论与实践［M］．北京：中国医药科技出版社，2006．

（李　超　李建英）

二、肠造口手术

肠造口是指因治疗需要，把一段肠管拉出腹腔，并将开口缝合于腹壁切口上以排泄粪便或尿液的治疗方法。肠造口根据目的分为排泄粪便的肠造口术（即人工肛门）和排泄尿液的肠造口术（即尿路造口）；根据造口控制性分为节制性肠造口术和非节制性肠造口术；根据造口位置分为经腹腔内肠造口术和经腹腔外肠造口术；根据用途分为永久性肠造口术和暂时性肠造口术；根据造口方式分为单腔造口术、双腔（袢式）造口术和分离造口术；根据造口肠段分为回肠造口术和结肠造口术（盲肠造口术、升结肠造口术、横结肠造口术、降结肠造口术和乙状结肠造口术）。如（图 1–1–1）。

（一）乙状结肠造口术

根据造口的用途及放置的位置可分为单腔造口和袢式（双腔）造口。

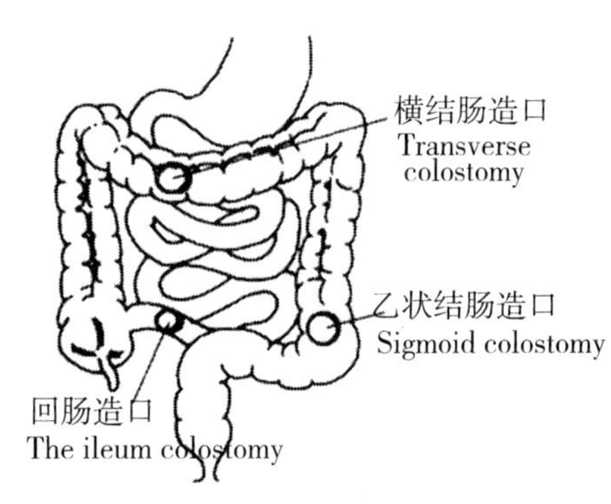

图 1–1–1　肠造口类型

1. 单腔造口术

（1）适应证。直肠恶性肿瘤拟行直肠经腹会阴联合切除 + 永久性乙状结肠造口术（即 Miles 术）；或直肠经腹切除 + 永久性乙状结肠造口术（即 Hartmann 术）；直肠病变需暂时性肠道转流；放射性肠炎或直肠瘘管需行永久性肠道转流。

（2）禁忌证。乙状结肠或近端结肠有梗阻性病变者。

（3）造口位置常选择的部位，可于脐与左侧髂前上棘连线的内 1/3 处，也可于脐水平下 3 ~ 5cm、腹中线左侧 3cm 的腹直肌内（图 1–1–2）。

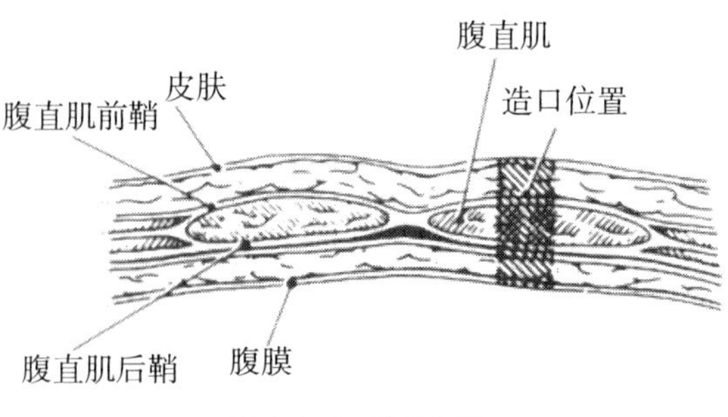

图 1–1–2　造口位置

（4）注意事项。早期护理：肠管断端周围如沿皮肤切缘捆绑一圈碘纺纱（术后3天可拆除碘纺纱），用消毒的透明造口袋封闭造口，可防止出血、渗漏及伤口感染，且便于术后观察造口血运及愈合情况。

2. 袢式（双腔）造口

（1）适应证：直肠恶性肿瘤伴急性梗阻时作为先期减压术；直肠外伤或病变致穿孔时暂时性肠道转流；晚期直肠恶性肿瘤无法切除时永久性肠道转流。

（2）禁忌证：乙状结肠或近端结肠有梗阻性病变者。

（3）造口位置左下腹，常选择髂前上棘与脐连线同左腹直肌外缘交点的外上处。

（二）横结肠袢式（双腔）造口术

横结肠由于处于结肠的中段，在造口的应用中多为袢式（双腔）造口，除非造口以下肠段全部切除才行单腔造口。

（1）适应证：左侧结肠或直肠恶性肿瘤伴急性梗阻时做先期减压，待适当时机行二期切除，或一期切除时暂时性肠道转流；左侧结肠或直肠外伤或病变致穿孔、瘘道行修补术时暂时性肠道转流；左侧结肠或直肠手术估计吻合不甚满意时作为预防性造口；结肠肛管吻合术（Parks术）或直肠低位吻合术时暂时性肠道转流。

（2）禁忌证：近端结肠有梗阻性病变者。

（3）造口位置：右上腹腹直肌处。

（三）盲肠造口（瘘）术

盲肠造口（瘘）术在临床中已相对较少使用，且由于肠管直径较大，不管拉出肠管为双腔还是单腔，创伤都较大，一般临床中遇到需要盲肠造口时，通常采用盲肠造瘘术，以便临时减压和排便，不必将肠管拖出腹壁，缓解病情为下一步的治疗提供条件（图1–1–3）。

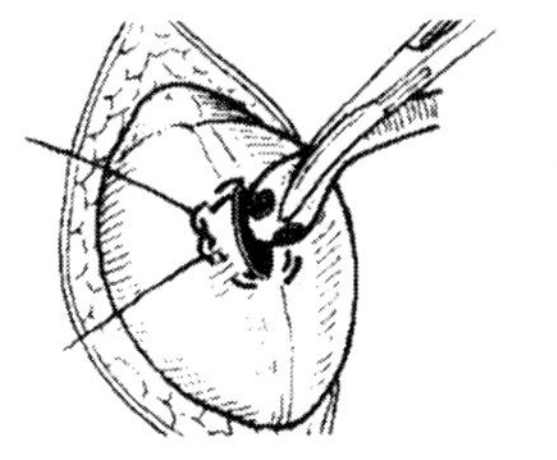

A. 置入造瘘管

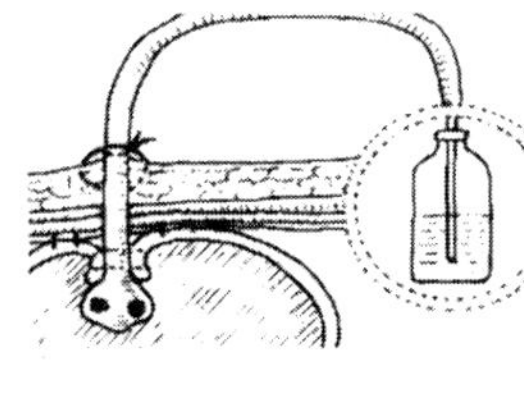

B. 造瘘管固定接袋

图1–1–3 盲肠造口术

（1）适应证：升结肠或横结肠急性梗阻无法一期切除时；肠道转流时因年老、一般情况差、心肺肝肾脑等脏器病变或其他原因无法耐受其他经腹减压手术时；横结肠手术估计吻合不甚满意时作为预防性造瘘。

（2）禁忌证：盲肠造瘘术减压效果较差，凡可选做其他结肠造瘘术或内转流术者均不宜行盲肠造瘘。

（3）造口位置：右下腹。

（4）护理：①造瘘管应妥善固定；②如引流不通畅时可予生理盐水冲洗造瘘管；③造瘘管于术后 1 ~ 2 周拔除。

（四）回肠造口术

回肠造口术根据造口的用途及放置的位置也可分为单腔造口和袢式（双腔）造口。

1. 回肠单腔造口术（图 1-1-4）

（1）适应证：溃疡性结肠炎、家族性腺瘤性息肉病或多发性大肠癌患者行全结肠直肠切除术后作为永久性肠道转流；溃疡性结肠炎患者暂时性肠道转流以利于病变愈合；结直肠吻合、回直肠吻合或回肛贮袋术后暂时性肠道转流以利于吻合口愈合。

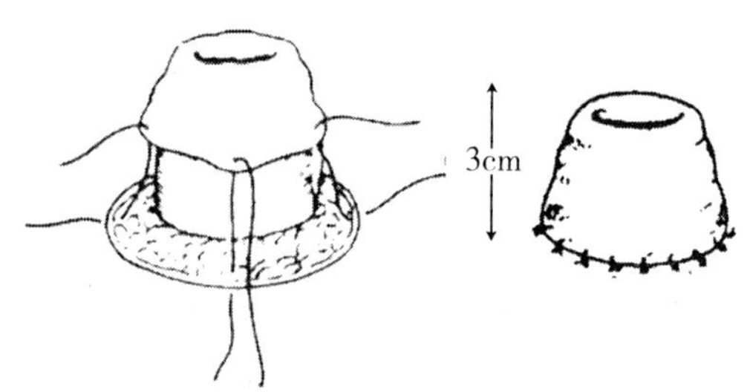

图 1-1-4　回肠造口术

（2）禁忌证：因其有较多的并发症，除非有明确适应证，一般不宜采用本术式。近端小肠有梗阻性病变者为绝对禁忌。

（3）造口位置：右下腹腹直肌处。

2. 袢式（双腔）造口

（1）适应证：肠坏死无法一期切除作为暂时性肠道转流；同回肠单腔造口术，用于溃疡性结肠炎患者暂时性肠道转流以利于病变愈合及结直肠吻合、回直肠吻合或回肛贮袋术后暂时性肠道转流以利于吻合口愈合。

（2）禁忌证：同回肠单腔造口术，肠坏死累及空肠或结肠者为绝对禁忌。

（3）造口位置：右下腹腹直肌内。

（五）肠造口术的改良

1. 单腔造口形成术的改良

传统的单腔造口成型要将腹壁的腹膜及腹直肌后鞘层、腹直肌前鞘、皮下组织、皮肤分别和肠管缝合，这样的造口回缩、脱垂、造口隧道的积液感染等并发症最少，只是费时较多。

改良的造口形成术首先是缝合的层次，可将腹直肌前后鞘和腹膜用 1 号丝线缝合，或直接将腹膜后鞘用 1 号丝线缝合在皮下后不剪断，然后将丝线穿针再和肠管浆膜缝合，这样只要单次过针而减少过两边组织时因视野小、不清可能造成的意外损伤。同时造口的缝合也由 4 层减至 3 层或 2 层，减少缝合时间；将腹膜后鞘层拉至皮下使肠管通过的皮下隧道浆膜化，减少瘢痕形成所致的造口狭窄。

一般造口成型后距皮肤的高度约 1.5 ~ 2cm，呈“玫瑰花样”，但也有造口与皮肤平齐的“平型造口”，特别是在西方国家常见，更简便的是直接将肠管与皮肤缝合。它的优点是受腰带的限制较少，不易被压迫。但同时也存在排泄物易漏出、皮炎和造口回缩的并发症较多见的缺点。

不管是结肠造口还是回肠造口，单腔造口的成型要根据患者的实际情况来定。比如对于肥胖患者，腹壁过于肥厚而肠管直径较小时，腹壁造口的隧道就不能开得过大，以免造成回缩或疝形成，但操作空间小，要将腹直肌前、后鞘与肠管缝合也较困难，这时可直接将肠管与皮下和皮肤缝合两层即可。不要强行将腹膜后鞘拉至皮下，这样造口回缩的机会较大。因此建议，不管是单腔还是双腔造口，从腹腔内再将肠管浆膜同腹膜加固 4 ~ 8 针，对防术后造口回缩和脱垂有益。

2. 双腔造口形成术的改良

双腔造口形成术的改良方式及注意点与单腔造口的大同小异。传统的双腔造口一般是直接沿肠管的纵轴切开后即可，也可将翻出的肠壁同单腔造口一样与皮肤缝合，这时可用支架，也可以不用支架。强调的是为防术后造口回缩和脱垂，从腹腔内再将肠管浆膜同腹膜加固 4 ~ 8 针仍有必要。

在肿瘤（如肠道淋巴瘤）切除后不宜做一期吻合的患者，可行不连续的肠管双腔造口，即“双管造口”，可并排也可分离。如图 1-1-5 所示，为原位切口出来的分离式乙状结肠双管造口。

图 1-1-6 显示的是另外一种改良的单、双腔结合的造口，多在预防性的造口时采用。主要特点是先将远端肠管与近端肠管行端侧吻合

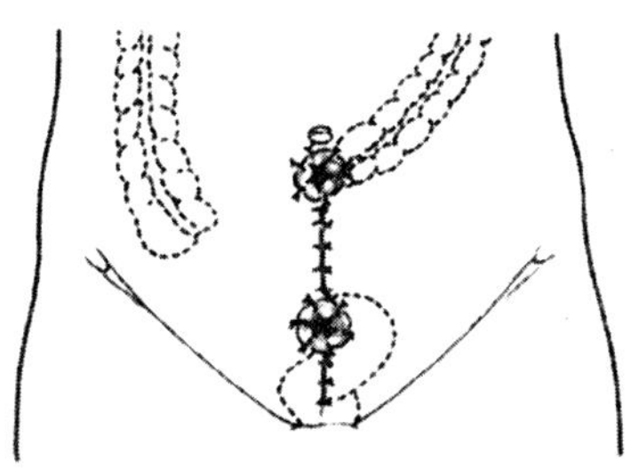

图 1-1-5　乙状结肠原位切口双管造口

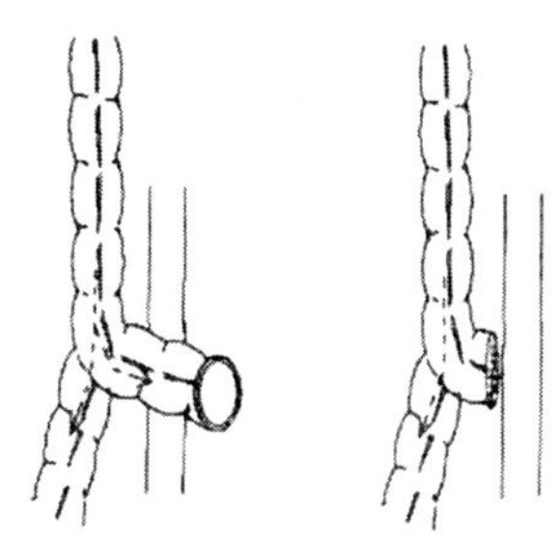

图 1-1-6　单口双腔造口及还纳

（注意顺序勿颠倒），再将近端肠管拉出腹壁行单腔造口。优点是在造口成型和回纳时都减少了腹壁的创伤，也减少回纳后吻合口瘘的可能，值得在临床推广。当然也可用后面提到的吻合器来辅助完成造口的成型和还纳，更为方便。

总之，不管是结肠造口还是回肠造口，也不管是单腔造口还是袢式造口，要根据患者的实际情况来选择造口的类型及缝合方式，因材、因地的选择是最重要的。

（六）特殊肠造口术

1. 节制性肠造口术

由于人工肛门的排便不受意识控制，给患者的工作、生活带来极大的不便。因此，人们希望通过外科手段或外部装置来控制排便，使患者可以少用或不用造口袋，以减少患者心理负担、改善生活质量，此种造口称为节制性肠造口。

（1）自体平滑肌移植型肠造口术。研究证明，平滑肌比横纹肌的收缩力强而持久，且移植的平滑肌不因失去神经而作用消失，也并非是单纯的“橡皮筋”作用，而具有“内括约肌”功能。Schmidt 于 1979 年首次报告在人工肛门口周围移植正常结肠的平滑肌作为“新括约肌”来减少粪便外溢，具有良好的节制效果，有效率达 80%，但约有 20% 的病例无节制功能，部分患者术后甚至有移植物感染、坏死或结肠梗阻等并发症。

手术方法：切除远端结肠后，于近端正常结肠末端切取约 10cm 肠段，分开为游离的条带状，去除肠壁外脂肪、系膜和黏膜层，制成结肠浆肌层的片状移植物。用抗生素溶液浸泡 5 分钟，拉长延伸 100% 环绕包裹一圈，缝合固定在结肠带上，使移植物呈袖套状皱缩的环状肌束，固定于结肠造口末端 2cm 处。随后包裹段结肠与腹壁固定，造口一期开放。

李光华等人于 1998 年报告 90 例直肠癌 Miles 术并 Schmidt 或改良 Schmidt 术，结果满意，无手术死亡，无远期并发症，也无功能丧失。该作者认为，为提高手术成功率及减少并发症，需注意几个方面：①合适的病例选择；②充分的肠道准备十分重要；③强调无菌技术和抗生素的应用；④精细的操作技巧；⑤注意远端结肠和移植物的血供。

由于游离自体平滑肌移植型肠造口有移植物坏死可能，其后，有研究人员尝试采用带血管蒂肠肌移植节制性结肠造口，取得一定效果。

（2）异物植入型肠造口术。包括磁圈植入节制型肠造口术和硅环植入节制型肠造口术。

①磁圈植入节制型肠造口术。由 Feustel 和 Hennig 于 1975 年首创。术中在肠造口

周围皮下植入一磁圈，如欲关闭造口，可从造口处插入异极磁性闭孔塞，磁圈与磁塞互相吸引而造成造口关闭，阻止粪便外溢。虽然该造口方法在开始时备受人们称赞，但从远期观察，其效果并不乐观，因此，临床上应用不多。

②硅环植入节制型肠造口。由 Plager 于 1983 首先应用于 Miles 术后肠造口患者身上。术中将硅环埋入腹腔并缝合于腹壁造口处，造口肠段从环内引出，引出时注意角度。术后一周开始用可容纳 30ml 液体的硅气球作为栓子堵塞造口而阻止粪便溢出。常见并发症为硅环包裹及肠坏死、肠瘘，其安全性及有效性需待进一步评估。

（3）结肠造口栓。结肠造口栓包括两部分：一是黏附于造口周围皮肤上的基板，用此保护皮肤，提供栓子的附着处；另一部分是栓子，由聚丙胺酯泡沫制成，压缩成一个溶水性薄膜。栓子插入造口内薄膜很快溶解，泡沫膨胀，封闭肠腔，发挥造口的节制功能。另外，栓子上附有一碳过滤器，肠腔内气体经由过滤器自由排出体外，减轻肠胀，吸收过滤异味。但造口栓价格较贵，有腹部不适、栓子脱落、造口处水肿及湿疹发生的可能。

2. 腹腔镜辅助的造口术

腹腔镜技术因其微创、安全、简便的优点，已逐渐成为外科领域中重要的诊疗方法。但由于人体肠道的特殊性，直到 1991 年，才由美国医生 Jacob 等施行了第一例腹腔镜右半结肠切除手术，开创了腹腔镜下进行结直肠手术的历史。

（1）适应证。腹腔镜辅助的造口术适用于大多数病人，但在恶性肿瘤患者中的应用仍有争论。

（2）禁忌证。绝对禁忌包括腹腔严重粘连的“困难腹”，晚期慢性阻塞性肺疾患，无法耐受全身麻醉，一般情况差或远端肠段有梗阻性病变者。腹腔紧密粘连，体态肥胖，妊娠及凝血机制异常为相对禁忌。

（3）手术相关并发症。开腹手术中可见的出血、感染、造口狭窄、坏死、回缩、旁疝及肠管梗阻等，在腹腔镜辅助的造口术中的发生率大致相同。除此之外，腹腔镜辅助的造口术还可能出现术中气腹引起的并发症，包括 Veress 针或套管穿刺引起的器官损伤和血管损伤，腹内压增加引起的心排出量降低甚至低血压，气胸或皮下气肿，气体栓塞等。

3. 吻合器辅助的造口术

吻合器辅助的造口术指使用管型吻合器将拟造口的肠管与腹壁皮肤吻合建造人工肛门的手术方法（图 1–1–7）。

需要强调的是，应用吻合器行肠造口手术，由于应用时间较短，远期效果和并发症尚不清楚，临床观察到皮炎发生的机会较多、皮钉也不易拆除。目前应慎用，不宜在临床广泛推广。

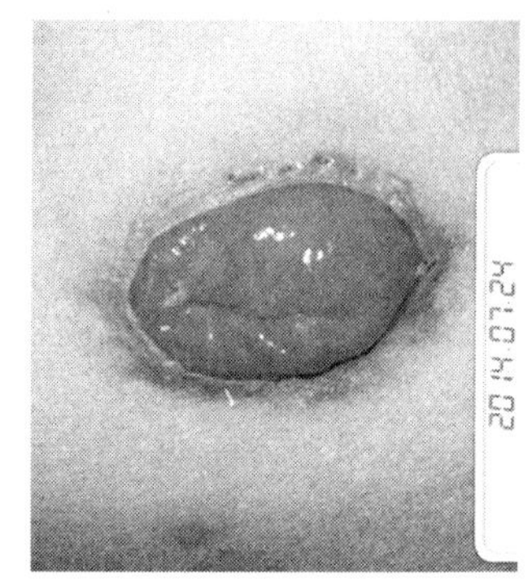

图 1-1-7　吻合器辅助的造口

（七）泌尿造口手术

泌尿系统某一器官发生病变，不能正常从尿道排尿，可将尿路直接或间接开口于腹壁、结肠与尿道等部位，取新的途径将尿液排出体外，称为尿流改道。其中需在腹壁造口，通过导管或者佩戴集尿袋引流尿液的称为泌尿造口。尿流改道可分为暂时性尿流改道和永久性尿流改道。以下系统介绍尿流改道的相关内容，侧重介绍泌尿造口的适应证及手术方式。

1. 暂时性尿流改道

暂时性尿流改道是指在原发病变或手术部位的近侧做尿路造瘘，留置造瘘管引流尿液，达到治疗的目的后拔除造瘘管，恢复从原来通道排尿。

（1）适应证：尿路急、慢性梗阻所致的肾功能衰竭或尿路严重梗阻合并急性感染，不能经尿管插管至梗阻上方引流尿液，应立即实行梗阻近侧的尿路造瘘手术；尿路慢性梗阻合并梗阻以上严重扩张及肾功能损害，不宜一期施行原发病手术者，先做尿流改道，持续引流 2 周到 2 个月，对肾功能做进一步评估后再确定手术方案；施行某种尿路手术如成形、吻合、病变切除及缝合，为减少并发症确保手术成功，在近侧尿路做暂时性造瘘。

（2）方法：①肾造瘘术经皮肾造瘘术是在 B 超或者 X 线辅助下，于腋后线穿刺肾盏，扩大瘘道后放置肾造瘘管，也可在开放手术时放置肾造瘘管。②肾盂造瘘术施行肾手术时经肾盂插入造瘘管引流尿液。此法不损伤肾组织，但造瘘管脱出后难再放置，只适用于短期应用。③输尿管造瘘术在输尿管梗阻或手术部位上方较高处做小切口，插入 8-12F 硅胶管或导尿管至肾盂，持续引流。④膀胱造瘘术常用的方法有开放性耻骨上膀胱造瘘术和耻骨上穿刺膀胱造瘘术。暂时性尿流改道尽可能采用耻骨上膀胱穿刺造瘘术。经皮膀胱造瘘是用套管针在耻骨上穿刺膀胱，插入造瘘管。⑤尿道造瘘术将套接弯头金属探子导尿管从尿道插入膀胱，当探子尖端抵达尿道球部时，翻转探子将会阴部顶起，并在此处做小切口，直达尿道腔。固定导尿管，退出金属探子，将导尿管提出切口外做尿道造瘘。此法简单易行，创伤小。

2. 永久性尿流改道

永久性尿流改道是指泌尿道某一器官发生严重病变，不能用尿路成型方法恢复从尿道排尿，可将尿路直接或间接开口于腹壁或结肠，取新的途径将尿液排出体外。永久性尿流改道可分为不可控性和可控性两大类。不可控性尿流改道是将输尿管直接或者通过一段肠管开口于皮肤，手术相对简单，很少发生尿液成分的重吸收，对上尿路的损害也比较小，但膀胱以上的尿流改道需插置导管或佩戴集尿袋持续收集尿液。可控性尿流改道有以下三类：将输尿管与乙状结肠或者直肠吻合，利用肛门括约肌控制排尿；利用一段肠管建成可控腹壁输出道，术后由患者自行间歇导尿，此类叫异位可控膀胱或者可控腹壁尿流改道术；保留尿道外括约肌，将肠管制作的新膀胱与尿道直接吻合，利用腹压排尿，此类手术叫新膀胱术或正位可控膀胱术。

非可控性尿流改道

将输尿管末端直接或并腔后腹壁造口，或取一段带系膜的游离肠管，双侧输尿管与其吻合，近端封闭，远端行腹壁造口，尿液即经此造口排出体外。这种手术方式适合于病人全身状况差、不能耐受或尿道有肿瘤、狭窄等病变不能施行其他手术者。

（1）输尿管皮肤造口术。两侧输尿管并腔后或者分别直接在腹壁皮肤造口，手术操作简便（图 1-1-8）。无吸收性电解质紊乱，但术后可发生输尿管末端坏死、狭窄、回缩、逆行感染等并发症，且需终生置导尿管或佩戴集尿袋。为了方便收集尿液，造口部位可行输尿管外翻法形成乳头。该手术用于全身情况差、预期寿命短的患者。

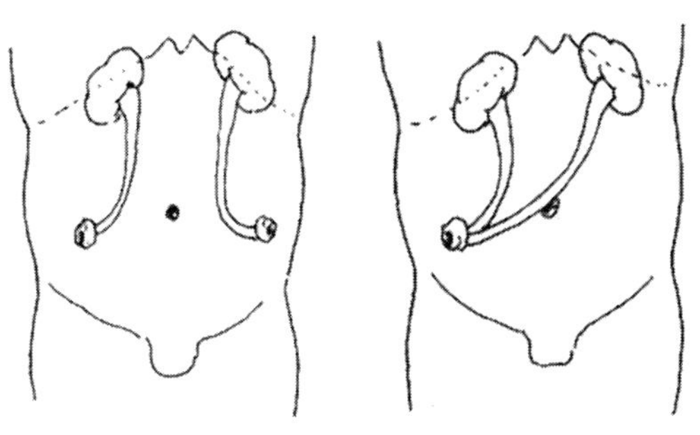

图 1-1-8　输尿管皮肤造口术

（2）回肠导管术（Bricker 术）。1950 年 Bricker 应用一段游离回肠作为导管，行远端腹壁造口，Rutzen 集尿袋收集尿液获得成功。该术式操作简单、安全，并发症发生率低，肾功能保护好，曾一度是应用最普遍的尿流改道方式，至今仍为成人永久性尿流改道的常用术式。但患者需行腹壁造口，终生佩带集尿袋。方法为游离双侧输尿管并于下端切断，左侧输尿管经骶岬前腹膜后通道拉至右侧，在距回盲瓣 10 ~ 15cm 处切取长约 15 ~ 20cm 带系膜的游离回肠肠袢，两侧输尿管分别于回肠近侧或近端行直接吻合，远端于右腹壁造口（图 1–1–9）。

（3）乙状结肠膀胱术。类似于回肠膀胱术，但乙状结肠管腔大、壁厚，输尿管易与其行黏膜下隧道法抗反流吻合，可减少造瘘口狭窄及吻合口反流所致逆行感染和肾功能损害。同样需腹壁造口，终生佩戴集尿袋（图 1–1–10）。

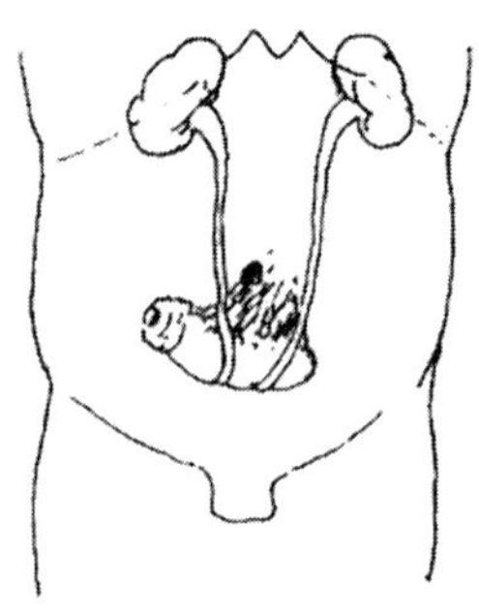

图 1–1–9　回肠膀胱术

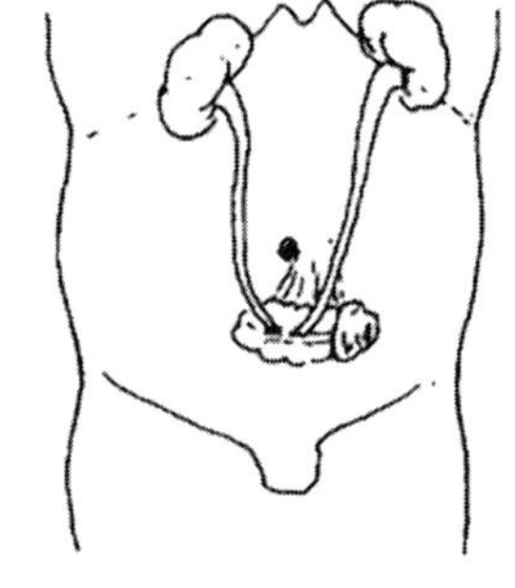

图 1–1–10　乙状结肠膀胱术

可控性尿流改道

因泌尿生殖系统或肠道恶性肿瘤施行盆腔脏器清除术的患者，不能矫治的膀胱先天性畸形、膀胱尿道阴道瘘、神经源性膀胱功能障碍，均可选择施行可控性回结肠膀胱术。患者需具备下列条件：预期寿命较长，一般情况良好，能耐受复杂手术者；双侧肾脏功能良好；无上尿路感染者；肠道未发现病变者，能培养良好的卫生习惯，可掌握自我导尿技术者。适宜手术的年龄由青少年至 70 岁的老人。可控尿流改道常见的方法主要有如下几种：

（1）利用肛门括约肌控尿。

①输尿管乙状结肠吻合术：1852 年 Simon 首先报告，采用输尿管直接与乙状结肠吻合，手术简便（图 1–1–11）。但尿粪混流，术后易出现逆行感染、肾功能损害、高氯性酸中毒，易发生结肠癌等并发症，现在已基本被放弃。

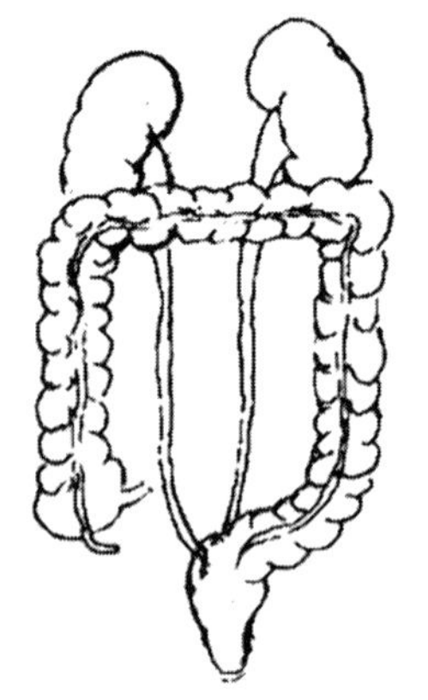

图 1–1–11　输尿管乙状结肠吻合术

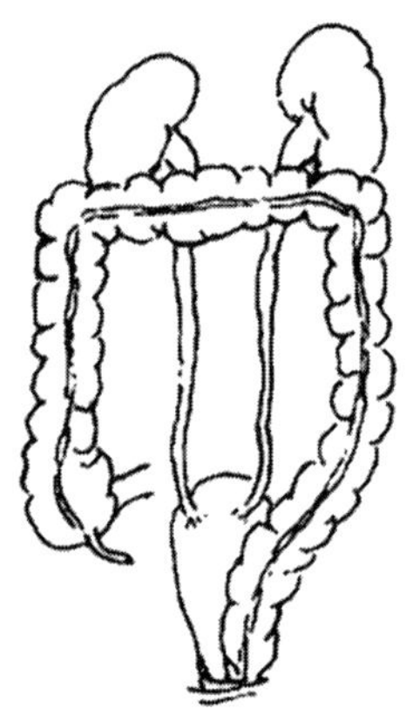

图 1–1–12　直肠膀胱、乙状结肠会阴造口术

②直肠膀胱、乙状结肠会阴造口术：输尿管与直肠吻合，将乙状结肠从直肠后方直肠黏膜下和肛门内外括约肌之间拖至会阴部造口（图 1–1–12）。利用肛门括约肌控制尿、粪排出，该术式操作复杂，尤其是控制尿、粪的效果并不理想，现在较少应用。

③直肠膀胱、乙状结肠腹壁造口术：在直肠前壁腹膜反折上 10 ~ 15cm 切断乙状结肠，输尿管与直肠吻合，利用肛门括约肌控制排尿，乙状结肠腹壁造口（图 1-1-13）。尿、粪完全分流。该术式操作简便，但术后可发生上行感染、高氯性酸中毒、遗尿等并发症，且乙状结肠腹壁造口患者生活质量差，目前也较少采用。

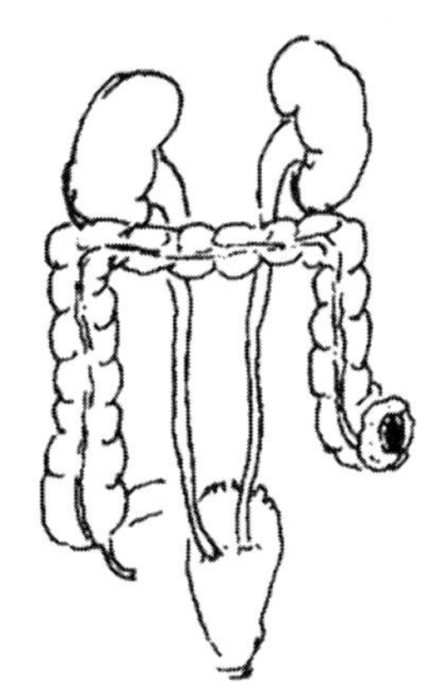

图 1-1-13　直肠膀胱、乙状结肠腹壁造口术

（2）可控膀胱腹壁造口术。用肠管做成可控性膀胱，由患者定期经腹壁输出道导尿，是尿流改道一种重要改良方法。可控膀胱腹壁造口术主要由贮尿囊、输入道及输出道组成。手术的基本原则：用最短的肠段制作高容量、低内压、高顺应性的贮尿囊；抗反流的贮尿囊输尿管吻合，保护肾功能；良好的可控性贮尿囊输出道，输出道是可控性尿流改道术中要求最高的技术，决定了可控性尿流改道术的成败。在各种术式中，使用回肠套叠乳头瓣、缩窄的回肠末段及原位阑尾作输出道较多，目前最简单可靠的可控性输出道是阑尾输出道。

①回肠可控膀胱术：其基本方法为距回盲瓣 15cm 处取一段长约 75cm 的回肠，其近侧 16cm 及远端 12cm 留作输出道及抗反流之用，中间的回肠去管道重建作为贮尿袋，两端回肠套叠形成乳头瓣起抗反流和抗溢流作用，肠管近端关闭后与输尿管吻合，远端腹壁造口（图 1-1-14）。术后病人定期插尿管排尿，不需佩戴集尿袋，提高了生活质量。因切除回肠段较长，影响术后维生素 B1 吸收，套叠固定不牢时易发生肠管脱套、插管困难等。该术式曾广泛被使用，目前较少应用。

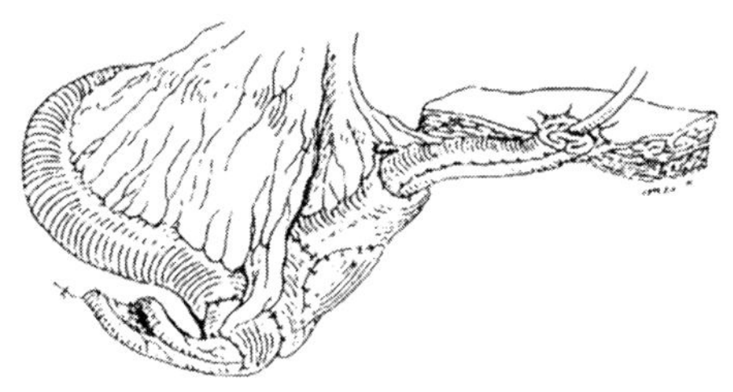

图 1-1-14　可控回肠膀胱术

②回肠或阑尾输出道的可控回结肠膀胱术：贮尿囊有以下两种制作方法，一种于距回盲瓣 8 ~ 10cm 处切断回肠，截取长约 25 ~ 30cm 的盲升结肠及部分横

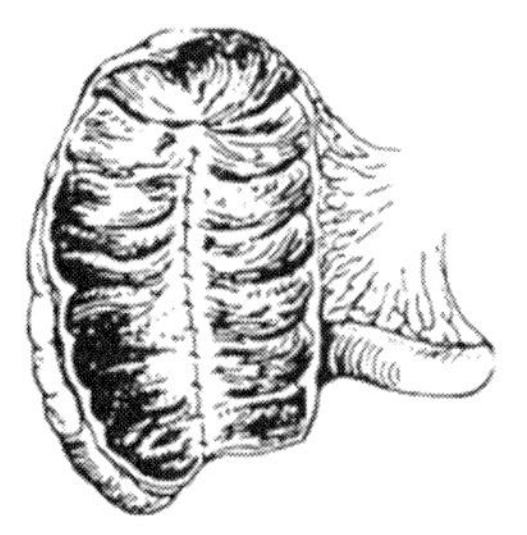

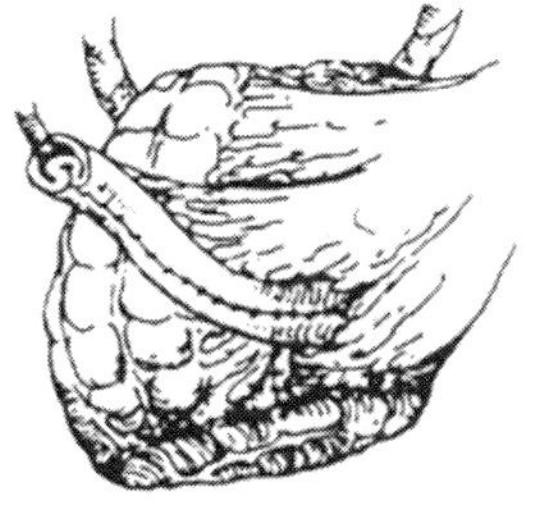

图 1-1-15　回肠输出道的可控回、结肠膀胱术

结肠，结肠对系膜缘切开肠管去管道化后对折“U”型缝合成贮尿囊（图 1-1-15）；另一种方法截取盲升结肠及与之等长的末段回肠，对系膜缘切开回肠及结肠，将回肠瓣与结肠瓣侧缝合建成贮尿囊（图 1-1-16）。输尿管与贮尿囊抗反流吻合于贮尿囊后半部。输出道采用回肠或者阑尾输出道，输出道于右下腹或者脐部皮肤造口，术后控尿功能良好，不需佩戴集尿袋，但需定期自行导尿。

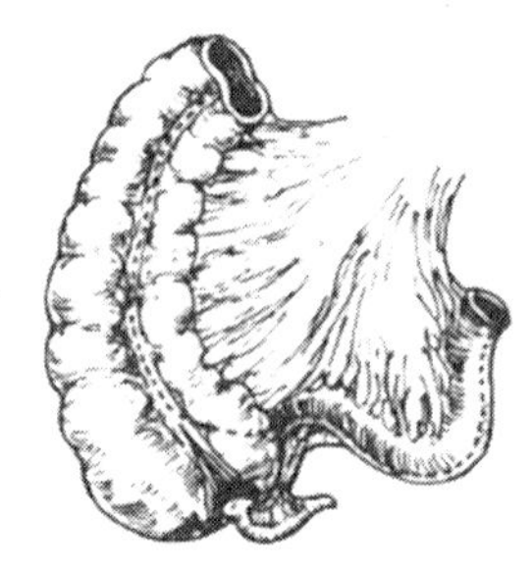
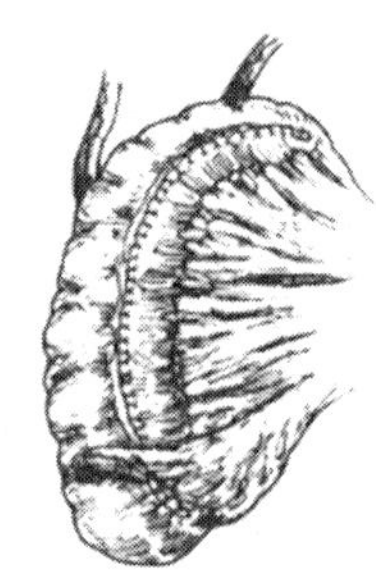
图 1-1-16　阑尾输出道的可控回、结肠膀胱术

（3）新膀胱术的基本手术方法是用肠、胃等制作的新膀胱与输尿管和尿道近端吻合（图 1-1-17），利用腹压排尿，由于更接近于生理性膀胱，因此被广泛采用。该手术不需要行尿路造口。

（八）临时性造口关闭术

患者由于各种原因往往需要接受临时性造口术，而临时性造口关闭术则是患者接下来又需面对的另外一个手术，作为患者，通常希望这是一个很简单的手术，但事实上造口关闭术仍需要受到应有的重视。因为几乎每一项造口术和吻合的并发症都可能出现在造口关闭术中，出血，损伤周围组织、切口及腹腔内感染，吻合口瘘和狭窄等都是常见的并发症。

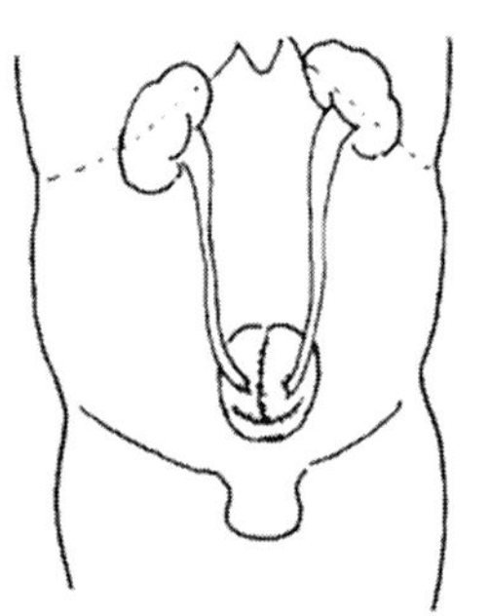
图 1-1-17　新膀胱术

从某方面考虑，有时候造口关闭术甚至比原来造口术还困难，手术往往在遇到粘连、结构改变等复杂的情况，特别是 Hartmann 术后的造口关闭术，需要外科医生有较高的手术技巧，当然，并不是造口关闭术都是复杂的，临时性横结肠双腔造口关闭术比较简单，而单腔造口的吻合难度介于上两者之间。

1. 术前准备

选择造口关闭术的手术时间是相当重要的，手术时上次造口术所引起的炎症反应应该已经消退。如果是在造口术比较顺利且不复杂的情况下，手术时间可以在造口术后数周进行；如果是复杂的造口术，例如 Hartmann 术并腹腔脓肿时，其关闭术的时间可以延长到 6 个月。外科医生不能因为患者的要求而放弃进行关闭术所必需的准备工作而匆匆手术，大部分关闭术的手术时间可以考虑在造口术后 3 个月。

在进行造口关闭术前，医生应该需要检查吻合的远端肠段是否正常。从直肠进行钡灌肠检查是最容易、最有效的方法，结肠镜检查并不能代替钡灌肠的作用，这对于在造口术时曾经出现过远端肠段损伤或瘘的患者尤其重要。如果出现远端肠段狭窄或梗阻，关闭术后的吻合口瘘发生率将大大升高。如果关闭术后吻合口部位涉及乙状结肠或Hartmann 术后时，泌尿造影可以显示输尿管的部位，从而减少手术误伤的发生率。

术前肠道准备一直以来都是争论的热点。肠道准备的目的是减少肠道吻合的感染并发症，包括大便的机械性排空及术前抗生素的使用。术前 3 天的机械性肠道冲洗目前基本被术前 1 天口服聚乙烯乙二醇加灌肠代替，在准备的同时要求术前一天流质饮食，由于术前电解质的流失，需要注意补充电解质液体。部分双腔造口患者盲肠可能有粪便残留，需要额外的灌肠。而 Hartmann 术后的储袋或远端结肠黏膜瘘的患者尽量少或不做肠道机械准备。

2. 手术技巧

造口关闭术手术难度从简单的横结肠双腔造口到复杂的 Hartmann 术后消化道重建都有，大部分外科医生主张分离肠段后进入腹腔操作，少部分医生认为在腹膜外关闭更好，他们认为缝合的微小瘘能局限在腹膜外，减少腹腔的感染，由于目前认为腹膜内外关闭的瘘发生率是一致的，故目前腹膜外关闭已较少应用。

充足的健康肠段是保证一或两层关闭的前提，没有充分证据表明两层关闭更好，而同样没有证据支持究竟横行或纵行关闭谁更好。吻合器可以应用在造口关闭术中，但一些基本的原则和手工吻合是一样的，例如有足够的血供、没有吻合口张力和出色的外科技巧。

许多外科医生倾向于游离肠段至腹腔，将原双腔造口段切除，然后进行端端吻合，由于简单的关闭吻合与上述操作的手术并发症是相似的，故手术方式的选择没有定论。

Hartmann 术后的关闭术是困难的，在开腹和游离盆腔小肠时需要格外小心，寻找残留的肠端显得特别困难，若残留肠端在腹膜反折有 10cm 以上就会相对容易。有外科医生为了更好地进行关闭术，在第一次造口术时于残留肠端留置非吸收缝线，有医生在关闭术时应用直肠硬镜辅助定位。为了减少张力，降结肠和脾曲的游离是需要的，残留肠端可以稍做分离，但不能充分游离，以免引起缺血。Hartmann 关闭术最严重的并发症是吻合口瘘和盆腔感染，狭窄相对少见。

3. 适应证

暂时性肠道转流术后 6 ~ 12 周，最长可至 6 个月，患者一般情况好转，病情稳定，造口远端肠道通畅，可以进行造口关闭术。

4. 禁忌证

患者一般情况差或者造口远端有梗阻性病变者不宜关闭。

5. 手术方法和操作步骤（图 1-1-18）

（1）切口选择距肠造口周围 1 ~ 2cm 行梭形切口，切开皮肤和皮下组织。

（2）分离肠管用剪刀显露、剪除黏膜边缘和其上附着的皮肤和瘢痕组织。

（3）封闭肠管用 3-0 号可吸收缝线做横行全层连续内翻缝合，关闭造口，再用 1 号丝线做一排浆肌层间断缝合加固。

（4）回纳肠管术者更换手套，重新消毒手术野皮肤，更换手术巾及污染器械，避免污染腹腔和切口。继续仔细分离肠管与腹壁的粘连，包括腹直肌、腹直肌鞘和腹膜，直达腹腔，使肠管与腹壁完全分开，然后将肠段送回腹腔，注意肠管不能扭曲。

（5）关闭切口以 1 号可吸收缝线连续缝合腹膜后，用安多福冲洗创面，再以丝线按层间断缝合腹壁切口，于腹直肌前鞘放置橡皮条引流后逐层缝合关闭，引流条由切口下方引出，术后 1 ~ 2 天拔除。

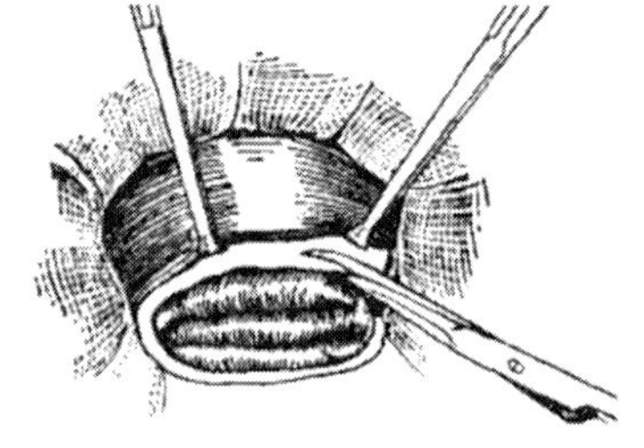

A. 分离造口肠管　　B. 缝合造口肠管

图 1-1-18　临时性造口关闭术

6. 手术注意事项

（1）术前应常规行钡灌肠或纤维肠镜检查，了解造口远端肠道是否有炎症、梗阻、狭窄或肿瘤复发，并充分清洁肠道，当术中发现有远端梗阻时，如肠结核、克罗恩病及异物等情况，应同时对上述病变进行妥当处理。

（2）切除皮肤皮下层，分离肠管时，应注意避免切破肠壁。

（3）缝合造口肠管时，注意彻底封闭缝合口两端，游离肠壁与腹膜应充分，不能有张力和粘连。

（4）术中注意无菌操作，缝合肠管后更换手套、器械，消毒皮肤，关闭切口时冲洗切口，对避免腹腔及腹壁切口感染是必要的。

7. 手术相关并发症

临时性肠造口的关闭术和肠造口术一样，都存在着一些潜在的外科并发症，并不是微不足道的手术。最好在第一次手术后 3 个月再行关闭术。这样可以使病人完全恢复，腹腔内的粘连通过炎症和高血管期，变得较少致密，经历了腹腔内炎症、硬化和水肿，造口处理完全没问题。许多文献报道等待 12 周可以减少并发症的发生和关闭术的难度。其他一些学者却并不认为这样可以减少并发症的产生。然而，等待似乎并没有坏处。在术后 8 周，横或单腔结肠造口边缘的血流持续增加并达到平台期。在关闭术前，远端结肠应该通过结肠镜或钡灌肠检查吻合口或残端瘘、憩室性疾病的范围、远端的狭窄和其他难以预测的病灶，例如同时性癌或息肉、结肠炎等。比较一致肯定的建议是术前需要进行机械性和抗生素的肠道准备，以减少并发症的产生。

和造口术一样，关闭术术前的肠道准备同样重要。无论是否闭合或缝合肠管，产生瘘的概率都是一样的。对于回肠双腔造口的病人，远端的肠管经常因为失用而变小，故侧侧吻合是很好的解决办法。一些横结肠双腔造口的病人，通过简单地修理造口边缘后，如果看到肠管好时便直接关闭。虽然有学者发现如果单纯地关闭而不是切除后再吻合会增加并发症的产生，但另外一些学者却得到相反的结论。大部分学者发现两者的效果是相当的。通过认真的肠道准备和抗生素使用，很可能使这些差异可以忽视。一条切口皮下引流是无害的，但没有资料支持这样做可以减少切口感染。

Hartmann 结肠造口关闭术比单纯双腔或隔离双腔造口关闭术更困难。如果直肠断端很短或在切除时有盆腔感染，术前的尿管停留有助于切除。在粘连较多的骨盆里，有时难以辨别直肠断端，特别是残端短于 10 ~ 12cm 时，可以通过肛门插入扩张器或乙状结肠镜来透视直肠。通常利用吻合器进行手术最容易。将附有吻合头的吻合支架插入直肠，刺穿直肠顶端，可以避免远端的荷包缝合。直肠顶端需要有一定的活动性以利于吻合器与近端直肠吻合。另外，可以在直肠前壁刚好顶端下进行吻合。有时如果瘢痕和狭窄吻合器的通过或者保留的直乙状结肠憩室形成，必须把残端顶段的一小部分切掉。如果开始的切除是因为憩室炎，最好一直切除到直肠以减少复发的可能。左半结肠应该充分活动以避免张力形成，这时可能要松懈脾曲或游离左侧结肠血管。

正如上述，结肠关闭术外科并发症的发生和关闭时的清理、关闭技术和伤口处理方法有关。其他有意义的相关因素包括有病人的年龄、肠道疾病病理类型和造口的定位和类型。要统一文献的结果相当困难，因为在变量、并发症的定义和随访时间的长短上有很大的差别。最近的一些报道指出现代外科处理可以得到较好的结果。一位学者发现老年病人并发症发生率高，但大部分人不认同。有个一致的观点就是无论开始是做什么手术，例如肿瘤、憩室炎或创伤，手术的并发症发生率都是一样的。一些人发现创伤的病人效果好，这有可能是因为他们比较年轻和健康。毫无疑问，大部分的报道认为左侧的、单腔的 Hartmann 的结肠造口相对于右侧的、横结肠的、双腔的结肠造口或回肠造口关闭术有更高的外科并发症，这是由于前者需要更大的手术操作。然而，其他一些学者并没有得出这样的结论，故他们的差别应该是较少的。

对于结肠造口关闭术，伤口感染发生率总体上介于 1% ~ 25%，大部分在 5% ~ 15% 之间。回肠造口关闭术切口感染的发生率是 0.5% ~ 6%。结肠造口关闭术后漏、瘘或腹腔内脓肿的发生率是 0% ~ 15%，大部分报道在 2% ~ 10% 之间。相应的回肠造口关闭术是 0% ~ 10%。似乎分开和双腔结肠造口术在伤口感染和瘘发生率上没有明显差别。约 1% ~ 7% 的结肠造口关闭在关闭位置上产生严重的狭窄或梗阻。而双腔结肠造口关闭术是 1% ~ 5%，单腔结肠造口关闭术是 4% ~ 9%。回肠造口关闭术后的狭窄没有文献报道。虽然差异较大，大部分报道认为任何类型的关闭术术后小肠梗阻发生率是 1% ~ 5%。而对于单腔或双腔结肠造口关闭术后切口疝的发生率是 1% ~ 15%，大部分在 5% ~ 10% 之间。只有两篇报道报告回肠造口关闭术后切口疝发生率是 0%。结肠造口关闭术后死亡率是 0% ~ 3%。回肠造口关闭术后死亡率未见报道。

（1）切口感染较常见，注意术中无菌操作，出现切口感染时加强局部护理和抗感染治疗。

（2）吻合口瘘不常见，但一旦出现则性质严重，甚至危及生命。注意术中无菌操作，肠管切缘缝合紧密，尤其缝合口两端应彻底封闭。出现吻合口瘘应按常规予以积极治疗，同时需注意是否有远端肠管梗阻的存在。袢式结肠造口闭合后发生的吻合口瘘多为单纯性肠瘘，半数患者可以自愈。久治不愈的瘘管多为复杂性肠瘘，或提示远端肠道有梗阻。少数患者伴发粪性腹膜炎而致死亡。

（3）肠梗阻术后早期出现原因主要是肠壁水肿及肠管的机械性狭窄，后期出现主要是由于肠管粘连分离不彻底等技术性原因使肠管扭转所致，小肠梗阻多由肠粘连引起，部分肠梗阻患者经保守治疗无效时，需要开腹手术解除梗阻。

（4）腹壁切口裂开多见于全身情况较差的重症患者，若缝合不理想，日后容易出现切口疝。

参考文献：

[1] 喻德洪. 肠造口治疗. 北京[M]：人民卫生出版社，2004.

[2] 万德森，等. 造口康复治疗理论与实践[M]. 北京：中国医药科技出版社，2006.

[3] 胡爱玲，郑美春，李伟娟. 现代伤口与肠造口临床护理实践[M]. 北京：中国协和医科大学出版社，2010.

（李　超　李建英）

第二章　肠造口患者护理及技术操作流程

第一节　肠造口患者手术前评估及护理

一、肠造口手术前患者的评估

（1）现病史：评估肠造口手术的可能性和肠造口的类型。

（2）既往史：如曾做过肠道手术，造口的手术位置可能会有改变；曾患有脑卒中的患者，有可能导致双手的灵活性欠佳，会影响肠造口术后的自我护理。

（3）职业和生活规律：患者的职业特点将不同程度地影响造口位置的选择。例如电工需戴工具带、司机需长期坐位开车、警察腰间佩戴枪带、体育教练常弯腰下蹲等。

（4）皮肤情况：评估腹部造口定位区域皮肤是否完整，是否有瘢痕，是否有过敏史，是否有局部或全身皮肤疾病等。

（5）沟通能力：沟通能力不同的患者，要根据患者的个体情况来制定不同的健康教育措施。

（6）视力：患者的视力状况直接影响到患者造口护理的实施。如果视力明显损害，可通过触觉的方法来指导患者使用造口用品，术前可给患者模拟更换造口袋的流程，选择一个非黏性的比造口稍大的模型或造口袋给患者练习。同时术后鼓励患者家属协助患者做好造口护理。

（7）手指功能的灵活性：评估患者手指是否健全及其功能的灵活性，通过评估，护士可明确患者能否裁剪底盘、粘贴造口袋打开锁扣等。患者双手的灵活性较差时可选用一件式的造口袋。对于手指残缺不能自理的患者，术后应指导患者家属掌握造口护理方法。

（8）患者及家属对造口手术的了解程度及对造口手术的接纳程度：让患者及家属对造口手术有所了解，造口手术只是排便出口不同，佩戴合适的造口袋，护理得当，对生活不会造成太大的影响。

（9）社会、心理状况：许多患者认为肠造口术后就会成为残疾人，对肠造口术充满极度的恐惧。通过评估实施有针对性的心理疏导和随访、随诊服务，可在一定程度上减轻或消除心理压力，帮助并支持他们度过困难时期。

（10）经济状况：了解患者的经济情况，为患者选择最适合、最经济的造口用品。

二、肠造口手术前的健康教育

（1）入院时，患者（包括重要的亲人）应该与肠造口治疗师及临床医师共同进行讨论，讨论内容包括：造口患者的疾病、造口的种类（临时或永久）、手术的目的。

（2）讨论的形式可采用肠造口须知手册演示造口的结构、3D 教育模型、简单的造口手术知识手册等工具，以利于讨论的进行。

（3）在讨论中需要为患者提供的信息：造口患者有可能正常生活；认为生活不公平和寻找疾病的原因是正常反应；在整个住院过程中及出院后，其都可获得帮助和支援；适应造口需要时间，尽可能保持开放和乐观的心态非常重要。

（4）在讨论中应及时观察患者是否有哭泣倾向、是否平静、是否有痴呆的症状和表现，必要时可请心理治疗师给予疏导负面情绪。

（5）在讨论中应尽可能满足患者对疾病的知情权，并使其感到舒适和理解手术环境及其后果。讨论方式应该考虑到患者和家属的社会、文化背景。并应注意到患者的情绪和学习方法与其接受知识的效果有明显关系。

三、术前肠道准备

术前肠道准备的目的：清除所有粪便及减少肠腔内的细菌，防止术后腹胀和切口感染。

（1）饮食：术前 3 天低渣半流质饮食，术前 1 天流质饮食，术前晚 8 时后开始禁食。

（2）药物：口服肠道抗生素，以抑制肠道细菌。术前 3 天开始服用，每天 3 次。或术前 1 天服用 3 次，术晨加服 1 次。首选的抗菌药物有：甲硝唑 0.4g, 庆大霉素或卡那霉素 8 万 U。

（3）清洁肠道的方法。第一种方法：服用泻药（肠梗阻或不完全梗阻者禁服）。无梗阻者，首选泻药。第二种方法：清洁灌肠。对于年老，体弱，心、肺、肾疾病患者，不能耐受口服泻药或口服泻药后出现呕吐者，可选用术前晚及术晨清洁灌肠。

（徐　娟　李建英）

第二节　肠造口术前定位

一个位置合适、结构完美的肠造口可以有效地提高患者的生活质量，加速患者康复并重返社会。

一、定位时间

手术前 24 ~ 48 小时，不超过 72 小时。如过早定位，穿衣、沐浴等擦拭，会影响定位标识的清晰度。若术晨定位，时间匆忙，不便于对患者进行评估和辅导。

二、位置

（1）理想肠造口位置：位于脐下；腹直肌内；皮下脂肪最高处；远离瘢痕、皱褶、皮肤凹陷、骨性突处；患者自己能看见、能触及；患者坐、立、躺、弯腰、左右倾斜均感舒适。（图 1–2–1）。

（2）根据手术的类型进行造口定位：根据病情、手术的方式确定造口的位置。通常乙状结肠造口、降结肠造口位于左下腹部；回肠造口位于右下腹部；横结肠造口位于左或右上腹部。

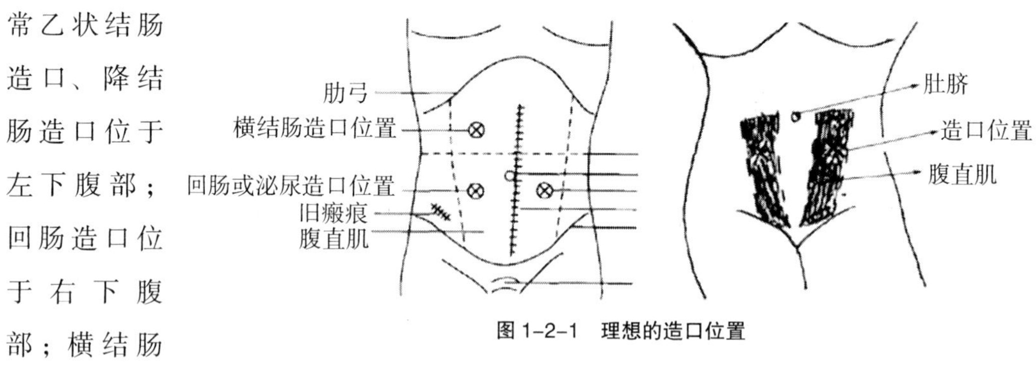

图 1–2–1　理想的造口位置

三、因造口位置选择不良引起的问题

（1）位置不平坦而使造口袋粘贴困难，容易引起大便或尿液渗漏，造成患者生活不便及引起造口周围皮肤损伤，同时由于频繁更换造口袋，加重患者的经济负担。

（2）由于造口位置选择不当，当患者姿势改变时，常会影响造口袋与皮肤之间粘贴的密合度，排泄物容易渗漏而刺激造口周围皮肤，导致皮肤的红肿、溃烂、疼痛和感染。

（3）由于造口位置选择不良导致造口脱垂、造口旁疝、造口回缩和狭窄等并发症发生。

四、特殊患者的造口定位

（1）暂时性的横结肠造口以及身体肥胖、腹部隆凸明显患者造口位置要提高到左（右）上腹部，离肋骨下缘至少5cm以上位置，以免隆凸的腹部挡住患者检查造口的视线，影响日后患者自我护理。

（2）坐轮椅的患者：患者须坐在轮椅上再评估造口的位置。

（3）义肢或上肢功能不全的患者：需让患者穿戴好辅助器材后再评估造口的位置，使患者能看得见并触摸到造口。

（4）乳房下垂的女性患者：造口位置应定在腹部左（右）的略下方，以免下垂的乳房遮挡住患者视线，影响日后的自我护理。

（5）脊柱侧弯的患者：造口位置应选择腹部较平坦，皱褶较少的位置。

（6）小儿造口定位：婴儿可选在腹部中央或脐部与肋缘连线的中线。较大的小孩则选在脐部下方。若造口的小儿因成长而发生体型改变时，引起造口护理问题时，应考虑重新选择造口部位，新的造口位置与原先的造口位置之间间隔至少5cm以上，以预防原先的造口愈合后所产生的瘢痕收缩而导致新造口周围皮肤的不平整，影响新造口的护理。

（7）若须同时做两个永久性造口时，即泌尿造口和结肠造口，所选择位置最好在左、右两侧各一个造口，并且不要把两个造口做在同一水平线上，泌尿造口和回肠造口位置最好是设置于上方，而结肠造口位于下方，以免影响患者日后需佩戴腰带时对另一造口产生压迫。

（徐　娟　李建英）

第三节　肠造口患者术后造口评估及护理

一、造口手术后早期护理

成功协助患者接受造口是对护士的一个挑战，因为除了给予基础护理外，护士更要给予患者心理的支持、提升患者的自我形象及引领患者回归社区活动，过有信心、有质量的生活。最理想的是，护士能在患者听到有癌症需要做造口手术前，便开始与患者进行接触及认识，循序渐进地讲解手术及造口情况，对患者进行整体的生理及心理评估，亦可预先向患者介绍造口产品及造口护理知识，这一切对患者术后的康复及自我形象改变的接纳都有很大的帮助。如果手术前未能认识患者，则在手术后尽早接触患者，提高患者对护士的信任。每个人虽然有不同的人生经历及感受，但当面对手术带来不明朗的前景时，都会感到彷徨及恐惧，特别需要别人耐心聆听及了解，而护士应该在他们需要的时候，给予关怀及支持。

二、手术后一般护理及观察

（1）首要是协助患者保持良好的呼吸功能及监测生命体征。手术后可能发生的最大危险是休克及出血，护士应注意观察患者的生命体征、检查伤口敷料，如出现休克及出血等情况，及时报告并予抢救。

（2）在病情稳定后，尽早协助患者半坐卧位（患者背部与水平线夹角约30°），指导患者做深呼吸及咳痰运动以保持气道通畅。

（3）同时要观察患者的出入量、电解质的平衡情况。早期患者禁食，留胃管进行胃肠减压，患者需要静脉营养支持，所以准确观察及记录患者的出入量，维持电解质的平衡及营养是很重要的。

（4）一般手术后2 ~ 3天，随着胃液减少，胃肠功能恢复，胃管可以拔除，之后患者便开始饮少量清水、并渐进式进食流质饮食如粥水，半流食如稀饭、面条，普食如米饭，合并糖尿病的患者应予糖尿病饮食，静脉输液也应停止。

（5）注意评估伤口疼痛程度，必要时按医嘱给予镇痛剂，并在进行更换床单、床上浴等基础护理及协助患者转换体位时，动作要轻柔，以减轻疼痛及使患者舒适。当患者充分休息及疼痛减轻时，鼓励患者于术后 24 ～ 48 小时下床活动，早期活动可减少术后并发症，确保早日康复。

三、造口手术后特别护理及观察

1. 伤口方面

伤口在手术后 48 小时内可能会有轻微的渗血，所以护士要观察伤口渗液的颜色、量。若于短时间内伤口敷料渗血量大或有内出血症状时应及时报告医生。有些伤口于手术后 6 ～ 7 天才出现出血，这可能是由于缝线松脱或感染等原因。由于伤口较接近造口，护士应特别注意伤口敷料是否被粪便或尿液污染。如有应及时给予更换伤口敷料，同时遵医嘱给予抗感染的预防。伤口缝线一般 7 ～ 10 天后拆除。

2. 引流方面

引流的种类很多，但其目的都是将手术部位的积液、积血引出。注意观察引流液的颜色、量，并做记录。亦需注意观察引流管周围是否有液体渗出，流出的渗液会刺激皮肤导致皮肤损伤，需要清洗及保护引流管周围皮肤。另外患者半坐卧位或坐位有利于引流，但需注意引流部位必须高过引流袋或引流瓶，防止引流液逆流。同时做好引流袋或引流瓶的悬挂及固定，以防患者转动体位时牵拉引流管而致脱落；注意保持引流通畅，指导患者勿压迫管道或使管道扭曲，注意评估引流管是否有血块或黏液阻塞现象，如有此情况要及时报告医生处理。引流袋或瓶的引流量会逐渐减少，一般术后 5 ～ 7 天后便可拔除。

3. 造口方面

（1）造口的评估。①造口的类型：常见的造口类型是回肠造口、结肠造口、泌尿造口、输尿管造口等。造口的模式分为单腔的（end）、袢式的（loop）、双口式的（double banrre1）、分离式的（divided）。②造口的大小：测量造口的长度和宽度，并测量造口突出的高度。③造口的形状：可以是圆形、椭圆形、不规则形、蘑菇形。④造口的高度：一般造口突出皮肤高度 1 ～ 2cm，也可能与皮肤齐平。⑤造口的血运情况：造口正常的颜色为红色、粉红色、淡红色、或牛肉红色，并有光泽、湿润。手术后初期有轻微水肿，水肿状况会于术后约 6 周内逐渐减退。不正常的颜色是紫红色、淤红色或黑色，要留意造口的黏膜是否出血或坏死组织的情况出现等。⑥观察造口黏膜与皮肤缝合处的缝线是否松脱而导致出血或分离。⑦造口的支架管：通常用于袢式的回肠及结肠造口，一般于术后第 10 ~ 14 天拔除。要观察支架管是否有松脱或太紧压伤黏膜及皮肤。泌尿造口通常有 2 条输尿管支架管，用以将尿液引出体外，输尿管支架管一般 10 ~ 14 天后拔除。

（2）造口周围皮肤评估。正常情况下造口周围皮肤平坦，没有下陷现象；皮肤完整干爽、无皮肤损伤、溃疡等情况出现。

（3）造口的功能。注意观察造口排泄物的量、颜色等。通常回肠造口排泄物较为稀软，而结肠造口排泄物为固体状。泌尿造口初期排出的尿液多呈微红色及伴有黏液，随着饮水量增加，渐转为一般的黄色尿液及没有黏液。

四、心理评估

患者虽然于手术前已知需要做造口，但他们仍会抱一丝希望，希望最后是不需要做造口或只是暂时性的造口。护士如能在患者术后回病房时告诉患者造口已形成，会帮助他们早日面对现实及减轻不必要的焦虑。要给予患者充足的时间，渐进式地教导患者护理造口，这会协助患者恢复自信及独立性。尽早让患者参与造口护理，同时鼓励患者家属支持和帮助患者。

五、术后造口并发症的观察与护理

一般手术后可能发生的并发症（如休克、肺栓塞、呼吸困难），可参考其他外科书籍，这里不详述。造口手术后早期可能发生的并发症，可分为肠道手术后的并发症及造口的并发症。

1. 术后肠道的并发症

（1）肠麻痹（paralytic ileus）。长时间的手术、使用大量麻醉药及行造口时触摸及刺激肠管等都会引致肠蠕动缓慢、甚至停顿。患者表现为嗳气、恶心呕吐及腹胀，肠鸣音减弱或消失及无排气或排便。一般需要留置胃管行胃肠减压，以便减轻腹胀情况。

（2）肠梗阻（intestinal obstruction）。肠梗阻原因主要是肠粘连、肠吻合口狭窄或大便堵塞。根据严重程度可分为不完全性和完全性梗阻。梗阻初期肠鸣音活跃或高调，可伴气过水音。梗阻进展后肠鸣音渐渐减弱，甚至停顿。一般留置胃管、胃肠减压会减轻肠梗阻症状，严重及持续性梗阻则需要手术以防止肠坏死及肠穿孔发生。

（3）吻合口瘘（anastomotic leaks）。患者常出现腹痛、腹胀、发热、心率加快、局部性或者弥漫性腹膜炎的症状和体征，有时表现为突然发生的弥漫性腹膜炎和休克。引流管引出浑浊液体如：稀便、尿液，发热（体温持续≥ 38.0℃）。观察到这些情况需要立即通知医生，及时做好相应处理。

2. 术后造口早期的并发症

造口水肿、造口缺血、造口出血、造口回缩，详见造口并发症护理。

第四节　造口患者术后常见的心理问题及护理

造口手术对于患者来说是一个巨大的痛苦，原有的排出口不再发挥作用，绝大多数的造口患者将经历排便从自制到失禁的过程。失去肛门或者尿道口的过程就是患者经历巨大挫折的过程，造口术后患者面临着躯体和形象的改变，从而导致各种负面的社会心理影响。对于造口患者来说，应对造口手术带来的各种问题是一项巨大的挑战。这既需要一段时间来进行生理上的康复，又需要更长的时间来愈合心理创伤。作为造口治疗师需要通过教育和心理支持，帮助造口患者以及家属建立正确的应对模式，既认识到造口术后要面对各种困难，同时也要坚定信心逐步回归到正常的生活状态。

一、肿瘤患者的心理特征

一般肿瘤患者具有共同的强烈的负面心理反应。不同的疾病阶段心理反应各有特点。诊断之初：肿瘤患者焦虑、抑郁、恐惧和绝望。食欲、睡眠、行为异常，部分患者有自残行为，有自杀的念头。随之依赖被动性增加，疑心加重，夸大身体的变化或过分警觉，行为变得幼稚，自尊心增强，渴望得到关怀照顾。治疗康复阶段：患者对不同治疗措施可产生不同的身心反应，对治疗缺乏信心，如回避手术或寻求其他解决方法，担心疾病是否能治愈。复发阶段：类似于诊断阶段，对治疗的信任感明显降低，寻求其他非医学的治疗方法更为常见。终极阶段：常见的情绪反应是恐惧和绝望。

（1）否认：护士通常认为否认是患者对打击应对不良的一种表现。事实上，否认也许是患者遇到巨大打击时唯一有效的应对机制。在肿瘤治疗过程中，否认在肿瘤初期诊断、复发和临终阶段都可能出现。许多肿瘤患者会采用不同程度的否认，表现为接受某些方面而同时拒绝另外一些方面。有些否认会阻碍患者按时接受治疗，而有些否认会帮助患者，使其能够做一些恰当的决定。比如疾病确诊的初期，否认有助于患者对结果进行准备。当患者的病情开始恶化，否认可以使患者在所剩不多的时间里获得更好的生活质量。而过度的否认会延缓患者获得医疗帮助的最佳时机，对肿瘤的诊断不能很好调适，不能有效利用资源。故而否认作为一种有效应对策略只应用于短期应对过程中。

我们不能强迫肿瘤患者面对他们的所有实情，如果患者因否认而持有希望，应当被鼓励。只有在否认影响到患者的治疗或者其他必要的计划时才需要采取措施。

（2）愤怒：是人们在应对癌症过程中隐藏无力感的一种常见反应。首先，愤怒感往往伴随着一种不公平感："为什么是我？为什么在这个时候？"一些人的愤怒指向内心，表现为不改变行为，而另外一些人则指向系统或者医务人员。受挫感和愤怒感通常见于那些认为自己过着健康的生活却患了癌症的患者。持续愤怒会使患者的精力耗竭而不能建设性地处理环境和自身的健康问题，并使他们与家人和朋友隔绝。愤怒比其他的癌症导致的社会心理反应要少见些，但是需要有效的护理措施来提高患者应对这些情绪的能力。

护理中需要帮助患者识别愤怒情绪。鼓励患者写一些心情日记并记录一些诱发因素，与护士或者心理工作者分享。对于那些有过激愤怒行为的患者，我们要帮助患者认识到他（她）的哪些行为可被接受，而哪些行为不被接受，并教会患者新的有效的愤怒管理方法。相反，很多个体因为害怕被医务人员或家人离弃而不敢表达他们的愤怒时，护士可以指导患者通过建设性的途径来排解情绪，比如通过自助组、造口人访视，或者护士来帮助患者认识有这些感受是正常的，需要恰当地宣泄。

（3）焦虑：是患者难于应付自己的不良处境而产生的复杂情绪反应，常伴有明显的自主神经系统功能紊乱。表现为紧张与难以忍受的不适感，惶惶不安，忧心忡忡，睡眠紊乱，预感死亡将至。在肿瘤的整个治疗过程中，会有不同程度的焦虑症状。患者会描述诸如紧张感、神经过敏、感到情绪低落和失眠。在等待诊断的过程中焦虑发生率是最高的。与肿瘤相关的独特的焦虑包括不能控制的疼痛或者其他症状以及对针头的厌恶感和与化疗相关的恶心、呕吐。对于肿瘤患者来说，在疾病随访过程中，如果出现复发或者可能预示复发的一些症状都会使患者产生焦虑症状。尽管某些时候对某些患者来说焦虑可以起到一定的促进作用，但是对于那些有长期的、严重焦虑症状的人，需要实施相应的护理措施。

在开始护理措施前，需要确认观察到的感觉以准确评估焦虑状况。在此基础上进一步探寻患者是如何表达和应对焦虑状况的，将这些信息反馈给患者，可以帮助患者有效应对焦虑状况。与此同时，患肿瘤的压力会令患者理解能力下降，医务工作者澄清患者对治疗、预后和疾病状况的错误概念是非常重要的。

护理措施是直接帮助患者去确认和接受他们的感觉，以及确认产生焦虑的源头。通过开放性的问题，向患者证实焦虑感在肿瘤患者中很常见。最后对于那些不能确认他们感受源，但是只是感受到大概的非特异性感觉的人，护士可以建议采用一些措施包括音乐疗法、放松技术，或者加入患者自助团中提供支持。

（4）抑郁：对于癌症患者来说巨大的挑战就是对事实上并不确定的事保持希望，在这种情形下很容易滋生绝望和抑郁情绪。抑郁是一种最常见的精神症状，是大脑皮层下中枢神经系统功能异常的表现、轻者表现为安静、抑制、气馁、反应迟钝、情绪低落及对周围环境缺乏兴趣，重者表现为持续的紧张不安、食欲减退、注意力和记忆力减退、失眠（早醒为主），甚至精神崩溃、自杀。严重的抑郁需要转诊到精神专科诊治。

（5）恐惧：恶性肿瘤患者不仅要面对患病的耻辱感，面对死亡，面对日益加重的病痛的折磨和治疗的不良反应；同时还面对着可能失去职业、地位、经济来源等方面的种种困境。

（6）孤独：因长期患病而不能参加工作、学习、家务劳动等，切断了与社会工作单位、亲朋好友及家庭成员之间的联系，失去了正常的社会适应性。

肿瘤所引发的心理反应相当普遍。一般来说，不同肿瘤阶段有不同的心理反应，其中一些反应是正常的，患者能够逐渐适应。而另一些心理反应可能是异常的，表现为患者无法适应。由于肠造口患者中绝大多数是有结直肠肿瘤疾病的患者，肠造口治疗师需要及早确认那些处于更高压力下的患者，识别具有社会心理症状的人，对其给予心理支持非常重要。

二、造口术后心理护理与康复

造口患者康复目标是：最大限度地恢复原来的生活方式；感情上比较舒适地接受自己的身体。对于造口患者来说失去肛门或者尿道口的过程就是一个经历巨大挫折的过程，肠造口治疗师可以从心理支持、知识教育、造口袋使用和更换以及肠造口并发症的预防和治疗方面给造口患者提供康复服务，使造口患者尽早回归社会生活。

（一）造口患者的一般适应阶段

一个人在面临任何形式的缺失比如功能缺失，躯体形象改变，失去亲人等，其心理过程大致相同、但需要注意每个个体的经历是非常独特的，也就是说人们会在不同的顺序和不同的水平上经历适应不同阶段。

第一阶段：休克、惊慌失措。常见行为有：歇斯底里的表现以及麻木或机械性行为表现（情绪发泄，但不能真正地接受信息）。护理措施：看管；常规支持护理。

第二阶段：保护性退却（否认）。常见行为有：术前患者否认造口的必要性和可能性；术后患者忽略造口，拒绝参与自我护理或者尽管承认有造口，但否认情绪影响，表现为不恰当地使用幽默；过于理智。护理措施：术后不要强迫患者面对事实。恰当的做法是用温和的提醒方式指出你出院计划的必要性，让患者明确他的关注点。

第三阶段：认知阶段。常见行为有：由于愤怒和悲伤，情绪上呈现出敌对、易怒、悲哀、退缩等表现；偶尔也表现为“表演性行为”（比如：将造口袋露出在衣服外面，以强迫每一个人面对造口）。护理措施：倾听；肯定患者的感受；向患者保证这些负面的情绪会逐渐淡化，同时对造口的感觉也会慢慢好转。

第四阶段：适应阶段。当急性悲伤期过后，患者关注点将转向如何应对生活和学习自我护理方面。常见行为有：提问题，参与到自我护理中，计划未来。护理措施：教育，设定目标，解决问题，必要时安排造口志愿者访谈。

（二）影响患者造口护理能力的因素

1. 患者自尊以及应对能力

自尊程度高，解决问题技巧强的患者通常能够应对得较好，反之则需要更多协助。有效的应对策略是：评估患者及家属的感受，帮助患者解决当前问题，鼓励患者和家属参与到造口护理中。

2. 患者期望值

疾病、造口对患者生活方式以及健康状况造成的影响需要考虑造口以及患者的身体状况，了解患者如何看待疾病、造口，通过询问患者是否知道有其他的造口人士，以及他们的经历。这样可以进一步了解患者对造口的认识程度，以及对造口术后生活状况的预期值。

3. 其他影响因素

评估患者的支持系统，如重要的家人和朋友以及他们的情绪状况，提供照顾的能力。可以问他们：“你感觉怎样？”“这对你有影响吗？”或者问患者：“你有没有与 x x x 讨论过这个问题？”“你认为做了造口手术会对你的个人关系产生什么样的影响？”等来了解患者可能得到的支持状况。

4. 资源

充分运用社会资源比如造口俱乐部、造口志愿者、患者和家属教育等，以提高患者造口术后的适应性。

（三）造口对躯体形象和自我概念的影响

1. 躯体形象

躯体形象是自我概念的组成部分，是个体大脑中产生的对其外观上的一种印象。因患者受情绪影响很大，故通常并不准确。一旦做了造口手术将严重影响患者的自我印象，尤其是那些对个人形象比较重视的患者。很多人因此而感觉不再是“正常人”了，为此而不得不改变衣着款式，不穿泳衣，也不到公共更衣场所。曾有患者向笔者陈述：“我是一个很爱干净的人，现在却要挂这么一个袋子，我都不想出门了。”同时由于造口手术带来的躯体形象的改变，以及肿瘤治疗导致的生理问题，也影响到患者亲密关系和性功能。

2. 自我概念

自我概念是一个人对自己总体的看法。要了解患者的自我概念可以从他的谈话中得到线索，比如：“我为什么总是这么倒霉，坏事总是发生在我身上。”

3. 自尊

对自己的感觉。造口术后患者会陈述自己对朋友和家人没有什么价值。对于造口患者来说有正向感觉的人造口术后康复更佳。

护理措施：①评估患者自尊，自我概念和躯体形象。②允许患者表达悲伤的情绪和感受，并与其讨论他们所关注的问题。③针对患者的问题教会患者一些方法，比如如何隐藏造口袋以及造口。④给予正向的反馈。⑤请造口志愿者提供支持或者介绍患者参加抗癌俱乐部。⑥如果患者不能取得进展，必要时可请精神科医生或者心理咨询师会诊。

（四）肠造口治疗师在造口患者康复中的作用

研究显示造口患者自我护理的有效性、对造口的接受程度、造口患者的人际关系等因素与造口术后的适应性相关。关注造口护理的有效性，关注造口患者的社会心理因素是造口治疗师工作的一部分。

1. 患者、家属的教育

目的是帮助患者能够独立完成造口护理，患者能够有效管理造口并能遵从自己喜欢的生活方式。要达到这个目标就不仅仅是让患者学会自我更换造口用品，还应该涉及患者出院前进行基本换袋指导，安排家庭护理和门诊随访，指导患者进行造口管理，调整生活方式，合理利用资源。

2. 心理咨询与心理诊疗

造口手术会给患者带来很多的困扰和心理情绪问题，进行必要的心理支持非常重要。

（1）心理治疗可以采取多种形式。①心理咨询：可以是专家门诊、家庭访问、个体咨询，也可以是患者集体性的讲座交流，使患者获得心理需要，达到心理防御的转移。②性情及情操陶冶：通过音乐和艺术获得良好的生物信息反馈，通过和谐优美的旋律，陶冶性情，对患者生理和心理均起调节作用，达到移情、寄托、幻想、暗示和诱导作用。③抗癌组织和协会：使患者获得组织关怀，消除自卑观和孤独感，立足社会，互助治疗。④传统医学：患者通过练习气功、瑜伽，使心境达到宁静忘我境界、心胸宽广、勇于面对困境、获得精神上的解脱。

（2）造口治疗师在患者咨询中的角色：在心理治疗中，造口治疗师的作用是解除患者的症状。心理治疗的主要目的是解除患者在心理或精神上的痛苦，并帮助解决其无法自己解决的心理冲突。造口治疗师可以帮助他们增加对环境的耐受性，增加应付环境和适应环境的能力，降低易感性，提高心理承受能力。

（3）造口治疗师和患者保持治疗关系需要遵守的原则：作为一个咨询者，首先必须要了解自己既往和患者的交流方式。如果你在患者表达自己的需要前就给出建议的话，就无法做一个合格的咨询者。①咨询中并没有什么正确的方法和路径。在治疗关系中保持真诚，在治疗中做到真实、坦白。②在倾听时要避免做判断。让患者及其家属讲述自己的故事。不要期望在短短的几句交流中就能够把握对方的想法，实际上真正了解对方的意思需要更长的时间。在交流中需要不断深入地了解患者的处境，而且在这个过程中要不断去修正你既成的一些看法和想法。③通过重复对方的话，表示你听到并且理解了你所听到的事。④接受患者和家属。一定要关心对方，使患者感到温暖，而不是对患者的想法和感受进行判断。⑤避免使用你自己个人的价值体系来判断患者的问题。而要根据是否能够有效支持患者或其家属来选择合适的措施。

3. 识别需要进一步心理辅导的患者

任何住院或者门诊的造口患者如果说自己有轻度至中度的焦虑、抑郁或者任何的社会心理问题都需要进一步的心理辅导。

4. 同理心和同情心

造口治疗师在开始心理扶助前，需要了解心理扶助的尺度。比如一个人不慎落入井中，你作为一个路人听到呼救声后赶到了井边，并且看到了落井的人。这时候你会采取什么行动呢？是告诉落井的人："不要慌，我来帮你。"然后找到可供救援的绳索或者竹竿，小心地放到井里救那个落井的人。如果发现不够有效，马上寻找其他人的帮助。还是告诉落井的人："不要慌，我来救你！"然后跳入井中救人。这两个行动所描述的就是当我们在实施心理援助的过程所呈现的状态。采取前一种行动的人更多的是同理心，而采取后面行动的则是同情心，愿望上是想救助他们而最终却导致两个人都需要救助。同理心是咨询者借用了患者的感觉以更好地理解他们，但能够清醒地意识到自己和他们是分开的。

5. 交流的基本原则

交流是彼此间传送信息和想法的一个多感官参与的复杂过程，其要素包括信息传递者、信息和信息接受者。

（1）交流的类型包括语言交流和非语言交流两种。

（2）影响交流的因素。①环境因素：交流被打断；分心（比如手机）；缺少私密性；时间不够。如果有可以采用预约方式，把交流场所安排在一个单独的诊室进行。在治疗过程中将手机关机或调在震动模式。②交流因素：失语症；交流困难；发音困难；方言；失聪。③情绪或躯体障碍：疼痛或不适；疲劳；恶心；焦虑；害怕；愤怒；缺少信任；害羞。④个人交流技巧缺乏。

（3）促进有效交流的方法。①必须建立与患者之间的联系。②应用积极倾听技术：在倾听过程中，倾听者的行为往往起到鼓励或者制止陈述者的作用。那么怎样的行为是鼓励性的呢？保持眼神接触；咨询中造口治疗师要尽可能保持坐位。要表现一种放松而且参与的态度，而不是昏昏欲睡；造口治疗师举手投足和面部表情都表现出他是否对患者的问题感兴趣，只要一个轻轻地点头就可以表示你理解了对方的陈述。相反地，过于频繁地移动手臂或者双脚，或者双手交叉在胸前，或者双眼空洞地盯着对方都表现出缺少诚意来提供帮助。如何在语言上做到鼓励患者交流？重复语意，澄清，确认。③使用治疗性措施：真正地关心患者，避免非治疗性措施。治疗关系中的支持来自造口治疗师传递理解，接纳及关心患者和其处理问题的能力。

6. 心理引导技术

在治疗关系中引导技术尤其重要。在工作中思考以下的引导技术，反复练习。

（1）非直接引导：在说话时用模糊笼统的陈述方式来引起患者的回应。比如："你能说说你对造口的看法吗？"

（2）直接引导：直接引导问的是患者更有针对性的反应。

（3）聚焦：用于在非直接引导后患者已经陈述了几个话题后，你对以上话题进行整理，然后将关注点汇聚到一个话题上。

（4）提问：闭合式的问题是让患者用一个字来回答。开放性问题的好处在于可以将患者引向更深的情感表述。

（5）总结：是造口治疗师把握刚才交流中患者心智和情感经历重点的重要技能。

（6）面质：面质技术又称质疑、对立、对质、对抗、正视现实等。也就是造口治疗师指出患者身上存在的矛盾。因为面质技术会迫使患者面对原本逃避的想法、情绪或行为，所以往往会引发患者的一些负面情绪，因此要慎用面质技术。使用面质技术时，面质的内容应导向当事人的资源、优点、缺点与限制。

（7）提供建议：提供建议有时可以穿插在讨论中。

造口治疗师作为咨询者是通过积极倾听、无条件关注、同感等咨询策略来支持和引导患者不断深入地去探索他们内在真实的感受和体验，力图选择性地帮助患者注意他（她）的内在感受，无形地使会谈集中在探索患者个人情感体验上。

7. 造口治疗师咨询模式

Egan 助人模式理论。

（1）Egan 所发展的三段问题解决咨询模式，是根据 Carkhuff 的问题解决模式发展来的，其综合 Rogers 的同理心技术、学习论的行为改变技术、认知治疗技术以及社会影响理论而成。

（2）Egan 将问题解决分为澄清问题、理解与促成行动三个阶段，这三个阶段是有系统性与累积性的。说明如下。

第一阶段为澄清同题：澄清问题是将问题情境加以探讨及澄清。此阶段患者可以通过"漫谈"的方式将自己的感受、关注点和问题都摆到桌面上。

第二阶段为理解：主要的工作有协助患者将所呈现的片段数据加以组织，使患者可以更清楚地看到问题的全貌以决定该怎么办。理解的目的在于使患者在非防御性倾听的情境中，学会仔细、非防卫性且更正确地审视自我及面对自己的处境。协助让患者了解：现在我知道我在做什么。了解这对自我重建的作用，以及对此采取一些正面、有效的行动的必要性。

第三阶段为促成行动：患者在造口治疗师的协助下成为积极的行动者。

8. 转诊指征

作为咨询者，造口治疗师应当具备识别患者是否需要进一步转诊给精神科医生的能力。如果患者的问题已经达到了中等程度或者严重的程度就需要进一步向上反映，进行进一步诊治。

（五）造口治疗师与患者关系的不同阶段

第一阶段是建立联系。目标在于确定患者的需求，在患者与造口治疗师之间建立"合同"。护理措施：向患者介绍自己的角色，并确立共同目标。

第二阶段是合作。目标在于解决问题，教育患者共同达到目标。行动：向患者提供教育或咨询，常常在这个阶段会遇到患者依赖的情况，此时应该做的是尽可能鼓励患者参与到自我护理中，造口治疗师逐步过渡到在旁边指导的角色。

最后阶段是终结治疗。目标在于终结治疗关系，让患者表达对治疗关系的感觉以及他们自己的进步，并向患者提供需要进一步帮助时可选择的途径，如造口门诊。

造口患者的康复包括心理、生理和社会生活的康复。心理的康复可以加快生理和社会生活的康复，提高造口者的生活质量。造口治疗师应该充分应用专业技能解除患者躯体的痛苦，与此同时通过教育，应用心理支持技术，以及必要时的恰当转诊，协调各种资源等多种途径对造口患者和家属进行支持，帮助其尽快恢复社会生活。

第五节 影响术后患者学习肠造口护理的因素

肠造口术能挽救患者的生命，却给患者带来了排泄方式的改变，也带来了一些忧虑。许多患者对造口护理无信心，怀疑自己能否适应有造口的生活。虞佩君等报道，人工肛门患者的生活质量不甚乐观，大于 80 分者仅占 28%，尚有 25% 的患者小于 60 分。肖丽蓉等人报道，有 51% 的肠造口患者造口周围皮肤存在问题。指导患者学习造口护理的目的，就是要让患者掌握造口自理的技巧，预防并减少造口及造口周围皮肤的并发症，适应有造口的生活，尽快回归社会。

影响患者学习造口护理的因素，包括内在因素和外在因素，内在因素包括年龄、身体状况、心理状况、学习动机、文化背景等；外在因素包括学习环境、时间和来自指导者如造口治疗师或护士方面的影响等。

一、影响患者学习造口护理的内在因素

（一）年龄

年龄可以提示其学习能力与需要，同时也能为指导者确定教学方法提供依据。心理学家经过研究证明，在一定的年龄范围内，人掌握简单操作技能的能力随年龄及经验的增长而提高；复杂操作技能的训练年龄越小，效果越好。

（二）身体状况

造口术后早期静脉输液、伤口疼痛及身上留置的各种管道影响患者对造口护理的学习，一些药物作用也会降低患者的记忆力。当患者精力较差时，护士除要观察造口外，要适时更换造口用品，护理过程简洁，一步一步操作，不急于要求患者参与造口护理。病情许可时，边讲述边操作。

（三）心理状况

赵林红调查发现 94.59% 的患者需要社会心理支持。造口手术尤其是患者诊断为肠癌时，对未来忧虑，这是正常的。当患者不知道疾病预后时，可能会焦虑。焦虑会使人疲劳，降低学习欲望，也使患者的参与能力及记忆力下降。仔细倾听患者的反应，探知焦虑的问题。在进一步教育前，与患者及家属交谈可能有助于明确存在的问题，减轻伴随的焦虑，把精力转到学习上。护士对患者讲述一个实在的前景比只与患者交流焦虑或挫折更能激发患者去学习。有一部分患者手术后不敢看造口，这时不要强迫患者看，对多数患者来说，护士每天讲述造口的情况会让患者逐渐形成对造口的好奇。患者表现出对造口和造口产品的任何好奇都应作为开始或进一步学习的一个机会，这有助于患者想看和触摸造口。让家人或照顾者参与造口护理的学习，有助于提高患者对造口护理的兴趣。

（四）学习动机

术后身体虚弱造成的疲劳，术后出现并发症及抑郁情绪等都会降低或消除学习的欲望。热心的护理人员或家人和朋友满怀信心的表现，可激发患者的学习欲望、热情可以感染人，教学过程注意趣味性。处在热情当中的患者能达到最佳的个人独立程度。把造口护理和日常生活联系起来，模拟生活场景，通过设问方法，引起患者的好奇心，让患者积极参与到造口护理学习中。同时对患者进行适当的鼓励，让患者的进步及时得到反馈，可以激发患者的上进心、自尊心和求知欲。

（五）文化背景

不同文化背景的人有其自身的信仰和习俗。护士必须了解患者的信仰与习俗是否与学习需要相冲突。当患者不愿学习自理技巧时，也可以从患者亲属中寻找帮助，以了解患者所处的文化背景，了解患者的习俗。建立互相信任的关系，把造口护理和日常生活活动联系起来，让患者明白，做自己能做的事会更自由、更自信。并以耐心和积极的态度鼓励患者学习，鼓励患者大胆尝试参与造口护理的操作过程，有利于树立患者信心。例如要求患者撕去造口底盘上的粘贴纸。真诚祝贺患者造口自理上的进步，提高患者的自信心和促进患者进一步的参与。

二、影响患者学习造口护理的外在因素

（一）环境

学习场所的温度、光线、噪声、通风条件对学习均有一定的影响。提供保护患者隐私的环境，对不能活动的患者拉床边隔帘或屏风遮挡。

（二）时间

选择适宜的造口护理指导时间。过早指导，患者难以意识到学习的重要性，过迟又会影响到指导计划的完成。提供足够的指导时间，不要给患者留下匆匆忙忙应付的印象，让患者有时间提问题。

（三）来自指导者如造口治疗师或护士方面的影响

通过示范 — 参与 — 回示的阶段性学习及个性化指导方法，来指导患者造口护理技巧。一般情况下，分段练习对学习操作技能较为有效，其原因可能是避免了厌烦、疲劳或分散注意力。组织造口访问者访问、看造口护理录像、给予造口护理手册等，多种教学方法相结合。发给患者操作流程的书面资料，以加强记忆。在造口护理指导过程中，护士与患者之间存在着互动关系，彼此交流信息、情感、认知和态度，故护士与患者必须相互信任与尊重，并重视语言性沟通和非语言性沟通的运用。指导患者造口护理的过程包括评估患者、设立指导目标、拟定指导计划、实施计划及评价效果。分析影响手术后患者学习肠造口护理的因素，能更好地对肠造口患者设立个性化的护理指导目标，有助于患者尽快掌握造口护理知识，尽早回归社会。

（李建英）

第六节　肠造口患者日常生活护理

肠造口手术后处于康复期，患者所面临的困扰是今后的生活问题，如能否自我护理、是否继续工作、能否参加社交活动、能否担任以前的角色等。

一、饮食护理

肠造口者不必为饮食而烦恼。如造口者没有糖尿病、肾病、胃病、心血管疾病等需要特别注意限制饮食外，只需要在平时生活中稍加注意，掌握饮食规律，就能和正常人一样享受美味。

（一）肠造口术后饮食的注意事项

（1）少进食易产气的食物：如豆类、卷心菜、芥菜、黄瓜、青椒、韭菜、豌豆、萝卜、洋葱、番薯、巧克力、苹果、西瓜、哈密瓜、碳酸饮料、啤酒等，它们会增加肠道内产气。某些行为如嚼口香糖、吸烟、进食时说话也能使肠道内气体增加。

（2）少进食易产生异味的食物：如玉米、洋葱、鱼类、蛋类、大蒜、蒜头、芦笋、卷心菜、花椰菜、香辛类的调味品等，多喝脱脂奶或酸奶。

（3）避免进食容易引起腹泻的食物：如咖喱、卷心菜、菠菜、绿豆、含高浓度香料的食物（花椒、八角、蒜头等）、赤豆、南瓜子、丝瓜、酒精、啤酒等。

（4）进食粗纤维食物应适量：粗纤维食物能促进肠蠕动，增加粪便量。对便秘的造口者，多吃粗纤维食物能够帮助粪便的形成，减轻排出困难。但是一般造口者大量食用粗纤维饮食造成粪便大量排出，需经常排放粪便或更换造口袋，给造口者外出活动带来不便。造口狭窄者，出口狭小，大便排出困难，粗纤维饮食后，容易引起造口梗阻，出现腹痛、腹胀，甚至呕吐等症状。注意进食粗纤维的食物时要有充足的水分。含粗纤维较多的食物有玉米、芹菜、南瓜、红薯、卷心菜、莴笋、绿豆芽、叶类蔬菜、贝壳类海鲜等。

（5）避免进食容易引起便秘的食物：对于造口者来说，保持大便的通畅是很重要的。大便过硬，排出时很容易引起造口出血，长期便秘也容易引起造口的脱垂。容易引起便秘的食物有番石榴、巧克力、隔夜茶等；氢氧化铝、碳酸钙以及吗啡类药物等也容易引起便秘。

（二）回肠造口者的饮食注意事项

为了避免引起回肠造口的堵塞，回肠造口者在饮食上应注意少食难消化的食物，如种子类食物（干果、坚果等）、椰子、菠萝、木瓜、芒果、芹菜、蘑菇、冬笋、玉米、水果皮等。同时食物要仔细咀嚼。多吃含丰富维生素C的水果（如橙、柚、柠檬、山楂等）和新鲜蔬菜，以防维生素C的缺乏。

回肠造口者容易导致水和电解质平衡失调，应注意补充水和无机盐，尤其在炎热的天气及大量出汗时。如水分损失较多，尿量往往会减少，容易发生肾结石，因此在水分的摄取上必须足够，每天的饮水量应至少有1500～2000ml。可通过饮用运动饮料或饮食增加盐的摄入来维持钠的平衡。

（三）泌尿造口者的饮食注意事项

泌尿造口者并不需要忌口，只要均衡饮食便可。为了防止感染和肾结石的发生，应多喝水、流质饮食、果汁，多吃新鲜蔬菜及水果。每天的饮水量应有2000ml以上。最好能多喝酸梅汁以减少回肠导管黏液的分泌。

（四）化疗期间注意加强营养，提高机体免疫力

化疗中患者的味觉、嗅觉发生改变，厌食、恶心、呕吐、腹泻、腹胀等不适，导致营养摄入不足，造成水和电解质失衡。保证良好的营养供给对大肠癌造口者的康复是一个重要问题，良好的营养可以加快患者的康复，减轻化疗中的不良反应，调动机体免疫系统，抵御感染，确保完成治疗计划。宜少量多餐，在烹调上尽量满足病人的胃口，保证营养的摄入。不能进食者应通过静脉补充营养。

（五）参加社交活动，饮食上应注意

社交活动不是造口人的禁区，如想减少夜晚外出时粪便的排出，只要白天适当减少进食含纤维多的食物和减少进食量，就有可能避免需要频繁更换造口袋或排放粪便带来的苦恼。有气饮品可能会刺激造口排出大量气体及水分，如啤酒、可乐等，故应少饮为佳。

二、日常生活指导

（一）衣着

肠造口者不需要重新制作他们的衣物，穿回手术前的服装即可。但最好避免穿紧身衣裤（裙），以免摩擦或压迫造口，影响肠造口的血液循环。

（二）沐浴

当手术的切口愈合后，无论是粘贴着造口袋还是撕除造口袋均能与正常人一样轻轻松松地沐浴。沐浴前，最好在造口底盘的边缘贴上防水胶带，以免沐浴时水渗入底盘，影响造口底盘的稳固性。使用一件式闭口袋，沐浴前最好先将造口袋除下，使用一件式开口袋最好先将造口袋排空，沐浴后可用柔软的抹布将造口袋外层的水珠抹干即可；使用两件式造口袋，沐浴后可用柔软的抹布将造口袋外层的水珠抹干或更换另一干净造口袋，也可以佩戴浴盖来进行沐浴，沐浴后再套上造口袋。

（三）旅行

肠造口者在体力恢复后，同样可以外出旅游，领略大自然风光，陶冶情操，调节身心。无论坐船、飞机、火车，对肠造口者均不会有影响。但在旅游中要注意：路程的选择要遵循由近到远、由易到难的原则逐步进行。准备充足的造口袋，要比平时用量稍大，以应付意外发生。最好佩戴造口腰带；在飞机上由于压力的变化，胃肠气会多一些，宜使用开口袋或配有碳片过滤的用品。注意饮食卫生，尽量不改变饮食习惯。尝试新品种的食物时，应尽可能少食，以免引起腹泻。不易消化、产气较多或有刺激性的食物尽量避免食用，如粽子、汤圆、壳类的瓜子、花生、含碳酸饮料（啤酒、可乐）、辣椒、咖啡、洋葱等。

（四）性生活

接受造口术的患者都有发生器质性或心理性性功能障碍的可能。但造口术不一定会引来性方面的问题。这个时期的性康复重点应放在患者及配偶对造口的心理适应、熟悉护理方法和加强体力的恢复上，正确认识性生活与原发病及肠造口的关系。

随着造口者生理及心理条件的不断完善，在有关医师正确指导下，可逐渐过渡到正常的性生活。

（五）怀孕与生育

关于怀孕问题可建议他们咨询外科医生和产科医生。造口孕妇的护理需要产科医生、外科医生及造口治疗师非常细心，互相协作配合，对用药进行监督指导。肠造口术后产生男性不育的病因主要为逆行射精或不射精，当然性功能障碍也可以产生不育。

（六）社交活动

当他们身体体力恢复，掌握造口的护理方法后，就可以正常地进行社交活动。同时应鼓励造口者多参加造口联谊会，在这个组织中可以找到新朋友，互相了解、互相鼓励，交流造口护理的经验和体会，以便减轻造口者的孤独感，对促进其心理康复有着积极的作用。

（七）锻炼和运动

造口是不会阻碍体育锻炼和适当体力劳动的。可以根据患者术前的爱好与身体的耐受力，选择一些力所能及的运动，如打太极拳、散步、做体操、游泳、跑步等，其中最简单的锻炼方法是散步，它可以改善血液循环、促进新陈代谢、提高机体的免疫功能。但应尽量避免贴身的运动，如摔跤，以免造口意外受损；避免举重运动，以减少造口旁疝的发生。

（八）工作

肠造口不是一种疾病，因此不会影响患者的工作。手术后一般需要一段时间来康复，特别是肿瘤患者。当身体体力完全恢复，便可以恢复以前的工作，但应避免重体力劳动，尤其是术后第 1 年，应避免举重或提重物，如从事搬运工作应做调换。必要时可佩戴造口腹带加以预防造口旁疝的发生。

三、定期复诊

医护人员应指导造口者定期复诊，以便及时了解其生理及心理的康复情况、对家庭及社会的适应情况、对造口的适应情况、放疗及化疗对患者的影响，及早诊断出造口及皮肤并发症并给予适当的治疗和心理辅导。

出院时应让造口者了解复诊的时间、地点。复诊时间为术后 1 个月开始，第 1 年 1 个月返院复诊一次，连续 3 个月；以后每 3 个月 1 次；2 ~ 3 年内每 3 ~ 6 个月 1 次；以后每 6 个月至 1 年复诊 1 次。有新症状者随时就诊。复诊内容主要是帮助患者解决在家时所遇到的困难与问题以及健全生活所需的因人而异的护理知识和技巧。造口者复诊时最好多备一副造口袋，以便医生或造口治疗师检查后换上新袋。

康复成功的关键在于手术的效果，专业人员提供的教育、辅导及咨询，提供数量充足、质量可靠、外观令使用者满意的造口产品，终身的随访。无论对医护人员还是造口者来说，改善造口术后的生活质量变得越来越重要。

第七节　肠造口患者生活质量

一、生活质量的概念

WHO 生活质量研究组给生活质量下的定义是不同文化和价值体系中的个体对与他

们的目标、期望、标准以及所关心的事情有关的生存状况的主观体验，包含个体的生理健康、心理状态、独立能力、社会关系、个人信仰与周围环境的关系。

二、肠造口病人生活质量的测评工具

直肠癌术后的造口病人的生活质量评估的量表主要有以下几类。

（1）欧洲癌症研究与治疗组织的生活质量核心量表和大肠痛特异模块（EORTC QLQ–C30 和 QLQ–CR38），EORTC QLQ–C30 是大肠癌病人生活质量评估中使用的较多的量表。

（2）癌症治疗功能评价系统（FACT–C）。

（3）癌症病人生活功能指数（the functional living index cancer，FLIC）。

（4）直肠癌病人生活质量评估问卷（QOLI–RCP）。

（5）其他 Stoma 生活质量问卷调查表等。

三、如何提高肠造口者的生活质量

（1）医护共同努力提高手术的效果。

（2）加强健康教育，提高造口相关知识的掌握程度和自理能力。

（3）重视心理护理，树立病人的自尊。

（4）加强广泛的社会支持。

（5）其他：术前访视、造口定位，出院后通过电话、造口门诊、举办造口联谊会等方式进行随访。

健康教育是整体护理的重要组成部分，应贯穿于造口患者治疗和康复的全过程，帮助患者掌握保健知识，树立健康意识，养成良好的健康行为和生活方式，加快心理康复，从而帮助患者实现生理、心理、社会的全面康复。

第八节　造口治疗师门诊简介

由造口治疗师（enterostomal therapist，ET）主诊的专科门诊是国内第一个由护士坐诊的专科门诊，开诊以来获得患者及家属的好评。

一、造口治疗师出诊的专科门诊模式

利用医学知识和护理手段，为非住院期的造口、慢性伤口、失禁患者提供相关的治疗、护理、营养以及预防保健知识。

二、造口治疗师门诊主诊内容和职责

（一）造口治疗师门诊主诊内容

（1）造口护理：心理咨询、各种造口及其周围并发症的预防和处理、造口用品的选择及使用指导、日常生活指导等。

（2）伤口护理：处理各种慢性伤口包括手术后皮瓣坏死、手术后脂肪液化；化疗药物渗漏引起的皮肤溃疡、放射性皮肤炎、肿瘤伤口、压疮、足部溃疡（动脉性溃疡、静脉性溃疡、糖尿病足）、烫伤、烧伤、感染伤口、难愈合伤口等。

（3）失禁护理：大便失禁患者的护理；满溢性尿失禁、压力性尿失禁、急迫性尿失禁、功能性尿失禁患者的护理及因大小便失禁导致的皮肤糜烂的处理等。

（二）造口治疗师门诊出诊职责

（1）出诊者必须遵守医院门诊的各项规定。

（2）目前我国造口治疗师还没有开具处方资格，只能运用护理手段为患者进行护理。

（3）初诊的慢性伤口、失禁患者最好先由医生做出诊断后才接诊。

（4）疑难病例应请医生协助诊疗。

（5）伤口造口评估处理过程中需其他护理专科协作的问题，应请相应专科的专科护士会诊与指导。如糖尿病足病人的饮食、运动等应请糖尿病专科的护士给予指导。

造口治疗师通过门诊的出诊解决了非住院期造口、慢性伤口、失禁患者的实际护理问题，同时也能提高自己的专业水平，但造口治疗师独立在造口门诊应诊，承担一定的医疗风险，而我国目前尚未有相应法律法规保障。

第九节　造口患者的延续护理

延续护理是指从医院到家庭的延续，包括由医院制定的出院计划、患者回归家庭或社区后的持续随访与指导，可以更好地促进和维护患者的健康。因此，出院后的延续护理与患者的自我管理能力息息相关，进而关系到患者的康复和生活质量。护理措施如下。

（1）专业人员培训：由专业人士从造口相关科室挑选若干名护理骨干进行院外延续护理培训，组成院外延续护理小组。

（2）建立健康档案：患者出院前2天，由院外延续护理小组成员对患者进行全面评估，内容包括临床症状、心理状态、疾病认知、依从性、出院指导掌握程度，并告知患者院外延续护理方式、时间及要求。记录患者姓名、性别、年龄、文化程度、住址、联系方式（包括手机号、QQ号、微信号、E-mail等），根据了解的信息建立健康档案。

（3）电话随访：电话随访于术后第1周、1个月、2个月、3个月各随访1次，每次访问时间20 ~ 30分钟。随访内容包括身体症状、造口护理知识、心理社交方面、饮食方面、家庭康复锻炼等。随访过程中应对患者出现的问题及时给予指导，并教会其正确的处理方法。了解造口患者的动态心理变化，鼓励患者参加正常的社会交往及工作，鼓励患者之间互相交流，以提高造口相关自我管理技能，增强患者回归社会的信心。

（4）基于网络平台的健康教育：对能够运用计算机网络的患者，建立造口患者QQ群或微信群，将患者加为群友，成立造口园地。由院外延续护理小组成员每周轮流在网上以群聊天或邮件的形式答疑，回答共性问题。针对问题较多、病情较严重的患者，则记录其问题，另找其他时间单独与其沟通。也可以通过网络平台发布有关造口护理的视频、音频、文字、图片等资料，供患者下载学习，提高造口患者的疾病相关知识。

（5）家属同步教育：对家属进行护理干预，有利于改善肠造口患者的焦虑、抑郁情绪和家属对患者的态度，使患者能更有效地获取家庭支持。

（6）开设造口护理专科门诊，解决造口并发症和进行心理疏导。

（7）举办肠造口患者联谊会：同伴间的支持可以改善患者的心理和行为，从而改善其生活质量。

（8）征求社会支持：通过各种媒体进行宣传，唤起全社会关注造口患者和造口康复治疗。

参考文献：

［1］徐建秀．我国延续护理模式研究进展［J］．中国护理管理，2012，12（9）：18-19．

［2］徐秋英．院外延续护理在社区肠造口患者中的应用［J］．护理与康复，2012，11（2）：189-190．

［3］邹艳玲，孔令霞，等．院外健康教育对肠造口患者生活质量的影响［J］．河北医药，2014，36（7）：1096-1097．

［4］喻德洪．肠造口治疗［M］．北京：人民卫生出版社，2004：179-205．

（李建英　侯自梅）

第十节　造口定位操作流程

一、肠造口定位标记方法

方法一：用马克笔画一个直径约 2cm 的实心圆，用透明薄膜粘贴在标记处以做固定。

方法二：用甲紫溶液或马克笔涂上一个直径约 2cm 的实心圆，再用 3% 的碘酊固定，亦可喷 3M 无痛保护膜固定。此方法标记不易褪色，但术前应嘱病人沐浴时不要大力擦洗，否则会影响标记的清晰度。

方法三：在选好的位置皮内注入亚甲蓝（美蓝）0.1ml。此方法标记清晰，但有一定的疼痛感，而且如术中不需要行造口手术，此标记将留在皮肤上，形成难以清除的色素，给患者造成心理压力。

二、护理目标

造口定位标记在最恰当的位置。

三、操作流程

表 1-2-1　造口位置选择的操作流程

步骤	内容
核对	医嘱、患者姓名
评估手术类型	根据病情、手术的方式初步确定造口位置
准备	用物：手术定位笔或甲紫溶液、3% 碘酊、75% 酒精、棉签或油性笔、透明敷料（6cm×7cm）1 块、棉签 操作环境：拉好隔帘或设置屏风；调节室温，避免患者着凉
告知	患者或家属操作的目的、意义、配合方法
实施	①协助患者平卧、松解衣服及腰带 ②评估腹部外形 ③寻找腹直肌边缘，协助患者去枕平卧，一手托着患者的头部，嘱患者抬头眼看脚尖，以便使腹直肌收缩，另一手触诊寻找腹直肌边缘，用手术定位笔或油性笔以线标出腹直肌的边缘 ④根据造口类型，初步拟定定位并标出恰当的造口位置 乙状结肠造口。方法一：在左下腹脐部与髂前上棘连线的内上三分之一腹直肌内选择平坦合适的造口位置。方法二：脐部向左作一直线，长约 5cm，与脐部向下作垂直线长约 5cm 围成在腹直肌内的正方形区域，选择平坦合适的造口位置 回肠造口和泌尿造口。方法一：在右下腹脐部与髂前上棘连线的内上三分之一腹直肌内选择平坦合适的造口位置。方法二：脐部向右作一水平线，长约 5m，与脐部向下作垂直线长约 5cm 围成在腹直肌内的正方形区域，选择平坦合适的造口位置 横结肠造口：在左或右上腹以脐部和肋缘分别作一水平线，两线之间腹直肌内的区域选择造口位置 ⑤用手术定位笔或油性笔在初步拟定的造口位置上打“X”或“O”的标志 ⑥最后确认并标出最佳的造口位置：协助患者坐位和站立体位，分别评估患者能否看清楚造口定位标记，并注意观察拟定的造口位置是否在皮肤皱褶的部位，必要时作相应的调整，直至满意为止，最后，标出最佳的造口位置

四、造口位置选择的注意事项

（1）造口位置应避开陈旧的瘢痕、皮肤皱褶、肚脐、髂骨、耻骨、手术切口、肋骨、腹直肌外、现有疝气的部位。

（2）操作者宜站立在所选择的造口位置区域的同侧。

（3）告知患者沐浴时勿大力擦洗拟定的造口位置标志，以免影响造口定位标志的清晰度。

（4）造口位置必须在腹直肌内，对标出的腹直肌边缘的虚线用 75% 酒精清洗干净。

（5）特殊情况考虑：①术前确难找到理想的位置，如肠梗阻腹胀者、特殊人群请手术医生一起探讨，由医生依据手术情况决定。②坐轮椅的患者，必须让患者坐在轮椅上来评估拟定的造口位置。③患者有装义足使用带子或一些类似的器材者，需让患者穿戴义足后才能评估拟定的造口位置。④腹壁同时有泌尿造口和乙状结肠造口时，两位置不宜选择在同一水平面上，泌尿造口位置应比乙状结肠造口位置高出约 2 ~ 3cm。

（徐　娟　侯自梅　李建英）

第十一节　造口袋的更换流程

一、造口患者的造口袋更换

（一）护理目标

（1）评估造口情况，及时发现及处理造口早期并发症。

（2）保持造口及周围皮肤清洁，避免造口周围皮炎的发生。

（3）指导患者及家属学习造口护理知识，使患者及家属掌握造口袋的更换方法，患者或家属能理解和懂得选择合适的造口用品，帮助患者达到自我照顾造口的目的。

（二）操作重点步骤

1. 评估

（1）患者的病情、年龄、意识状态及治疗的目的、手术方式、造口的类型、造口周围皮肤的完整性（有无皮肤发红、皱褶、凹凸）及造口有无异常情况（造口是否平坦、有无出血、造口隆起或内陷）。

（2）患者的自理能力，如视力、体力和手的灵活性等，造口袋的稳固性。

（3）造口袋内粪便的量与性质，如颜色、性质、气味。

（4）造口的位置及造口的类型：单腔造口最常见的是乙状结肠造口（左下腹）和回肠造口（右下腹）；袢式造口最常见的是横结肠造口和回肠造口；泌尿造口通常位于右下腹。

2. 告知

向患者及家属讲解换袋的目的及步骤。

3. 准备

（1）环境准备：私密和光线充足的环境；调节室温，避免患者受凉。

（2）物品准备：一件式开口袋 1 只或两件式造口袋1套（底盘和造口袋）、便袋夹（必要时）、剪刀、造口测量尺、清水或温水（约 200ml）、擦手纸、弯盆或垃圾袋 2 只、垫单（必要时）。

（3）患者体位：取半坐卧位或坐位。

4. 操作流程

表 1-2-2　造口患者的造口袋更换操作流程

步骤	内容	备注
目的	①评估造口情况，及时发现及处理造口早期并发症 ②保持造口及周围皮肤清洁，避免造口周围皮炎的发生 ③指导患者及家属学习造口护理知识，患者及家属掌握造口袋的更换方法，患者或家属能理解和懂得选择合适的造口用品，帮助患者达到自我照顾造口的目的	
评估	①患者的病情、年龄、意识状态及治疗的目的、手术方式、造口的类型、造口周围皮肤的完整性（有无皮肤发红、皱褶、凹凸）及造口有无异常情况（造口是否平坦、有无出血、造口隆起或内陷） ②患者的自理能力，如视力、体力和手的灵活性等，造口袋的稳固性 ③袋内粪便的量与性质，如颜色、性质、气味 ④造口的位置及造口的类型：单腔造口最常见的是乙状结肠造口（左下腹）和回肠造口（右下腹）；袢式造口最常见的是横结肠造口和回肠造口；泌尿造口通常位于右下腹	
告知	向患者及家属讲解换袋的目的及步骤	
准备	①准备用物 ②环境准备：私密（非单间住房使用屏风遮挡）和光线充足环境；调节室温，避免患者受凉 ③物品准备：一件式开口袋 1 只或两件式造口袋 1 套（底盘和造口袋）、便袋夹（必要时）、剪刀、造口测量尺、清水或温水（约 200ml）、擦手纸、弯盆或垃圾袋 2 只、垫单（必要时） ④患者体位：取半坐卧位或坐位	
实施	①揭除（Remove） 备齐用物至患者床旁，查对，解释操作目的，请患者配合 核对并检查造口袋的型号、款式、造口袋的质量、有效期 根据造口情况选择不同规格的造口袋 关闭门窗，调节室温，用屏风遮挡患者 护士站于患者造口侧，暴露造口，腰下铺治疗巾，置弯盘 揭除旧的造口底盘，由上而下，一手按压皮肤另一手轻轻揭除造口底盘，切忌快速暴力揭除造口底盘袋 揭除的底盘背面向上置于造口旁	

（续表）

实施	②检查（Check） 造口底盘有无粪便渗漏，粘胶有无溶解 检查造口周围皮肤有无排泄物渗漏 检查造口周围皮肤颜色有无改变，皮肤上是否有粘胶残留 ③佩戴（Apply） 清洁造口：用生理盐水棉球清洗造口及周围皮肤，造口缝线拆除后用清水清洗即可，勿用酒精、碘酒、化学制剂的湿纸巾或其他消毒液清洗；用小方纱或纸巾擦干皮肤 观察：观察造口黏膜情况，若造口出血，肠黏膜为紫黑色或造口回缩等异常情况，应通知医生；观察周围皮肤是否有红、肿、糜烂或破损，不平整或凹陷等 测量大小，裁剪底盘：使用造口测量尺测量造口大小，注意须测量造口根部大小；裁剪尺寸应大于测量大小的 1 ～ 2mm。③用手指磨圆裁剪后留下的毛刺 ④（需要时）使用造口附件产品 喷洒造口粉，用干棉签涂均匀，皮肤破损处要加量喷洒 皮肤保护膜，紧贴造口根部顺时针向外涂抹，范围与底盘大小一致 防漏膏，紧贴造口黏膜根部涂抹一圈，皮肤凹陷处应适当加量涂抹，使用湿棉签将防漏膏塑形铺平 ⑤粘贴造口底盘 将造口底盘揭去背衬纸自下而上粘贴于造口处 由内向外顺时针按压加固 ⑥佩戴造口袋，锁好锁扣，关闭排放阀（或夹闭便带夹） ⑦加固造口底盘：用手置于造口处轻轻按压 20 分钟，增强底盘粘贴的牢固度	
整理	①患者：协助取舒适体位 ②病床：床单位整洁 ③用物：清理用物。正确清洗二件式造口袋后，并置于通风处晾干，可重复使用；若袋内有尿酸结晶形成，可用 1/3 浓度的白醋清洗 ④护士：洗手，记录造口评估情况及处理措施 ⑤记录排泄物的颜色、性质、量及气味	

（徐　娟　侯自梅　李建英）

第十二节　胃造口喂饲流程

一、护理目标

保证不能经口进食患者的营养和水分的供给及提供治疗途径。

二、操作重点步骤

表 1-2-3 胃造口喂饲流程

步骤	内容	备注
目的	保证不能经口进食患者的营养和水分的供给及提供治疗途径	
核对	患者姓名、医嘱、喂饲物的质和量	
评估	患者的消化、吸收、排泄功能，确定胃造口喂饲的时机	
告知	患者及家属胃造口喂饲的目的和操作方法	
准备	①操作者洗手 ②用物：100ml 凉开水 1 杯，喂饲液 200 ~ 300ml，60ml 一次性使用冲洗器 1 只，弯盆 1 只，纱布 1 块，夹子 1 只，水温计 1 支，垫单 1 块，生理盐水约 10ml，棉签 1 包，皮肤保护粉或保护膜，Y 型纱布 1 块，胶带，听诊器 ③患者体位：协助患者半坐卧位（30 ~ 45°）抬高床头，不能半坐者取右侧卧位。暴露患者的造瘘管口，必要时将垫单铺于同侧腋下	
实施	①用 60ml 一次性使用冲洗器慢慢回抽胃内容物，确认胃造瘘喂饲管在胃内。记录残余量，然后将回抽胃液推注回胃内，观察患者的反应 ②喂饲前先让患者闻、咀嚼少量食物，咀嚼后的食物，让患者吐出 ③喂饲前用温开水 20 ~ 30ml 冲吸管道，缓慢灌入喂饲液，每次喂饲完毕用 20 ~ 50ml 温开水冲洗管道，胃造瘘管末端返折，将造瘘管口的盖子扣好 ④喂饲过程中观察及询问患者的反应，注意胃造瘘口处是否有液体渗漏 ⑤操作结束后，用棉签蘸生理盐水清洗周围皮肤，并用纱布抹干，最后管口用 Y 型纱布盖好，胶带固定管道，协助患者维持半坐卧位约 60 分钟	
整理	①清洁喂饲物品 ②记录喂饲的量、时间和胃残余量 ③喂饲后注意观察有无腹胀、肠鸣音情况及大便性质	

三、胃造口喂饲的注意事项

（1）喂饲液温度为 38 ~ 40℃。

（2）喂饲液的黏稠度以用一次性使用器注入不困难为宜。

（3）测量胃中食物残余量，观察胃消化情况。若残余量大于 50 ~ 100ml 或前一次喂饲量的 50%，表示胃排空延长，需要暂时停止喂饲，直至残余物消化。延迟喂饲要做好交班。

（4）每次抽吸的喂饲液注意排气，防止空气进入造成胀气。

（5）灌注食物前先让患者闻、咀嚼少量食物，有助于口腔运动和刺激分泌消化酶。

（6）每次喂饲量约 200 ~ 300ml。灌入流速，不可太快，灌入时间约 15 ~ 30 分钟。

（7）喂饲时将管提起，通过重力将食物灌入。

（8）冲洗结束后迅速将胃造瘘管返折，可避免灌入的食物逆流。

（9）喂饲管使用胶带以高举平台法。

（10）维持半坐卧位可预防食物逆流至肺中，造成吸入性肺炎。

（11）更换胃造瘘管：根据管道性质决定更换时机。进口的 Foley 导管每 3 个月更换一次，每隔 7 ~ 10 天抽出气囊的水，再注水 15ml；一般的 Foley 导管每 14 天更换一次；进口的蕈状导管可放置 6 个月到 1 年。

（李　超　李建英）

第十三节　结肠造口患者的清洁灌肠流程

一、护理目标

清洁肠道，为诊断性检查及手术做准备。

二、操作重点步骤

表 1-2-4　清洁灌肠流程

步骤	内容	备注
评估	患者的体质情况、造口的类型、清洁肠道的目的	
告知	患者及家属清洁灌肠的原因、目的及操作过程，指导患者及家属配合	
私密环境	单独卫生间或房间	
患者准备	①拆除造口袋，清洁造口 ②排放和清洁干净造口袋	
用物准备	①一次性灌肠袋 1 套、圆头奶嘴 1 只、一件式开口袋（最好是长形的开口袋，以便于排放粪便）、量杯、水温计 ②备温水（36 ~ 38℃）约 1000ml、润滑剂、污物桶、垃圾袋 1 只、卫生纸、便盆 ③灌肠装置准备：将灌肠液注入集水袋内，打开流量控制器排尽空气，肛管端连接圆头奶嘴；调整水压，灌洗袋的液面离肠造口的高度约 45 ~ 55cm	
实施	①在造口位置上方将造口袋剪约 3 ~ 4cm 的横切口 ②护士戴手套示指涂润滑剂后从造口袋裁剪的缺口进入探查肠造口的远近端、肠管的方向	

（续表）

实施	③将润滑好的肛管顺探查好的肠造口的方向插入造口 4 ~ 5cm，一手轻压固定灌洗圆头奶嘴（预防灌洗液逆流）；另一手打开调节器让灌洗液流入肠腔内，灌洗液流入受阻时，可以轻旋移动肛管，保持通畅 ④灌洗完毕，将调节器关闭，拔除肛管。迅速用夹子将造口袋的缺口夹紧，防止粪水从缺口流出。约 15 分钟后，大部分排泄物已经排出，然后再重复灌洗，直至粪便完全清洗干净为止 ⑤更换造口袋 灌洗完毕嘱患者去除造口袋，清洁造口，粘贴干净的造口袋	
整理	清倒粪便，清理用物	

三、结肠灌洗的注意事项

（1）如病人出现面色苍白、出冷汗、剧烈腹痛，立即停止操作，并与医生联系。

（2）手术者术前晚及术晨均要进行灌肠才能达到肠道清洁的目的。

参考文献：

［1］胡爱玲，郑美春，李伟娟．现代伤口与肠造口临床护理实践［M］．北京：中国协和医科大学出版社，2010：402-403．

（李　超　李建英）

第十四节　结肠造口灌洗流程

一、护理目标

患者能掌握结肠造口灌洗的步骤、注意事项，能自我操作。

二、操作重点步骤

表 1-2-5　结肠造口灌洗流程

步骤	内容	备注
评估	患者是否符合结肠造口灌洗标准；是否接受结肠造口灌洗的排便方式	
告知	患者结肠造口灌洗的操作过程	
私密环境	单独卫生间或房间	
患者准备	①撕下粘贴的造口用品及遮盖物，先清洁造口及造口周围皮肤 ②装上袖带并把底端放进厕所或污桶内 ③安装好腰带	
用物准备	①结肠造口灌洗器 1 套。包括带有胶管和水流调节器的灌洗袋；灌洗圆锥头：底盘、袖带、腰带、夹子；造口用品如造口袋、迷你袋和纱布 ②量杯、温水（36 ~ 38℃）约 1000ml、润滑剂、温度计、卫生纸、便盆 ③调整水压：压力不宜过大，灌洗袋的液面离肠造口的高度约 45 ~ 60cm。不管患者站或坐位，一般灌洗袋口底端与患者肩部平齐即可	
实施	①润滑灌洗锥头并轻轻插入造口，并用手按压固定灌洗圆锥头预防灌洗液逆流 ②打开调节器灌洗液流入肠腔中，一般控制流速在每分钟 60ml 左右。灌洗量成人一般 600 ~ 1000ml ③灌洗完毕把调节器关紧，拔除灌洗圆锥头 ④粪便排出过程约需要 20 ~ 30 分钟。约 15 分钟后，大部分排泄物已经排出，灌流者可将袖袋尾端扎紧起来活动，再过 10 ~ 15 分钟后粪便才能排泄干净 ⑤确定排泄物完全排出后，除去袖袋，清洁造口并贴上造口袋遮盖物 ⑥若灌洗后无粪便排出，不能再灌洗，戴上造口袋，等下次灌洗时间再进行	
整理	清倒粪便，清理用物	

三、结肠灌洗要点说明

1. 适应证

（1）永久性降结肠或乙状结肠单腔造口者。

（2）患者的肠道功能正常，常规灌流对于有规律性排便的患者效果最好，而对于经常有腹泻或者不规则排便者效果最差。

（3）患者接受，同时必须有学习的能力，能完成整个灌洗过程。

（4）患者家里最好有独立卫生间或房间以方便患者进行隐蔽性操作。

（5）要有充足的时间去完成灌洗过程。

2. 注意事项

（1）灌洗前一定要经过医生或造口治疗师的评估确认可行后才能尝试，并经过造口治疗师或护士的培训后方可自行独立操作。

（2）每次灌洗要在当天同样时间的前后 2 ~ 3 小时进行。

（3）第一次灌洗时，用示指探查肠造口的方向。

（4）若灌洗过程中患者出现面色苍白、出冷汗、剧烈腹痛，应立即停止灌洗。

（5）灌水后无粪便排出不能再灌洗，佩戴造口袋等下次灌洗时再进行。

（6）大约 6 周内，每次灌洗后患者仍需佩戴合适的造口袋，预防在灌洗间隔时间内有粪便排出。

（7）第一周进行每天灌洗，灌洗后应留意下次排便时间；第二周开始可根据排便情况试行隔天灌洗。如每次灌洗后 48 小时才有大便排出，则表明应 48 小时灌洗一次。

（8）灌洗器材的保养：灌洗器材清洗后置于阴凉处使其自然干燥。在残留有污物或水分的情况下保管灌洗器材时，灌洗圆锥头、集水袋的连接导管等会发霉、变黑。

（9）灌洗力不宜过大，灌洗袋的液面离肠造口的高度约 45 ~ 60cm。不管患者站立或坐位，一般灌洗袋口底端与患者肩部平齐即可。

（10）一般控制流速在每分钟 60ml 左右，成人灌洗量一般为 600 ~ 1000ml。灌洗完毕，仍然固定灌洗圆锥头停留 3 ~ 5 分钟，目的是使水分充分进入肠腔，预防灌洗液逆流。

（11）大便排出过程约需要 20 ~ 30 分钟。经过约 15 分钟后大部分排泄物已经排出，灌洗者可将袖袋尾端扎紧起来活动，再过 10 ~ 15 分钟后粪便才能排泄干净。

（12）若灌洗间隔时间内无排便，则造口仅覆盖纱布即可。

（13）水温过冷会导致眩晕，太热会使肠黏膜受损。

（徐　娟　李建英）

第十五节　泌尿造口尿培养标本的采集流程

一、护理目标

遵循无菌操作原则，标本无污染，患者安全。

二、操作重点步骤

表 1-2-6　泌尿造口尿培养标本的采集流程

步骤	内容	备注
核对	根据“标本采集原则”进行核对，粘贴标签或电子条形码于采集容器上	
评估	造口的位置，送检的目的，患者沟通、理解及合作能力	
告知	泌尿造口尿液培养标本的采集目的、操作和配合方法	争取患者主动配合，明确送检目的
准备	①操作者洗手 ②用物准备：消毒液（如碘伏），生理盐水，棉球，中方纱，护垫，消毒好的换药碗，血管钳或镊子 2 把，弯盘 1 只，无菌手套 2 副，无菌导尿包 1 个，导尿管 1 条（10Fr 单腔），16 号吸痰管 1 只，无菌试管，试管夹，酒精灯，火柴，必要时备屏风 ③环境准备：以屏风遮挡或以拉帘遮挡 ④患者体位：平卧位	选用吸痰管的目的是作为套管使用
实施	按无菌操作要求进行尿标本采集 ①患者取平卧位，在造口一侧的下方铺上垫单，放置弯盆 ②揭除泌尿造口袋（如为两件式泌尿造口袋，先分离泌尿造口袋，后撕下造口底盘） ③清洁造口：使用生理盐水棉球清洁造口及造口周围皮肤，用纱布抹干 ④铺无菌治疗巾；打开导尿包，将尿管、吸痰管、无菌剪刀放入导尿包内 ⑤戴无菌手套；剪裁吸痰管约 10 ~ 15cm 长 ⑥消毒液消毒造口、再用生理盐水棉球将消毒液彻底清洗干净，用纱布抹干，脱下手套；更换无菌手套 ⑦测量造口高度 ⑧将裁剪好的吸痰管润滑后插入造口内，再将尿管从吸痰管内插入，留取尿标本约 10ml ⑨留置前后均将无菌试管及管塞在酒精灯火焰上消毒，留尿后盖紧管塞 ⑩脱手套，按“手套的使用流程”处理手套	
整理	①重新为患者按照 ARC 原则粘贴泌尿造口袋 ②按照医疗废物处理条例处理用物，洗手 ③根据“标本采集原则”再查对和标本外送，记录	

三、泌尿造口尿培养标本的采集要点说明

（1）消毒液消毒造口再用生理盐水棉球将消毒液完全清洗干净，目的是避免假阴性结果的发生。

（2）使用吸痰管做套管，比单纯使用尿管直接插入进行采集尿标本将会大大减少假阳性的发生。

（3）吸痰管插入的深度比造口的位置高 2cm 左右即可。

（4）尿管套入吸痰管的深度要比吸痰管的实际长度长 1 ~ 2cm。如裁剪的吸痰管是 10cm，则尿管插入的深度是 11 ~ 12cm。

（5）如插入后没有尿液流出，可稍等。

（6）建议在患者饮水后或输液中取样。

（7）避免直接从泌尿造口袋里收集标本。

（8）刚流出的前段尿液不留取。

（9）标本需要马上送检，以免尿液被污染，成分被破坏而影响检验结果。

参考文献：

[1] 胡爱玲，郑美春，李伟娟 . 现代伤口与肠造口临床护理实践 [M] . 北京：中国协和医科大学出版社，2010：412–413 .

（李　超　李建英）

第十六节　造口护理表格

肠造口患者护理记录单包括肠造口患者评估记录单（表 1–2–7）和肠造口患者并发症护理记录单两部分（表 1–2–8）。

填写说明：患者拟定手术时即可进行。肠造口术后第 1 周至少 2 天评估 1 次，1 周后至少 3 天评估 1 次。肠造口患者出现梗阻、泌尿造口患者出现血尿等情况的护理请在空白栏加以说明。

表 1-2-7　肠造口患者评估记录

科室：　住院号 /ID：　床号：　姓名：　性别：　年龄：　诊断：
手术日期：　出院日期：

一、一般资料：			
婚姻：	职业：	文化程度：	既往史：
过敏史：	精神状态：	视力：	伤残：
手灵活度：	与谁居住：	最能给予帮助的人：	
电话：		通信地址：	

二、手术前资料：	
患者了解疾病及手术情况	
疾病诊断：知道□不知道□	手术方式：知道□不知道□
造口性质：永久性□暂时性□	造口知识：不了解□了解□很了解□
对造口接纳程度：患者　接受□抗拒□　家属　接受□抗拒□	
造口位置的选择：　执行时间：　造口位置：	
选择的造口位置特别情况：	

三、手术后情况：		
手术方式：	造口类别：	造口形状：
造口位置： 与定位相符：是□否□	造口大小（cm）： 造口高度（cm）：	碘仿纱：有□无□　碘仿纱拆除时间：
		支架管：有□无□　支架管拆除时间：
造口黏膜颜色：正常□暗红或紫色□黑色□　周围皮肤：完整□有伤口□		

四、造口护理记录：						
评估内容日期和时间						
造口	黏膜颜色					
	造口高度					
	造口大小					
	并发症					
周围皮肤	完整					
	瘙痒					
	红斑					
	破损					
排泄物情况（排便、排尿）	水样便、尿液					
	糊状便					
	成形便					
	血便、血尿					

（续表）

气体、尿液排出	有					
	无					
腹痛、腹胀	有					
	无					
责任护士 / 造口治疗师签名						

表 1-2-8　肠造口患者并发症护理记录

科室：　住院号 /ID：　床号：　姓名：　性别：　年龄：　诊断：
手术日期：　出院日期：

并发症处理日期和时间						
渗血、出血	纱布按压					
	皮肤保护粉按压					
	药物按压（请注明药物）					
	其他					
缺血坏死	密切观察					
	拆除缝线 1~2 针					
	修剪坏死的黏膜					
	其他					
造口回缩	垫圈、防漏条、可塑贴环					
	凸面底盘 + 造口腰带					
	皮肤破损的处理					
	健康教育					
皮肤黏膜分离	0.9% 氯化钠注射液冲洗					
	亲水性敷料粉剂					
	防漏膏（条）、可塑贴环保护					
	藻酸盐敷料填充					
	水胶体、泡沫敷料保护					
	健康教育					
造口狭窄	轻度狭窄：手指或扩张器扩张					
	泌尿造口狭窄：放入导尿管					
	饮食、扩肛指导					
	健康教育					

（续表）

刺激性皮炎	检查刺激源，去除原因					
	温开水或生理盐水清洗，拭干					
	造口粉 + 无痛皮肤保护膜 1–3 次					
	水胶体敷料保护皮损区					
	防漏膏（条）、可塑贴环					
	选择适当的造口护理产品					
	底盘中心孔裁 ww 剪大小合适					
	健康教育					
过敏性皮炎	停用致敏物、做过敏试验					
	外涂类固醇药物					
	必要时遵医嘱口服抗组胺类药物：开瑞坦					
	更换造口用品					
尿酸盐结晶	结晶体处理：稀释的白醋 1 ： 3 湿敷					
	饮食指导					
责任护士 / 造口治疗师签名						

参考文献：

［1］胡爱玲，郑美春，李伟娟．现代伤口与肠造口临床护理实践［M］．北京：中国协和医科大学出版社，2010：414–426．

（侯自梅 李建英）

第三章　并发症的预防和处理

第一节　肠造口并发症的预防和处理

正常的肠造口：肠造口黏膜正常外观为红色或粉红色，表面平滑湿润，用手电筒侧照呈现透光状（图 1-3-1）高度为皮肤水平面 1 ~ 2.5cm，像一朵开放在腹部的玫瑰花，周围的皮肤平整无皱褶、无瘢痕及偏离骨隆突处。

图 1-3-1　正常的肠造口

一、肠造口并发症的处理

（一）肠造口缺血坏死

1. 原因

主要是因血液供应不足所致，与手术中损伤结肠边缘动脉，肠造口腹壁开口太小或缝合过紧，严重的动脉硬化或因肠阻塞过久引起肠肿胀导致肠壁长期缺氧，肠造口肠系膜过紧等因素有关。

2. 表现

坏死性肠造口外观部分或完全变紫，若及时给予适当处理，变紫的肠造口黏膜可能会恢复正常；但若未及时、恰当地处理，肠造口黏膜则会因血液供应不足得不到改善变黑，最后导致造口坏死（图 1-3-2）。但长期服用泻剂的病人常见结肠黏膜色素沉着，肠黏膜呈暗黑色，需鉴别。

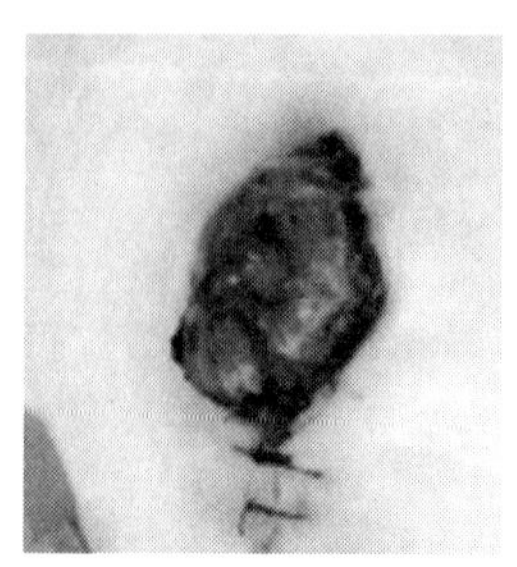
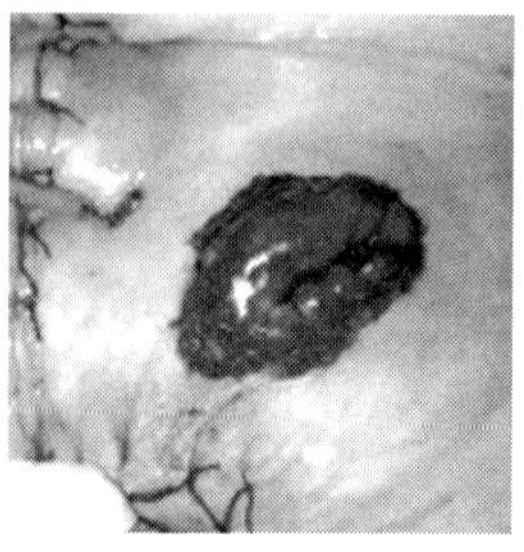
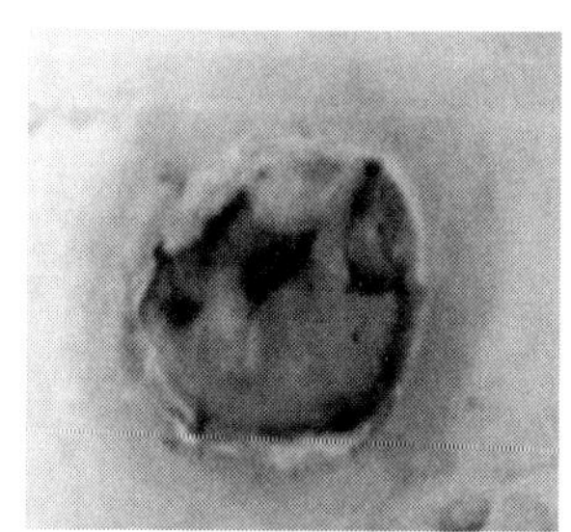

图 1-3-2　肠造口黏膜缺血坏死

3. 处理流程图

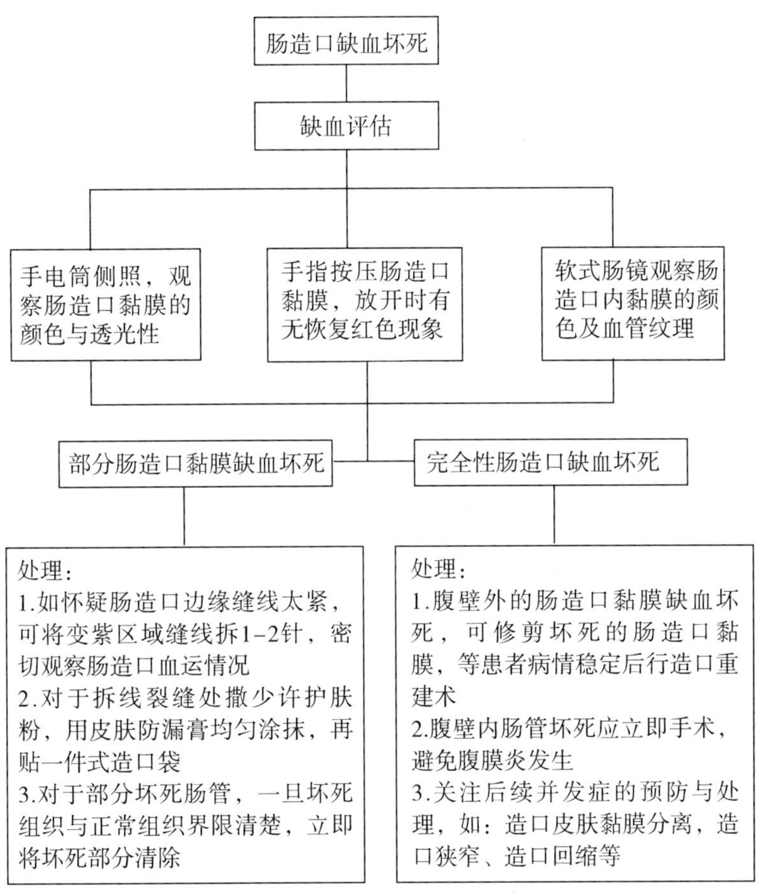

（二）肠造口回缩

肠造口回缩可分为早期（急性）及晚期（慢性）回缩。

1. 原因

早期多因肠造口黏膜缝线过早脱落、肠造口肠管过短而有张力、肠管游离不充分产生牵扯力、横结肠造口支架过早拔除、肠造口周围脓肿、腹腔内炎症、肥胖等所致。晚期多因手术时肠造口周围脂肪过多、肠造口位置设定不当、体重急剧增加、老年妇女多胎生育、体内继发的恶性肿瘤快速增长、术后伤口瘢痕化等所致。

2. 表现

肠造口回缩于皮肤表层下面，其外观像一个间隙或腹部的皱纹，而肠造口黏膜仅部分可见，见图 1–3–3。

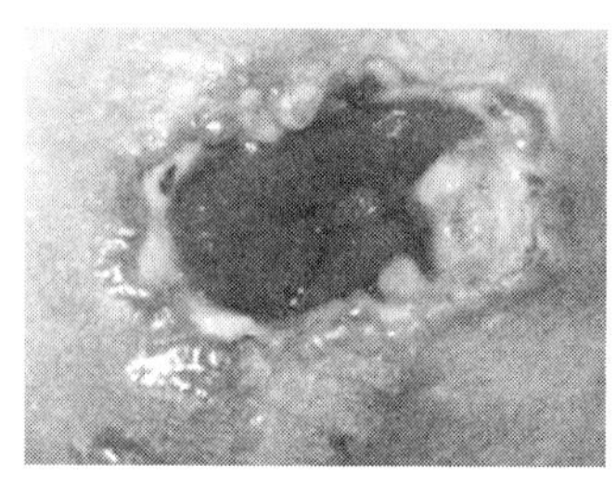
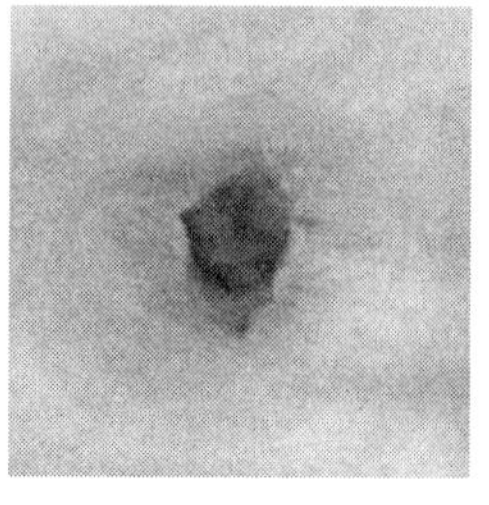

A. 肠造口黏膜缝线过早脱落导致肠造口回缩

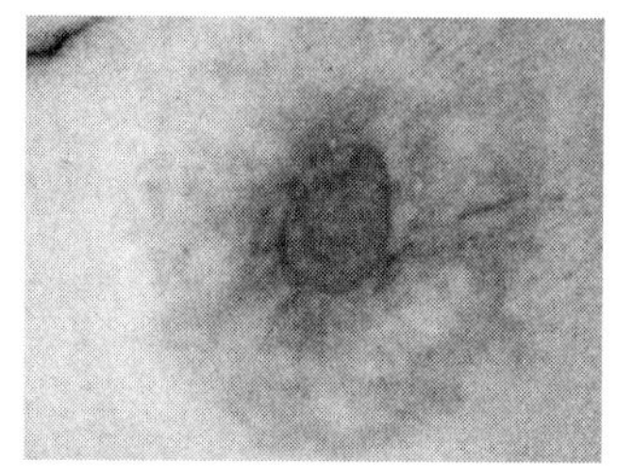

B. 肠造口回缩导致肠造口周围皮肤受排泄物侵蚀

图 1-3-3　肠造口回缩

3. 处理流程

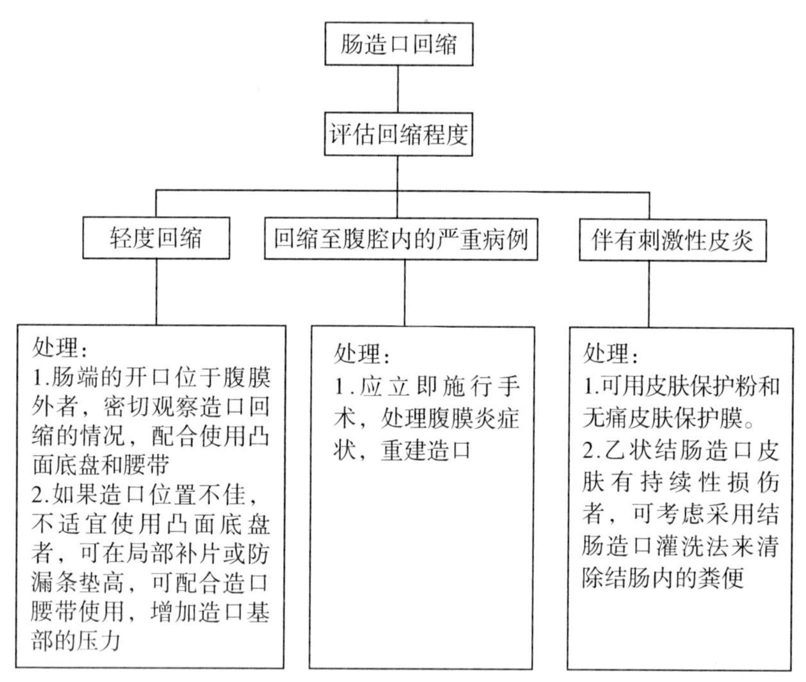

4. 注意事项

肝硬化、腹腔积液患者不可使用垫高式用具，因为此类患者常因门静脉压力过高，造成腹部微血管静脉曲张，此时腹部微血管及皮肤非常脆弱，而凸面造口袋的压环对肠造口周围皮肤所造成的压力过大，容易造成皮肤损伤，甚至压迫到腹部微血管造成肠造口周围皮肤的溃烂。此时则需选用卡拉亚用具或一件式平面造口袋。

（三）肠造口狭窄

1. 原因

手术不当，如手术时皮肤层开口太小，或手术时腹壁内肌肉层开口太小，或肠造口血液循环不佳、肠造口黏膜皮肤分离愈合后形成瘢痕、肠造口位置设定不当、肠造口腹壁紧缩引起术后感染。其次为肠造口下端的结肠扭结、组织坏死引起的纤维化、肿瘤细胞增生压迫肠管、皮肤或肌膜瘢痕化。

2. 表现

肠造口狭窄有深浅之分。浅度狭窄者外观皮肤开口缩小而看不见黏膜（图 1-3-4）。深度狭窄者外观正常，但实际上指诊时可发现造口呈现紧拉或缩窄状。

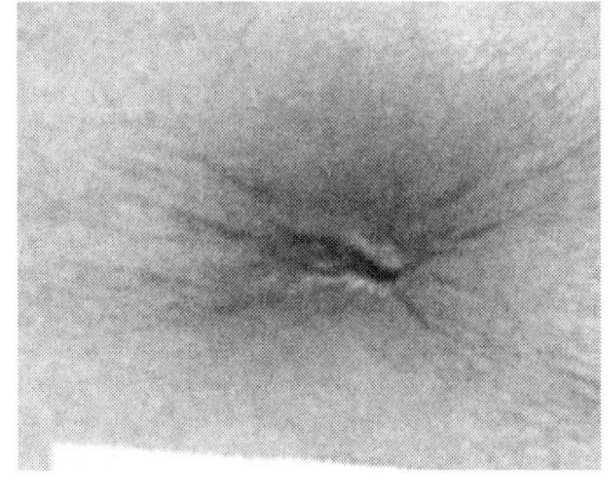
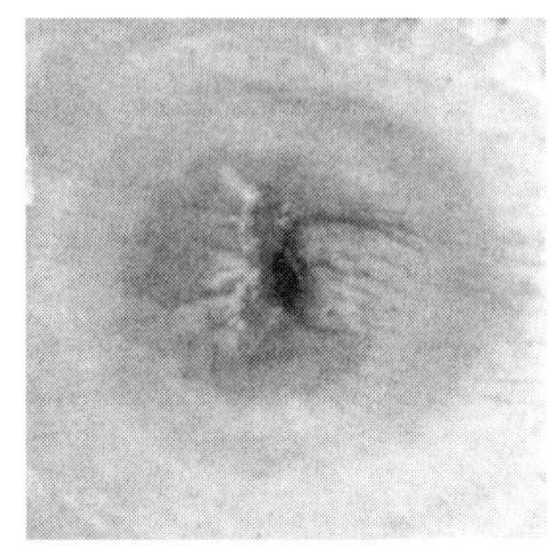

图 1-3-4　肠造口狭窄

3. 处理流程

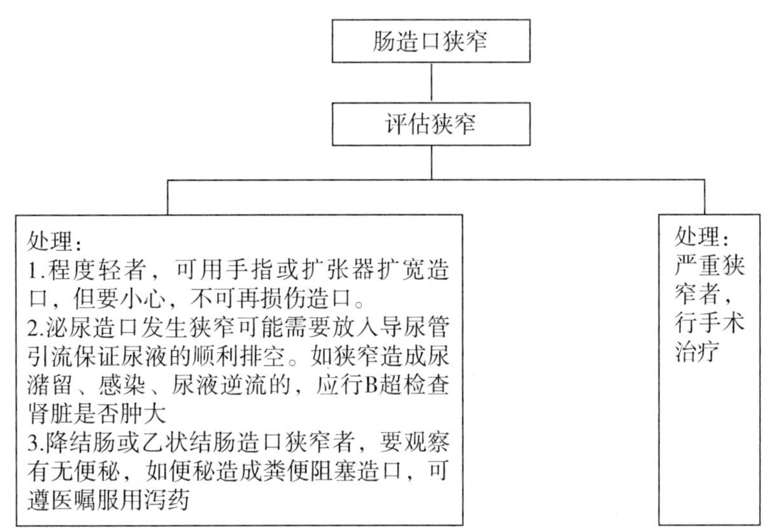

4. 注意事项

临床上发现有些医护人员教导患者使用圆形状的玻璃棒、不锈钢棒、硅制肛管来扩张肠造口开口，这是错误的方式。因为质地坚硬的玻璃棒、不锈钢棒会伤害肠造口黏膜，造成肠造口外观变形，有时会引起肠穿孔造成腹膜炎。硅制肛管其扩张肠造口开口效果较差，而且易伤及肠造口内的肠道黏膜，造成溃烂、出血、穿孔等危险。应做好饮食指导，保持大便通畅，避免进食难消化的食物。

（四）肠造口脱垂

1. 原因

腹部肌肉薄弱、手术时腹壁造口处肌层开口过大、未将造口肠袢及系膜适当地固定、结肠太松弛、腹部长期用力（如咳嗽、便秘、用力排尿、排尿困难）造成腹压升高，引起肠管自肠造口处外翻、脱垂（图 1–3–5）。

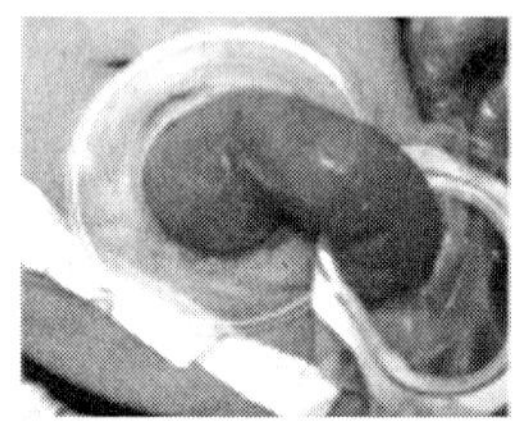

A. 造口肠管逐渐脱出

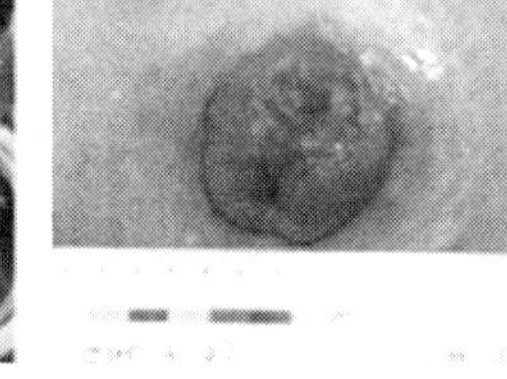

B. 脱垂的肠管还纳后

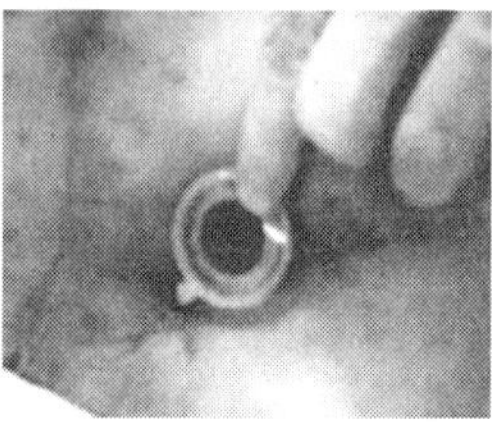

C. 圆头奶嘴固定

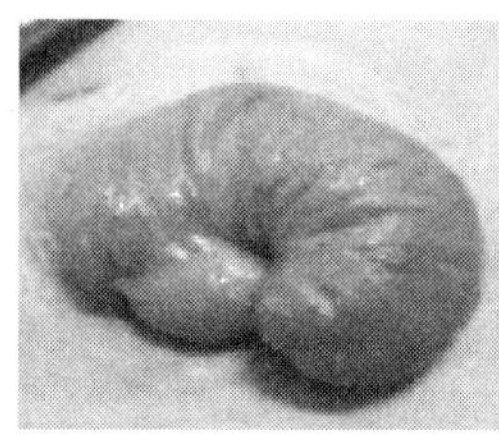

D. 造口脱垂

图 1–3–5 肠造口脱垂

2. 表现

轻度肠管外翻 1 ～ 2cm，严重时整个结肠肠管外翻脱出，可能造成结肠套叠性脱出问题。肠造口脱垂在横结肠造口尤其多见。

3. 处理流程

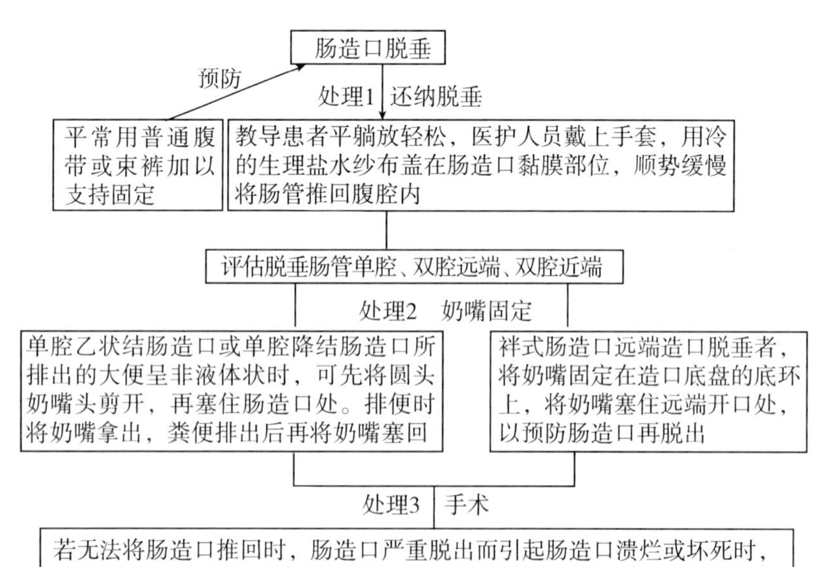

4. 注意事项

肠造口脱出者在选用造口用具时，最好选用一件式造口袋，因其质料较柔软不会刮伤肠黏膜；勿使用两件式造口用具，因其卡扣部分易损伤脱垂的肠管。

（五）肠造口皮肤黏膜分离

1. 原因

肠造口肠壁黏膜部分坏死、肠造口黏膜缝线脱落、腹压过高、伤口感染、营养不良、长期使用类固醇药物或糖尿病患者，造成肠造口黏膜缝线处的组织愈合不良。

2. 表现

皮肤与肠造口黏膜分离留下一个开放性的伤口（图 1–3–6）。

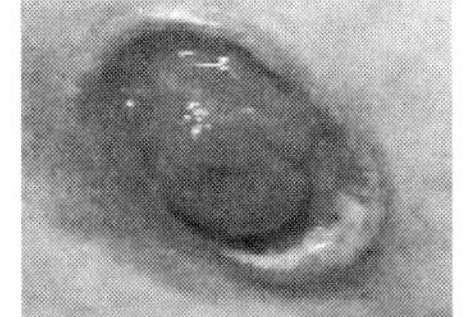

图 1–3–6　肠造口皮肤黏膜分离

3. 处理流程

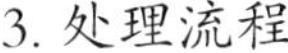

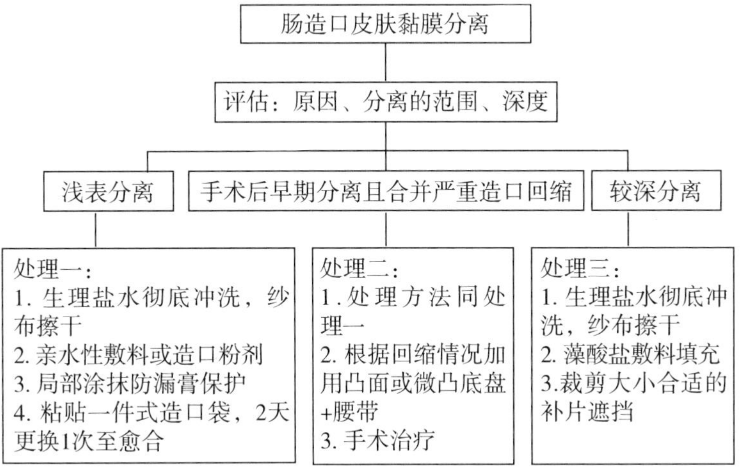

（六）肠造口出血

1. 原因

造口黏膜糜烂、擦洗造口用物过于粗硬，力度过于粗暴、造口受到外伤、系膜小动脉未结扎或结扎线脱落、肠管内毛细血管破裂（肠道菌群严重失调、腹泻、放化疗）。

2. 临床表现

术后 72 小时内造口处出血、黏膜与皮肤交界处渗血、活动性出血、黏膜出血（图 1–3–7）。

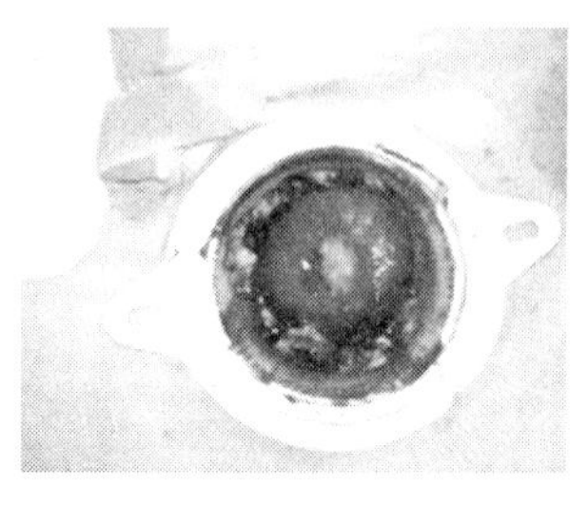
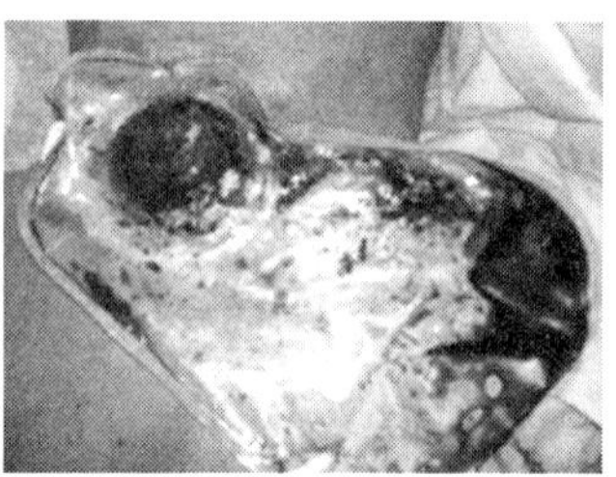
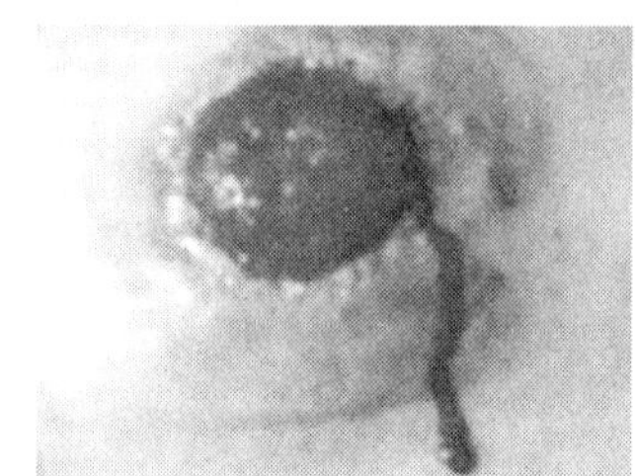

图 1–3–7　肠造口出血

3. 处理方法

（1）去除造口袋。

（2）纱布压迫止血。

（3）出血量多时，用 1‰肾上腺素溶液浸湿的纱布压迫或云南白药粉外敷后纱布压迫。

（4）活动性出血时，缝扎止血。

（5）黏膜摩擦出血时，护肤粉喷洒压迫止血。

（6）使用软质材料清洗。

（7）局部激光电灼止血。

（8）手术止血。

4. 注意事项

注意与肠腔内出血进行鉴别。

（七）造口旁疝

1. 原因

造口位于腹直肌外、腹壁筋膜开口太大、腹壁肌肉薄弱；老年、营养不良、多次手术者、肥胖、持续腹内压增高；慢性咳嗽、抬举重物、尿路梗阻。

2. 临床表现

造口周围不适或胀痛、造口旁有肿块、肿块站立时出现，平卧时肿块可消失或缩小、用手按肿块并嘱患者咳嗽有膨胀性冲击感、可扪及造口旁缺损（图 1–3–8）。

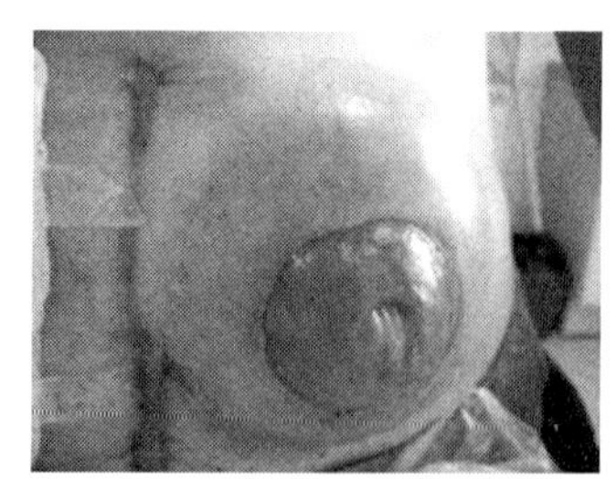

图 1–3–8　造口旁疝

3. 处理方法

（1）患者应定时自查造口两侧腹部是否对称。

（2）使用造口腹带及内裤，加强腹肌锻炼。

（3）控制慢性咳嗽。

（4）控制体重，避免肥胖和过度消瘦。

（5）术后 6 ~ 8 周，限制剧烈活动及抬举重物。

（6）解除尿路梗阻及保持大便通畅。

（7）发生造口旁疝后，造口灌洗者应停止灌洗。

（8）凡有嵌顿、绞窄、梗阻、穿孔者，或旁疝严重者需手术修补。

4. 使用造口腹带注意事项

平卧下床前佩戴使用，腹带先垫于腰部，将造口袋从造口圈中拉出，两边用力，尼龙粘扣带粘住，松紧度不影响其呼吸为佳，先松后紧，以腹部有压迫感为度，进食或餐后 1h 可去掉腹带，松紧弹力差时，及时更新。

二、肠造口并发症的预防

1. 足够的营养

肠造口患者宜采用均衡饮食，注意营养摄取，避免进食刺激性食物。如患者食欲欠佳、摄取量不足时，可采取少量多餐方式摄取高热量、高蛋白质食物，或静脉输液补充。

2. 避免伤口感染

渗液量多的伤口，用 0.9% 生理盐水清洗后，尽量保持伤口干燥，用保护性敷料将肠造口及伤口完整保护好，避免排泄物污染伤口。

3. 加强皮肤的保护措施

应注意保持肠造口周围皮肤的完整性，避免排泄物渗漏而浸渍肠造口周围皮肤、造成皮肤溃烂。

4. 加强患者自我护理与选择适当的肠造口用具的指导

指导患者和家属采用正确的肠造口护理方法，加强居家护理追踪；了解患者对肠造口用具使用后反应，力求用具简单、操作方便、经济，使用后安全、舒适。若患者肠造口形态有所改变，需事先评估其可能发生的问题，给予选择合适的肠造口用具。

参考文献：

[1] 郑美春，李伟娟 . 现代伤口与肠造口临床护理实践 . 北京：中国协和医科大学出版社，2010 .

（李　超　侯自梅　李建英）

第二节　肠造口周围并发症的预防及处理

一、肠造口周围皮肤并发症的预防及处理

肠造口术的目的是重建患者正常的排泄功能，以期延长患者生命，若肠造口周围皮肤时常受损，甚至发生溃疡，不仅会造成粘贴造口袋的困难，更会严重影响患者对造口的自我控制感。正确地选用造口用具、有效预防及妥善地处理造口周围皮肤并发症，是肠造口护理十分重要的环节。

（一）肠造口周围皮肤受损的相关因素

当皮肤暴露在潮湿物质中，如尿液、粪便、汗液或伤口分泌物时，皆会造成皮肤受损或皮肤炎问题，皮肤的弹性与质地会因此而下降，较容易造成皮肤受损。

（1）皮肤湿度、汗液、尿液及液态粪便（化学性刺激）的刺激。

（2）皮肤酸碱度（pH），当酸碱值接近 7.1 时会对局部皮肤造成伤害。

（3）清洁：温水或生理盐水清洁时水温过高、擦洗用力、使用碱性肥皂等。

（4）排泄物刺激：患者肠造口周围的皮肤若长时间处于潮湿环境中，合并渗漏问题，易使皮肤酸碱值上升，造成皮炎。

（5）个人皮肤状况：随着年龄的增长，皮下脂肪减少、真皮层变薄、弹性纤维减少，会造成皮肤的弹性与饱满度下降，免疫力降低；当肠造口周围皮肤损伤时，细菌易于皮肤损伤处生长繁殖，更增加感染的危险性。

（6）微生物生长：皮肤长时间受尿液、粪便及汗水刺激，使用不当的隔离产品，选用不适当的造口底盘，不透气胶布等，皆容易增加菌落生长和感染的机会。

（7）造口产品选用不当：若选用不适当的造口产品常会使造口底盘的保护皮（skin barrier）与皮肤密合度差，排泄物容易渗漏刺激皮肤，需频繁更换造口底盘。

（二）肠造口周围皮肤并发症的种类与护理原则

1. 粪水性皮炎——化学性刺激

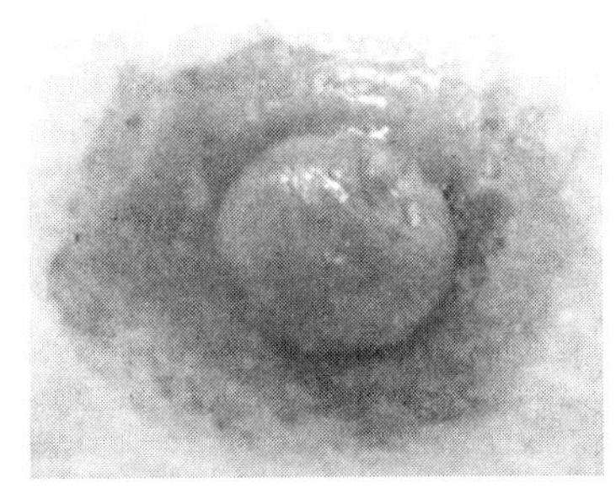

图 1-3-9 粪水性皮炎

（1）原因：造口位置设置不当或腹部皮肤不平整，造口用具与皮肤之间粘贴的密合度差，排泄物由造口底盘处漏出而刺激周围皮肤，引起皮肤痒、溃烂、红肿、疼痛（图 1-3-9），甚至排泄物会浸渍至肠造口旁的手术切口上，造成伤口感染。

（2）预防的方法，最重要的是造口治疗师于术前提供正确的造口定位，以减少因造口位置选择不佳而发生术后自我护理的困扰。造口周围皮肤浸润破损也和患者本身的造口状况有关，如造口回缩，易造成造口用具粘贴困难，此时若患者因经济状况选择价格较低廉的一件式或两件式底盘，而舍弃垫高环的使用，就较易发生造口袋频繁渗漏，故依照造口类型选用适合的造口用具，是有效预防皮肤问题产生的第一道防线。裁剪适当大小及形状的造口底盘，使用保护皮填补肠造口周围皮肤空隙，以达到全面有效的皮肤保护。教导患者“预防为主”的造口护理理念是相当重要的。

2. 过敏性皮炎

图 1-3-10　接触性皮炎

（1）原因：由于造口用具选择不适当，或是在清洗皮肤过程中未将清洗剂擦拭干净，以致引起皮肤的问题，常见脱皮、发红（图 1-3-10）。

（2）护理原则：预防方法为指导患者定期更换造口底盘，且对胶布易过敏的患者，建议使用全造口保护皮材质的底盘，周围皮肤尽量选择透气、胶质温和的胶布粘贴；若遇到天气闷热时，勿出门太久，可选择待在有空调的室内，严重溃疡的皮肤治疗方法采用保持干爽为原则，每次更换造口底盘时用生理盐水清洁皮肤及擦干后，可先用水胶体敷料，再贴造口底盘；周边胶布粘贴处可再依医师处方涂抹类固醇的药膏治疗炎症反应，若大范围的伤口则不建议涂抹药膏，以免影响底盘黏着度，可使用喷雾式皮质类固醇药物。

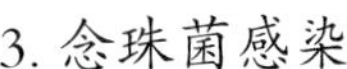

3. 念珠菌感染

（1）原因：与造口种类并没有直接的关系。通常发生在患者免疫力较差、口服抗生素或是造口底盘容易渗漏时。当造口底盘与皮肤的密合粘贴性差时，排泄物便会渗进底盘的缝隙中，念珠菌利用温暖、湿润的环境繁殖导致皮肤受到伤害；念珠菌感染初期表现为皮肤瘙痒，若未及时清洁皮肤及用药膏治疗，即会出现白色疹子的脓疱及边界清楚的皮肤红斑，皮肤会奇痒无比（图 1–3–11）。

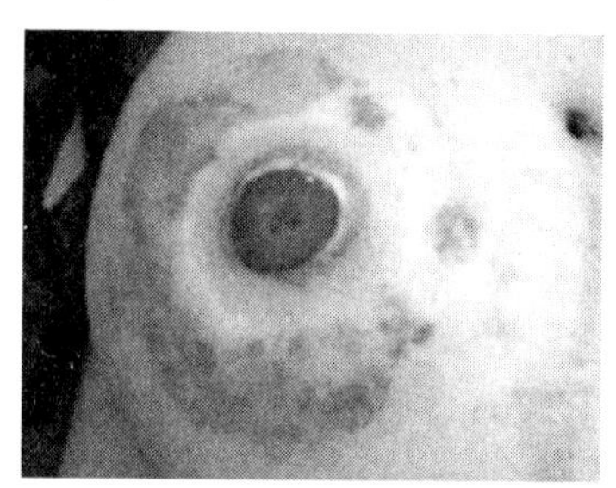

图 1–3–11　念珠菌感染

（2）预防方法是需重新评估患者的造口底盘选择是否适当，以免周围皮肤受到排泄物污染；粘贴造口底盘的皮肤区域若有毛发时，需指导患者用剪刀剪除毛发，不可用剃刀刮除；更换造口底盘时需用弱酸性沐浴液将皮肤清洗干净后、擦干；平时若出现造口底盘渗漏即应马上更换。当出现白色念珠菌感染时，建议于每次更换造口底盘时，使用医师处方制霉菌素等抗真菌药物于皮肤上，且持续使用 2 ～ 3 周，千万勿当症状改善即立即停药，以免影响治疗成效。

4. 放射线损伤

（1）原因：患者接受放射线治疗后，放射线会引起肠造口及周围皮肤损伤。表现为患者造口周围皮肤真皮弹性纤维组织受损，皮肤表层变薄及破皮；皮肤末梢微小血管受损，使皮肤呈现发红状态，时日过久便会出现皮肤黑色素沉淀、纤维化、肥厚欠弹性。

（2）预防方法：治疗期间使用柔软的卡拉亚材质的造口袋，以避免因用力撕除造口底盘造成二次皮肤破损。肠造口周围皮肤已溃烂时，则需先使用藻酸盐敷料或亲水性纤维敷料。覆盖吸收伤口渗出液，再用水胶体敷料。粘贴敷料后，再粘贴造口袋。需密切监测敷料吸收伤口分泌物后的情况，给予适时伤口换药，及早更换造口袋，以免造成再度伤害。

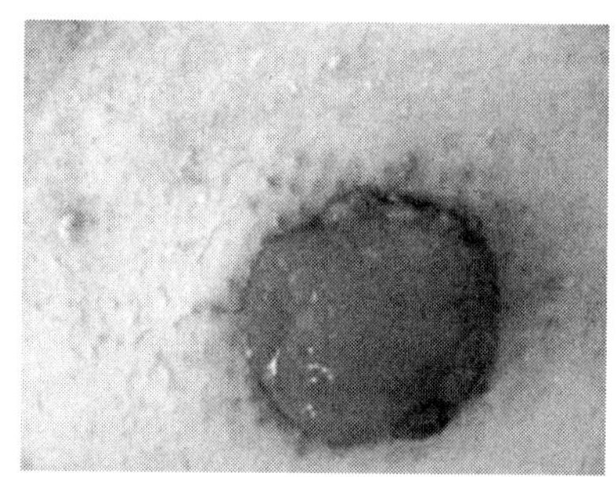

图 1–3–12　毛囊炎

5. 毛囊炎

（1）原因：毛囊炎顾名思义是毛囊发炎（图 1–3–12），与患者本身体毛有关。患者常会抱怨撕除造口袋时，会有毛发拉扯的疼痛感，故他们常用剃刀刮除体毛，患者太频繁地刮毛会伤害毛囊。

（2）预防方法：需教会患者当周围皮肤有毛发时，用剪刀将其剪平，不可用剃刀剃毛，以免伤到皮肤的毛囊。教导患者撕除造口袋时，一手按压皮肤，一手缓慢撕除造口底盘；若底盘粘贴过紧，不易撕除时，则用湿纱布先湿敷几分钟后再移除。避免使用过多及黏性较强的防漏膏，以免造成更多伤害。如果毛囊出现脓疱，应怀疑是否有真菌或金黄色葡萄球菌属的感染，并针对其菌种，遵医嘱使用抗炎的粉剂药物。

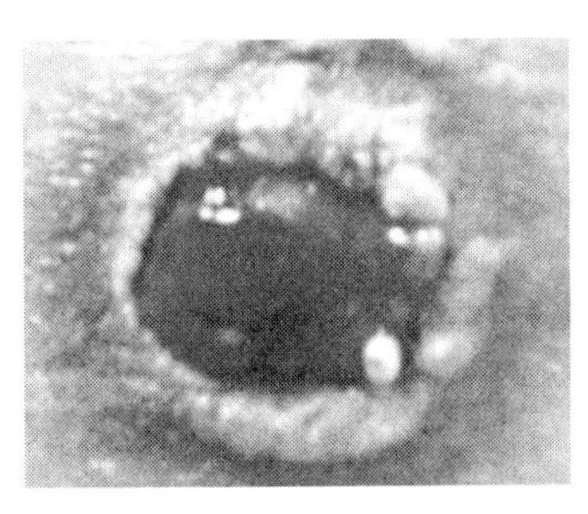
图 1-3-13　尿酸结晶

6. 尿酸结晶

（1）原因：正常泌尿造口排出的尿液酸碱值（pH 值）呈弱酸性 5.5 - 6.5。而尿液结晶的发生与饮食中摄取较多碱性食物有关，如水果及蔬菜类，再加上水分摄取不足易引起尿酸结晶。其临床表现为造口周围皮肤一圈白色，有砂砾状的沉淀物（图 1-3-13）。

（2）预防方法：建议泌尿造口患者平时可多吃酸性食物，如肉类、燕麦、面包、蛋及面类等，增加水分摄取量至每天 2000 ~ 2500ml。研究指出多喝蔓越莓汁也可酸化尿液。平时在更换造口尿袋时，皮肤宜用弱酸性沐浴液将少许的沉淀物清洗及擦拭干净，若不易将结晶清洁干净，可用 1 ∶ 3 的食用醋加水的稀释液湿敷后擦拭，或用稀释的小苏打水擦拭。

7. 增生

（1）原因：通常在泌尿造口或回肠造口等潮湿的环境下才会引起，加上造口底盘裁剪过大，造口周围皮肤长期浸泡在尿液、水样便里，皮肤会有发红、溃疡、疼痛问题；长时间影响之下，便会演变成湿疣状的皮肤组织增生围绕在造口边缘（图 1-3-14）。

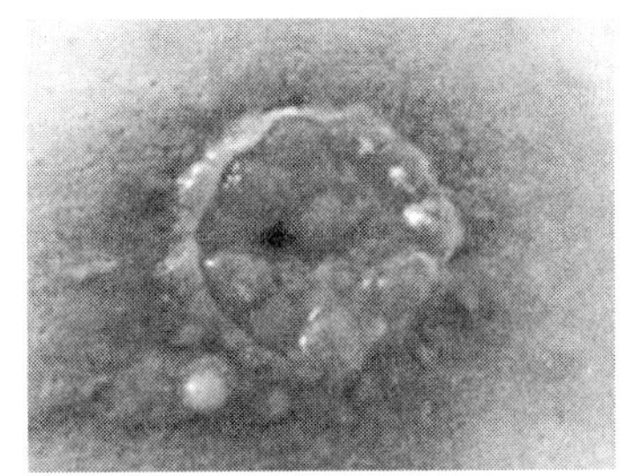
图 1-3-14　增生

（2）预防方法：重新评估肠造口状况，患者的造口用具是否适当，了解患者粘贴造口用具操作步骤，并重新给患者进行示教。增生皮肤的处理，则需佩戴凸面造口底盘将增生压迫，如增生的皮肤有糜烂，可使用皮肤保护粉以吸收渗出液。而对于上皮严重增生的患者，建议手术治疗。

8. 造口处肿瘤

（1）原因：常见于皮下组织摸到硬块，按压患者肠造口周围皮肤会主诉有疼痛感，有些患者若是肿瘤细胞侵犯到肠道，便会造成肠道出血的可能。要确诊是否为癌细胞转移，则需对病灶的皮肤进行病理切片检查才可确诊。由此可知，肠造口患者于癌症末期由于癌细胞蔓延，往往易造成肠造口周围组织的变化，护理人员在评估和护理时需相当谨慎小心，以防患者受到伤害（图 1-3-15）。

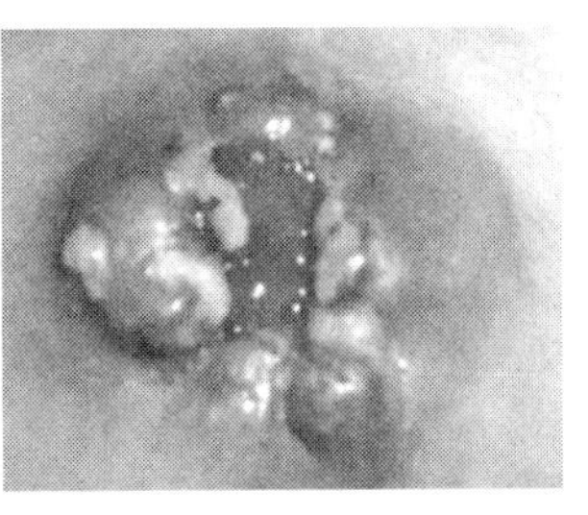
图 1-3-15　造口处肿瘤

（2）预防方法：若周围皮肤癌细胞仍潜藏于皮下组织，因外观上无伤口，如粘贴一件式造口袋时，须选用较柔软、胶质温和、撕除时黏性不太强的造口用具，如卡拉亚材质，以防肠造口周围皮肤癌细胞组织受到损伤。造口底盘口径裁剪时须比肠造口周围皮肤癌细胞组织大，不可压贴到癌细胞组织，以防造成出血。但若患者无法适合卡拉亚造口袋，为避免两件式造口袋在密合袋子时按压皮肤造成疼痛，可先密合底盘与袋子，再粘贴于皮肤上；若肿瘤已浸润上皮细胞及周围淋巴、血管造成的皮肤溃烂或形成瘘管时，在护理上是极富挑战性的。

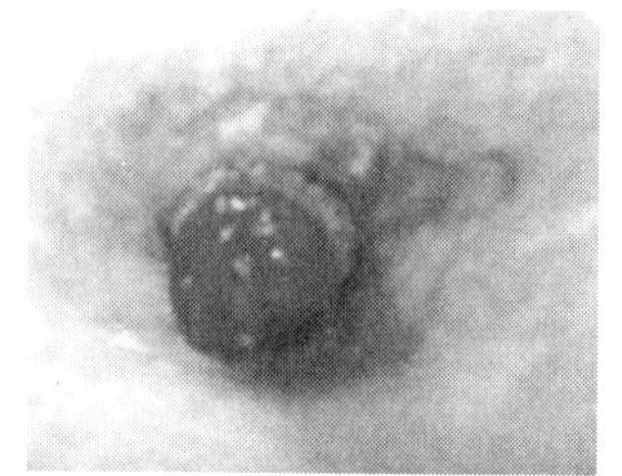
图 1-3-16　造口周围静脉曲张

9. 造口周围静脉曲张

（1）原因：肝门静脉高压征象是门静脉压力过高，造成腹部微血管静脉曲张，临床上造口周围皮肤呈现薄、透，清晰可见辐射状的蜘蛛丝（图 1-3-16），因患者并不会有任何疼痛感，所以当发现时，常是因小血管爆裂造成出血而紧急就医。此时首先要确诊出血的位置。小量出血，可运用冰敷，按压止血点；如大量流血，需用医用止血棉；进一步分析其出血量、时间、近期出血的频率。

（2）护理原则：肠造口患者若合并有肝硬化或腹腔积液者，不可使用垫高式造口用具，因为此时腹部微血管及皮肤非常脆弱，而垫高环对造口周围皮肤所造成的压力过大，易造成皮肤损伤，导致出血。需选用较柔软的卡拉亚材质造口袋或一件式造口袋，造口袋内层擦凡士林软膏，勿让肠造口黏膜直接接触造口袋以减少造口黏膜与塑料材质接触产生的摩擦。

10. 银屑病（又称牛皮癣）

少数患者因皮肤状况差，易对造口底盘的成分产生反应或撕除底盘时产生皮肤刺激，角质细胞过度增生、角化，角质细胞会开始剥落，造成一些鳞屑状的银白色片状表皮受损，皮肤呈红斑状。治疗方法需依据皮肤科医师处方用药，而此病症临床上非常少见，建议多咨询皮肤科医师，并选择使用非黏性的卡拉亚材质的造口袋来降低对皮肤的损害（图 1-3-17）。

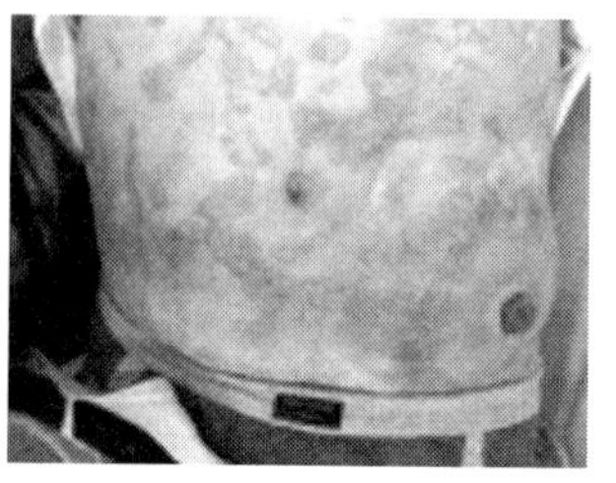
图 1-3-17　银屑病

（三）肠造口周围皮肤护理

1. 移除造口底盘步骤及注意事项

移除造口底盘时，必须一手固定造口底盘边缘皮肤，一手慢慢将造口底盘移除；千万不可使用石油苯清去除胶质，以免皮肤受到伤害。

2. 肠造口周围皮肤正确的清洁方法

患者手术后 1 ~ 2 周清洗时应用生理盐水纱布轻柔地将肠造口黏膜上的排泄物先擦洗干净，后用一块湿纱布覆盖肠造口开口处，再用多块生理盐水纱布将肠造口边缘缝线清洗干净，最后清洁周围皮肤，并用干纱布擦干，再粘贴造口用具。

在居家造口护理时，需准备数块无纺布用清水将其沾湿，清洗肠造口周围皮肤，只需用弱酸性沐浴液（pH 值 5.5）及普通清水，以环状方式由外向内将肠造口周围皮肤清洗干净，需轻轻擦拭，不可太用力擦洗。

3. 肠造口皮肤的评估技巧

利用自然光或手电筒照亮观察肠造口周围皮肤，检查是否有红疹、破皮、溃烂或感染等，并详细记录位置、范围。除此之外，需与患者或家属详细讨论皮肤为何发生这样的情况，以协助患者明白其造口周围皮肤并发症的原因；观察造口排泄物的颜色、性质、次数、量和气味而判断皮肤受损是否因排泄物所致；观察底盘保护皮渗漏溶解的部位。

若肠造口位置设定在手术切口上、合并周边皮肤不平整时，缝线处需以薄型水胶体敷料粘贴以加强保护。造口边缘涂抹防漏膏，肠造口周边皮肤不平整处剪一小片保护皮覆盖，再粘贴一件式造口用具。

参考文献：

［1］尹祚芹，等．临床护理处置规范（下）［M］．台北：时新，2006．

［2］洪丽珍，等．消化系统病人的护理［M］// 李素贞、陈美蓉、陈佩英．内外科护理技巧．台北：汇华，2006：184-198．

［3］万德森，郑美春．肠造口并发症与处理［M］// 见万德森，等．造口康复治疗理论与实践．北京：中国医药科技出版社，2006：212-219．

［4］陈莜蓉．肠造口护理［M］．台北：长期护照专业协会，1997．

［5］Hampton BG . Peristomal and stomal complications . In：Hampton BG，& Bryant RA . Ed .

Ostomies and continent diversions : nursing management [M] . St.Louis, MO : Mosby, 2005 : 105–128 .

[6] Mahmoud NN, & Bradley BS . Diagnosis and treatment of peristomal skin conditions .In : Cataldo PA, & Mackeigan JM . Eds. Intestinal stomas 2nd ed . St [M] . New York, USA : Marcel dekker, 2004 : 318–395 .

[7] Erwin–Toth P . Prevention and management of peristomal skin complications [J] . Advances in skin and wound care . 2000, 13 (4) : 175–179 .

（王菊琴　侯自梅　李建英）

第四章　肠造口用品及皮肤评估工具

第一节　造口底盘　造口袋

早期造口用品的品种单一，主要是一次性使用的封闭式造口袋。其后，为了满足不同时期、不同造口类型患者的需要，造口用品的种类也越来越多。目前，我国市面上销售的造口袋大致上可分为两大类，即粘贴型造口袋和非粘粘贴型造口袋。

一、粘贴型造口袋

粘贴型造口袋因造口底盘能与周围皮肤粘贴，对造口周围皮肤起到很好的保护作用。目前使用的粘贴型造口袋从结构上又分为一件式和两件式；从功能上分为开口袋、闭口袋、防逆流泌尿袋；从材料上分为透明和不透明的造口袋；从是否含有碳片又分为含碳片和非含碳片造口袋。其中特别类型的造口袋如下。

（1）单独包装灭菌造口袋特点：独立包装灭菌产品，可直接在手术室使用。

（2）两件式无环底盘特点：没有卡环连接，底盘柔顺且舒适；自粘、安全、容易使用；卫生、易于清洁；造口袋还设有碳片、有开口袋和闭口袋两种。

（3）预留孔径的造口袋特点：无须裁剪、个性化；尤其适合于手的灵敏性差的患者。

（4）小儿造口袋特点：小巧，既适合小儿造口患者，也适合伤口引流管渗漏的患者。

（5）迷你型造口袋特点：柔软，隐蔽性好，附过滤片，适用于社交、性生活、结肠灌洗后的患者。

二、非粘贴型造口袋

特点：经济、可重复使用、必须借助腰带、密封性差、易泄漏；腹泻、粪便稀烂或回肠造口者不宜使用。由于这些用品的密闭性能很差，经常出现粪便渗漏，除了漏味外，也容易损伤皮肤，使造口周围皮肤反复出现溃疡，影响了患者的正常生活和工作。

三、造口袋的选择原则

（1）理想的造口袋应具备以下条件：①收集排泄物。②适合造口本身的状态。③保护造口周围皮肤。④满足患者的生活、职业习惯。⑤经济、实惠。

（2）选择造口用品应考虑的因素：①造口类型。②手术后的时间。③造口本身的情况。④造口周围皮肤情况。⑤造口人的要求及造口人对生活质量的要求。⑥造口人的经济情况。

（3）根据手术后的时间选用。①术后早期胃肠功能恢复前：根据造口的类型、造口的大小、造口的位置等选择一件式或两件式无碳片的透明开口造口袋，以便于观察造口的血运、肠蠕动功能的恢复以及排泄物的清除。②术后后期胃肠功能恢复后：为了避免患者对排泄物的感官刺激，可选择半透明或不透明的一件式或两件式造口袋，带碳片，有排气、除臭功能的造口袋。

（4）根据造口的类型选择。①乙状结肠造口：术后早期造口有不同程度的水肿，粪便较稀者，宜选用一件式透明造口袋。②横结肠造口：位于上腹部，与肋缘相近，且一般为袢式造口，造口较大，同时有支撑棒，宜选用一件式底盘较大的造口袋。③回肠造口早期：由于排泄物量多且为水样，可选择有防逆流透明的泌尿造口袋，以避免粪水逆流影响底盘的使用时间，量多时可接床边尿袋，减少排放次数。④泌尿造口：早期宜选择两件式透明的泌尿造口袋。便于清洗从造口排出的黏液；后期回肠代膀胱手术患者的造口肠黏液分泌减少，也可选用一件式泌尿造口袋。

（5）根据造口并发症的情况选用。①造口脱垂、造口旁疝和造口周围静脉曲张：选用底盘柔软的一件式造口袋或一件式造口袋。②造口狭窄、造口皮肤黏膜分离：建议选用两件式造口袋较为方便。③造口回缩和周围凹陷：选用凸面造口袋（一件式或两件式），并佩戴造口专用腰带或造口旁疝腹带。④过敏性皮炎：建议更换另一系列或另一厂家的造口用品。⑤造口肿瘤种植：选用较柔软底盘的造口袋，尽量减少换袋次数，避免疼痛。

四、造口袋的储存不当，严重影响到造口底盘的粘贴效果的注意事项

（1）储存于室温干爽的地方，不能放在冰箱等低温设施内保存。

（2）不能放置在40℃以上的高温环境下或潮湿的环境中，避免阳光直射。

（3）严禁重物压迫造口护理用品，不宜大批量购买长期存放。

参考文献：

［1］胡爱玲，郑美春，李伟娟．现代伤口与肠造口临床护理实践［M］．北京：中国协和医科大学出版社，2010：273–276．

（徐　娟　李建英）

第二节　造口附件用品

使用造口附件用品不仅能有效地预防造口周围皮肤并发症，还能改善和提高造口患者的生活质量。

一、皮肤保护粉

1. 特点

消除造口周围皮肤红、痒等症状。

2. 用法

清洁造口周围皮肤，用纱布或纸巾抹干皮肤，喷洒少量皮肤保护粉到患处，吸收 5 分钟左右，把多余的皮肤保护粉去除。最好再喷涂无痛保护膜。待干后再粘贴造口袋。

二、皮肤保护膜

1. 特点

分含酒精和不含酒精两种类型，起到隔离保护皮肤的作用，多用于大便失禁、伤口渗液过多时。

2. 用法

清洁造口周围皮肤待干后，直接涂在或喷洒皮肤处，避免浸渍；含酒精的皮肤保护膜不可直接用在损的皮肤上，建议与皮肤保护粉联合使用。

三、防漏膏

1. 特点

填塞造口缝隙，防止排泄物渗漏，造口周围皮肤凹凸不平和皱褶部位的填充物。分为含酒精和不含酒精两种类型。

2. 用法

把适量防漏膏填在造口周围皮肤凹凸不平和皱褶部位，也可放在造口袋底盘的缝隙部位。

四、剥离剂

特点：能够清除粘在皮肤上的残余护肤胶。尤其适合于皮肤容易受损者。

五、造口清香剂

特点：带有淡淡的清香，能有效去除造口袋残留异味。

六、过滤片

特点：排放气体，避免胀袋，去除异味。

七、腰带

特点：固定底盘、减少外力对底盘影响，延长造口袋使用寿命，与凸面底盘联合应用预防造口凹陷。

八、防漏条

特点：易塑形、柔软有韧性；用于填平造口周围皮肤有凹陷、褶皱、缝隙处使其皮肤平整，防止渗漏，不含酒精。

九、便袋夹、封口条

特点：夹闭造口袋开口，防止泄漏。

十、可塑贴环

特点：柔软有韧性、方便使用，左右对称拉伸后放置于造口周围可自行回缩，贴合造口，常用作造口周围皮肤凹陷的填充物。

在临床工作中，医护人员可根据患者的经济状况、造口及造口周围情况来指导患者选择合适的造口用品，原则上尽量使用带有保护胶的造口袋。

参考文献：

[1] 胡爱玲，郑美春，李伟娟. 现代伤口与肠造口临床护理实践 [M]. 北京：中国协和医科大学出版社，2010：278-279.

（徐　娟　李建英）

第三节　灌洗器

灌洗系统是一套用于结肠造口人士进行造口排泄物处理的装置，由集水袋及流量控制器、灌洗锥形头和管道、灌洗袖（或称引流袖）、腰带及扣板、润滑剂和迷你型造口袋构成。

灌洗的原理是通过造口处灌入一定量的水进入结肠，从而刺激肠道排出粪便，使得造口在两次灌洗间隔内没有或者仅有少量的排泄物排出。

灌洗器的使用可使结肠造口人士形成定时排便的习惯。

一、灌洗的目的

（1）刺激肠蠕动和治疗便秘，促进排便规律的形成。

（2）结肠给药或手术和肠道检查的准备。

二、灌洗的优点

（1）养成定时排便习惯，清洁（24 ~ 48 小时无粪便排出）。

（2）减少臭味，使大便彻底排出，减少细菌的活动，从而消除或减轻腹胀和积气。

（3）有助于患者回归社会，恢复自尊，增强自信。

（4）减少皮肤刺激，因无粪便渗漏，降低了对造口周围皮肤的刺激。

（5）减少开支，节省了造口袋的费用。

三、灌洗的缺点

（1）必需备有独立的操作环境和灌洗用品，如厕所、浴室等。

（2）从准备工作开始到灌洗结束为止的整个灌洗过程需 1 小时左右。

（3）患者可能会排斥灌洗的过程。

（4）和自然排便法不同，不适用于每一位造口者，有肠穿孔的风险。

四、结肠灌洗适应证

1. 身体方面

（1）降结肠或乙状结肠永久性单腔造口。

（2）患者肠道功能正常。

（3）患者体质好。

2. 精神方面

（1）患者能接受灌洗方法。

（2）患者有能力进行自我灌洗操作。

（3）家庭支持。

3. 环境方面

（1）有独立卫生间。

（2）时间充足。

五、结肠灌洗禁忌证

1. 年龄

（1）婴儿：肠穿孔的可能性大。

（2）儿童、高龄老人：不能坐太久。小儿易动，老人难以保持坐姿或精神状态不佳。

2. 结肠

（1）暂时性结肠造口。

（2）升结肠或横结肠造口。

（3）术前排便无规律。

（4）造口脱垂或造口旁疝。

（5）结肠持续性病变：如①广泛的憩室炎；②放射性结肠炎；③结肠炎：增加了肠穿孔的风险；化疗（腹盆腔放射治疗期间的患者）：增加了结肠的脆性、增加了肠穿孔的风险。

3. 其他

（1）患有关节炎、帕金森病、瘫痪、心脏或肾脏疾病等全身系统疾患的患者。

（2）预后差的病患也不适宜进行此项操作。

（3）缺乏卫生设备、对灌洗没有兴趣、盆腔或腹部放射治疗期间的患者。

六、结肠灌洗时间

（1）患者术后康复后，造口排气、排便，恢复普通饮食后肠道功能正常，约 3 ~ 6 个月，可开始使用灌洗法。

（2）化疗后 3 ~ 6 个月。

（3）放疗后 3 ~ 6 个月。

有报道指出，经结肠内镜，细菌培养及大肠黏膜组织学的综合分析认为，长期结肠灌洗对人体是没有副作用的。近年来，除了利用造口进行自然排便外，结肠灌洗法及造口栓的使用也受到造口患者的极大欢迎。研究报道，教导肠造口患者选用结肠灌洗排便法，可使患者更好地回归社会，提高生活质量。

参考文献：

[1] 胡爱玲，郑美春，李伟娟．现代伤口与肠造口临床护理实践［M］．北京：中国协和医科大学出版社，2010：276-278．

（徐　娟　李建英）

第四节　造口栓

造口栓是一种特殊的造口护理产品，它由特殊泡沫压缩在非亲水性薄膜内制成，呈小栓子状。造口栓通过堵塞造口而控制粪便。造口栓插入造口后，栓子表面的水溶性包膜即刻溶解，里面的泡沫即吸收肠道内容物膨胀而堵塞造口，从而防止内容物外泄。结肠造口栓隐蔽性好，可大大提高患者在社交活动中及性生活中的生活质量。

一、造口栓特点

节制、除臭、无声音、无袋控制，更为隐蔽和方便，不需携带造口袋增强了病人的自信心；但价格贵，少数栓子会脱落、渗漏，只适合单腔结肠造口，在结肠灌洗后使用更佳。

二、造口栓的适应证

适应于降结肠和乙状结肠造口，尤其是粪便呈固体状的单腔造口者。

三、禁忌证

造口狭窄或出现机械性梗阻者禁用。

参考文献：

[1] 胡爱玲，郑美春，李伟娟．现代伤口与肠造口临床护理实践［M］．北京：中国协和医科大学出版社，2010：278．

（徐　娟　李建英）

第五节　造口皮肤评估工具

一、造口皮肤评估工具介绍

造口皮肤评估工具包括 DET 评分、AIM 造口周围皮肤护理指南两部分。DET 是通过对造口周围皮肤从 Discolouration 变色、Erosion/ulceration 侵蚀或溃疡、Tissue Overgrowth 组织增生三个方面，评估造口周围皮肤问题的发生率和严重程度；AIM 造口周围皮肤护理指南是从 Assesment 评估、Intervention 干预、Monitoring 监控三个方面，确定造口周围皮肤问题的分类，并提供相应的护理指导和监测的建议。

二、使用 DET 进行评分

第一步：使用 DET 评估表评估造口周围皮肤问题的发生情况。（腹部另一侧正常的皮肤作为参考）

方法：基于对 3 个症状中的每一个症状的描述来评估 D- 变色，E- 侵蚀或溃疡，T- 组织增生。

第二步：评估每一个症状所受影响的面积和严重程度。

（1）首先评估受影响的面积。

如何计算皮肤改变的面积?

每个症状中粘胶下面受损皮肤的面积应使用测量尺进行测量。将测量尺覆盖在造口及造口周围皮肤上，造口要放在测量尺中间；在测量尺方格上描摹底盘粘胶的面积；在方格上描摹造口；描摹皮肤改变的面积（如图 1-4-1）。计算底盘粘胶覆盖的方

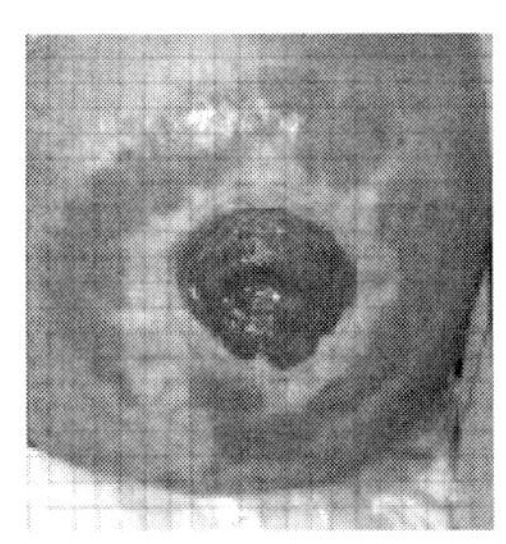
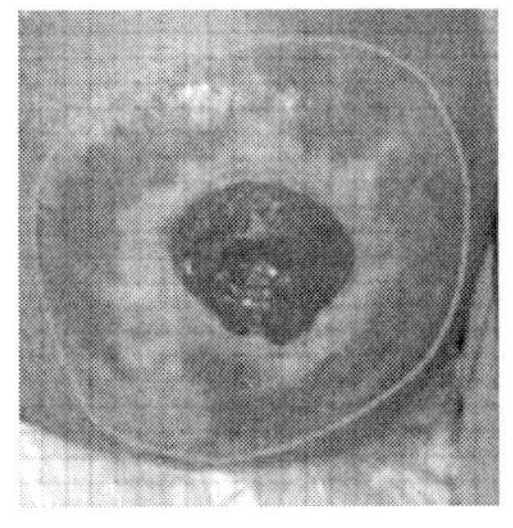
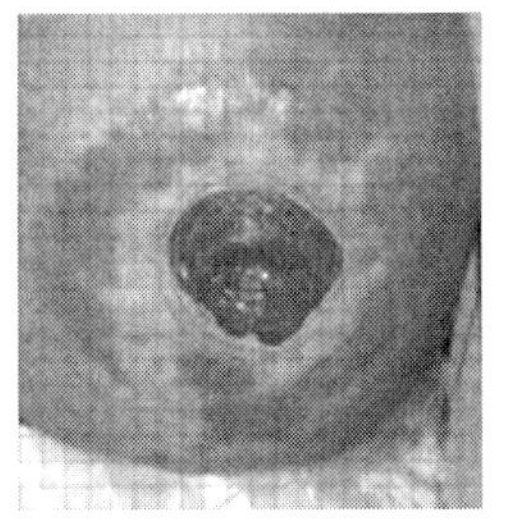
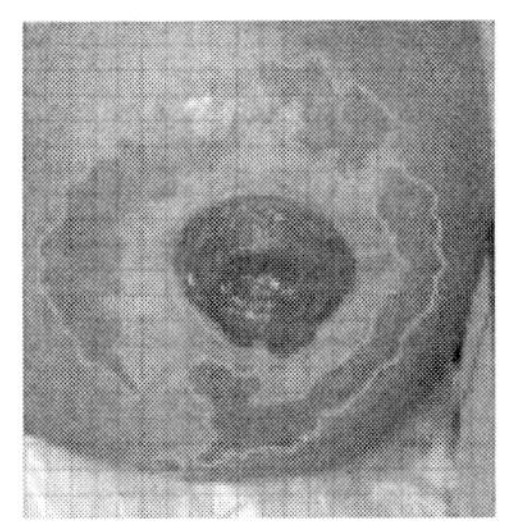

图 1-4-1　用测量尺描摹皮肤改变的面积

格的数量；然后计算皮肤改变覆盖的方格数量；将皮肤改变的方格数除以底盘粘胶的方格数，再乘以100%，你将得到受影响的面积的百分数（如图1–4–2），然后根据百分数再计算面积的得分（表1–4–1）。

表1–4–1　面积得分查表

受影响的面积	得分
未受影响	0
<25%	1
25%–50%	2

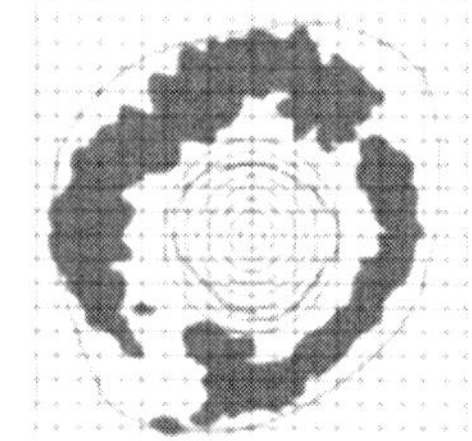

图1–4–2　影响面积计算

（2）评估严重程度。

严重程度的分值为1或2。依据DET评估表中定义及照片，确定严重程度的分数。注意：只有面积的分数在1–3时才做其严重程度的评估。

表1–4–2　严重程度的评分标准

D–颜色改变	E–浸渍或溃疡	T–组织增生
严重程度 1分 表现：造口周围皮肤颜色改变	严重程度 1分 表现：损伤只到表皮层	严重程度 1分 表现：增生的组织高于皮肤水平
严重程度 2分 表现：造口周围皮肤颜色改变同时伴有伴发症状（疼痛、发亮、皮肤硬化、发热、痒、烧灼感）	严重程度 2分 表现：损伤到表皮和真皮层，同时有伴发症状（渗出、出血或溃疡）	严重程度 2分 表现：增生的组织高于皮肤水平，同时有伴发症状（出血、疼痛、渗出）

（3）对三个症状分别计算分数。

第三步：将三个症状的分数相加，计算DET总分（最高分15分）。

总分=0分，说明造口周围皮肤健康，继续日常护理和监测即可；总分≥1分，说明造口周围皮肤不健康，需要将所见之改变与AIM皮肤护理指南中的描述进行对比，确定诊断类别，跟进护理指导。

三、AIM造口周围皮肤护理指南的应用

根据导致皮肤问题的原因将皮肤问题分为5类，并按颜色区分，分别为化学性刺激（刺激性皮炎、过敏性皮炎）、机械性损伤、与疾病相关、与感染相关。

第一步：对应“可视症状”，将DET评估过程中的所观察到的症状与AIM第一行的“可视症状”相对应。

第二步：问诊，要求病人回答相关的诊断类别/分类中所有的问题。

第三步：护理指导，跟进有关的护理指导。

表 1-4-3　AIM 造口周围皮肤护理指南

<table>
<tr><th colspan="2">（一）化学性刺激——刺激性接触性皮炎</th></tr>
<tr><td colspan="2">第一步：可视症状
刺激性接触性皮炎
皮肤发红或变色和（或）
表皮脱落和（或）
皮肤表面湿润和（或）
皮肤表面出血和（或）
增生（疣样丘疹，结节，灰白色或红褐色角化）和（或）
累及全皮层的溃疡、伤口
浸泡（潮湿，白色软化的皮肤）</td></tr>
<tr><td>第二步：评估原因</td><td>第三步：护理指导</td></tr>
<tr><td>①造口构造是否使造口周围皮肤接触粪便，尿液或其他分泌物</td><td>是：使用凸面底盘和附件产品，如防漏膏，防漏条或腰带可能需要手术修正结肠造口者可考虑采用造口灌洗而不必使用其他造口产品
否：进入第 2 问</td></tr>
<tr><td>②造口底盘中心剪孔和造口尺寸不符，使皮肤接触到粪便，尿液或其他分泌物</td><td>是：评估造口底盘中心剪孔是否合适。考虑使用模板或者预先开口的造口底盘，以保证底盘中心剪孔与造口合适。如造口外形不规则，可使用垫圈、防漏膏或模板
否：进入第 3 问</td></tr>
<tr><td>③移除底盘时，是否发现粪便，尿液或其他分泌物侵蚀了粘胶</td><td>是：需要及时更换产品
观察粘胶上被侵蚀的形态，以确定渗漏发生的位置
使用可以延长佩戴时间的粘胶和附件产品
使用保护皮肤的产品，如皮肤保护膜
如果有大量的水样排出物，给予饮食建议和（或）药物使排出物变黏稠（必要时考虑转诊）
否：进入第 4 问</td></tr>
<tr><td>④造口袋粘贴不正确，使皮肤接触到粪便，尿液或其他分泌物</td><td>是：粘贴造口袋前确保皮肤完全干燥
对于侵蚀造成的潮湿皮肤，可使用一些产品（如芦荟产品，造口护肤粉，局部用硫糖铝或高吸收的附件产品）使皮肤干燥并愈合
对多汗皮肤使用防漏膏，防漏条或不同类型的粘胶底盘保护皮肤
对不平整的皮肤使用附件产品，提供一个平整表面，或考虑使用更灵活的粘胶或腰带。造口周围皮肤凹陷、褶皱可使用凸面底盘
对于组织增生，可根据地方指南，使用硝酸银或类固醇（非油配方）治疗（必要时考虑转诊）
成人结肠造口可考虑采用造口灌洗而不必使用其他造口护理产品
否：进入第 5 问</td></tr>
<tr><td>⑤造口者是否使用肥皂、溶剂、粘胶清除剂或其他含有化学物质的产品去处理造口周围皮肤</td><td>是：评估造口清洗技术，提供皮肤护理指导，因为列出的这些产品可能导致皮肤过敏
否：进入第 6 问</td></tr>
<tr><td>⑥造口者是否诉说局部皮肤有疼痛、发痒及（或）烧灼感</td><td>是：考虑改变产品及附件
考虑可能的过敏反应（见过敏性皮炎）
考虑继发感染的可能性</td></tr>
</table>

（续表）

（二）化学性刺激——过敏性皮炎	
第一步：可视症状 红色，受刺激皮肤是否与粘胶接触的皮肤形状一致	
第二步：评估原因	第三步：护理指导
①底盘下的皮肤是否患有过敏症，丘疹，斑块，水肿和（或）脱皮	是：避免使用含有过敏材料的造口用品或附件 考虑进行皮肤过敏实验以确定是否有未知的过敏——在造口对侧的腹部皮肤表面应用少量的产品，观察有无任何反应。如果过敏原不确定，考虑实验室测试 使用一个保护皮肤的产品，如皮肤保护膜根据地方规定或指南使用类固醇（非油配方）产品（必要时考虑转诊） 否：进入第2问
②造口周围皮肤病变是否与造口用品、皮肤护理产品或药物的更换有关	是：停止使用所有附件产品，只使用水来清洁皮肤，几天后重新评估 评估受影响的皮肤，以确定受影响的皮肤形状是否与底盘形状吻合 考虑进行皮肤过敏实验以确定是否有未知的过敏源——在造口对侧的腹部皮肤表面应用少量的产品，观察有无任何反应。如果过敏原不确定，考虑实验室测试 考虑口服或外用抗组胺药 否：进入第3问
③病人身体的其他地方是否有可见的皮疹	是：确定是否有任何食物特别是新引进的食品有可能导致过敏， 如果使用一种新药，要找医生咨询 考虑实验室测试，以找出致病过敏源

（三）机械性损伤	
第一步：可视症状 变色和（或） 失去表皮——可看到全层皮肤组织损失 皮肤表面潮湿和（或） 皮肤表面出血和（或） 疼痛 病变有不规则的边界	
第二步：评估原因	第三步：护理指导
①是否有摩擦或受压风险（例如来自凸面底盘、腰带、衣物或肥胖）	是：如果使用腰带，评估其使用的必要性 使用微凸或凸面的底盘，或者制作突出表面的底盘（如使用防漏条、环） 评估和修改其他可能导致摩擦或压力的因素 提供有关的摩擦和受压症状监测的教育 提供有关生活方式改变的建议，成人结肠造口者可考虑结肠灌洗方法 否：进入第2问
②造口底盘四周有无摩擦引起的皮肤出血、损伤和撕脱现象	是：考虑用不同的粘胶底盘或把底盘剪成不同的形状 每次更换底盘时尽量改变底盘粘胶的位置 考虑使用保护皮肤的产品，例如皮肤保护膜 否：进入第3问

（续表）

③揭除底盘或清洗技术太粗暴	是：评估底盘摘除技术，必要时使用底盘粘胶清除剂 评估清洁技术和使用清洁产品 否：进入第 4 问
④粘胶（底盘）更换过于频繁	是：使用有更长佩戴时间的底盘和附件产品 使用可延长粘胶性能的附件产品（例如防漏膏、皮肤保护膜） 使用黏性较低的底盘 否：进入第 5 问
⑤过于频繁地刮皮肤	是：评估刮皮肤的技巧，只有在必要时刮 如果毛发生长过多时，考虑激光治疗 考虑使用优碘 如果发生毛囊炎，请参阅有关感染的护理指导 否：进入第 6 问

（四）与疾病有关

第一步：可视症状
单发或多发病灶
硬结或溃疡病灶
变色，从红到紫
坏死伴溃疡边缘潜行（窦道）形成
出血或脓性分泌物
红斑，增厚，银白色鳞斑
有瘘管
结节（隆凸）现象（牛皮癣）造成的结果

第二步：评估原因	第三步：护理指导
①造口周围皮肤又红又痒有液体流出，还是有干燥的片状皮肤	是：原因可能是湿疹、特应性皮炎 根据当地指南在受损局部使用（非油配方）类固醇，（必要时考虑转诊） 粘贴造口袋前确保类固醇完全吸收 如果皮肤撕裂，可以考虑使用吸收性强的造口用品和附件产品 否：进入第 2 问
②皮肤是否不规则，增生，变厚，有银白色鳞片状斑块还是有牛皮癣的病史	是：原因可能是银屑病 根据当地指南在受影响的部位使用（非油配方）类固醇，（必要时考虑转诊） 评估清洗技术 考虑使用更柔软、灵活的造口袋和附件产品 否：进入第 3 问
③是否有青紫色的皮肤和（或）静脉明显扩张	是：原因可能是“水母头”征（造口周围静脉曲张） 使用温和的清洁技术，以防止出血 减少更换造口底盘的频率，并使用柔软，灵活的没有腰带的一件式造口袋（避免使用二件式造口袋），以减少压力 评估在皮肤黏膜连接或缝合处是否有静脉曲张，尤其是出血迹象 如果发生出血，局部给予直接加压止血和使用硝酸银局部烧灼或止血敷料止血，促进止血的药物。如果仍有出血，转诊进一步治疗 转诊治疗潜在疾病 否：进入第 4 问

（续表）

<table>
<tr><td>④皮肤溃烂是不规则的，疼痛，紫色区域扩大和（或）病人是否有克罗恩病，溃疡性结肠炎或类风湿关节炎病史</td><td>是：原因可能是坏疽性脓性皮肤病
根据当地指南局部或全身使用类固醇（非油配方）或免疫抑制药物，（如他克莫司）（必要时考虑转诊）
减少更换造口底盘的频率，并使用柔软，灵活没有腰带的造口袋
实施疼痛及溃疡管理
一旦全皮层损伤的溃疡愈合后，可能会造成皮肤不平整，造口用品也许需要重新调整
转诊治疗潜在性疾病
否：进入第 5 问</td></tr>
<tr><td>⑤皮肤是否变红，水肿，有明显结节或菜花状病变</td><td>是：原因可能是良性或恶性病变
对于干性病变，考虑使用柔软，灵活的造口用品
如果有分泌物，考虑使用可排放的造口用品
确保正确剪切底盘，以包绕造口和有渗出的病灶，从而收集所有排泄物到造口袋中
考虑使用可消除气味的产品
如果造口周围异常增生或造口大小或形态发生变化，可能需要更频繁地监测
转诊治疗潜在性疾病
否：进入第 6 问</td></tr>
</table>

<table>
<tr><th colspan="2">（五）与感染相关</th></tr>
<tr><td colspan="2">第一步：可视症状
变色（发红、色素沉着）
红色丘疹伴顶部白色脓点
浸渍（潮湿，白色的皮肤软化），可包括周边卫星样病灶
丘疹，脓疱（毛囊炎）
肿胀，水肿</td></tr>
<tr><td>第二步：评估原因</td><td>第三步： 护理指导</td></tr>
<tr><td>①毛囊附近的红色脓疱有无发展成丘疹继而结成红色的硬结</td><td>是：原因是毛囊炎
评估去除汗毛的技术，减少刮毛的频率
使用粘胶清除剂去除残留粘胶
考虑用温和的或抗菌皂清洁造口周围皮肤，直至痊愈
按当地指南规定考虑在局部使用优碘
对深度、严重、持续性毛囊炎考虑有可能导致蜂窝组织炎形成或形成脓肿，可根据当地规定、指南，考虑口服抗生素（必要时考虑转诊）
否：进入第 2 问</td></tr>
<tr><td>②皮肤是否发红，增生，瘙痒（局部或全身），伴有卫星样脓疱和浸渍</td><td>是：原因疑为真菌感染
确定导致感染的潜在原因，如渗漏
轻柔清洁皮肤，并使皮肤完全干燥
考虑使用抗菌粉、喷雾（如含有咪康唑）或银粉（擦到局部并去除多余粉剂）
按当地指南、规定，考虑使用优碘
考虑附件产品或可增加吸收性的造口用品
评估造口袋更换频率，可以通过使用其他辅助用品使造口袋佩戴时间更长以确保理想的皮肤保护，或者每日更换以保证实施治疗
可根据当地规定、指南治疗身体其他部位的真菌感染病灶（必要时考虑转诊）
否：进入第 3 问</td></tr>
</table>

（续表）

③皮肤是否肿胀，发红或疼痛	是：原因是脓肿 对于一个充满液体的脓肿允许用收集袋收集 如果脓肿的伤口很深，需要填充以保护伤口不被粪便、尿液或其他分泌物污染，且避免伤口基底没有生长前，脓肿表皮过早闭合 如果有全身症状，按指南使用抗生素（必要时考虑转诊）

造口皮肤评估工具为临床护士、造口治疗师提供了一个统一的行业语言；帮助医护人员之间建立沟通平台，提供文案、科研数据的依据；培养临床护士对造口周围皮肤管理与护理指导的评判性思维能力。

参考文献：

［1］刘春娥，王毅利，张洁 . 肠造口周围皮肤评估工具 DET/AIM 在临床应用的效果研究进展［J］. 中国实用护理杂志，2015，31（29）：2256–2258 .

［2］马雪玲，白燕 . 造口周围皮肤护理工具在肠造口患者自我管理中的应用［J］. 天津护理，2014，2（4）:283–285 .

（侯自梅）

第五章　常见类型的造口护理及造口相关护理

第一节　回盲肠造口患者的护理

一、造口特点

（1）术后早期，2 ~ 3 天内回肠造口开始恢复功能，排泄物通常呈液体状，进食固体食物，排出液变稠和糊状。

（2）造口功能良好时，每天排出量约在 200 ~ 700ml。粪便的含水量决定了粪便的稠度及体积，饮食的改变也会使每天排出量发生相应的变化。

（3）回肠袢式造口者，肛门仍然存在，稀便时部分粪水进入远端肠管，故袢式造口者偶尔会从肛门排出粪便。同时远端的肠管有排泄黏液的功能，有黏液从肛门排出也是正常的。

（4）排泄物含有丰富的消化酶，对造口周围皮肤刺激大，容易引起造口周围皮肤炎。注意观察造口周围皮肤是否出现发红、刺痛或表皮破溃、灼痛等。

二、护理注意事项

（一）回肠造口者造口袋的选择

理想的造口袋能维持 3 ~ 7 天无渗漏，具有安全性、隐蔽性较好，除臭、保护皮肤、容易使用和更换等特点。造口袋的选择受许多因素影响，如造口的大小、形状、腹部轮廓，回肠造口的位置、腹部区域的瘢痕和皱褶，患者的身高、体重等，应进行综合评价。正常回肠造口的排泄物为稀便和糊状便，含水分较多，故宜选择无碳片的一件式开口袋或两件式开口袋，方便将稀粪排空。但最重要的是不漏气味、不会引起皮肤过敏、方便患者自我更换。

（二）护理要点

（1）切勿用消毒水清洁造口及周围皮肤。

（2）造口底盘开口裁剪不宜过大或过小。过大则皮肤外露，排泄物容易损伤皮肤；太小则紧逼造口，影响其血液循环，甚至损伤突出部分的肠黏膜。

（3）不可施行肠造口灌洗法，以免发生粪便逆回流现象，造成患者出现恶心、呕吐症状。

（4）选择回肠造口排泄物较少的时间更换造口袋。一般于饭前或饭后 2 ~ 4 小时更换，此时排泄量较少，比较容易更换，而造口底盘约 5 天更换 1 次。

（5）术后早期指导患者学习造口袋的更换方法时，最好垫上护垫，以免排泄物随时排出而弄脏床单。

（三）健康宣教

（1）食物的选择：减少进食粗纤维或易造成阻塞的食物，如蘑菇、玉米等；同时必须将食物咀嚼烂，以免引起肠梗阻发生。

（2）预防体液不足：每天至少喝 2000ml 水，以免因为体液经由回肠流失而造成体内水分的缺乏；液体营养增加钠和钾离子的摄取，以免因排泄物的大量排出而造成电解质流失，导致体内电解质平衡紊乱。

（3）口服营养品和药物：当大肠切除或不连接时，一些维生素或药物可能不被吸收。指导患者看病时一定要告诉医生自己是回肠造口者。

（4）腹泻：腹泻的原因很多，可能由于进食刺激食物，或食物不清洁而引起。指导患者，如腹泻严重，排泄物呈水样，应立即就诊。

（5）气味：造口袋均有防臭功能。

（6）气体：造口袋胀满时可将便袋夹开放，将气体排放。回肠造口因造口排泄物为稀便，碳片容易被浸湿而失去功用。

（7）皮肤损伤：因对造口用品过敏、粪便经常接触皮肤、皮肤毛囊炎、用强碱性的清洁液或消毒药物清洁造口周围皮肤等而导致。

（安果仙　李建英）

第二节 结肠造口患者的护理

一、造口特点

结肠造口的类型有升结肠造口、横结肠造口、降结肠造口和乙状结肠造口。结肠造口可能是暂时性或永久性的。造口没有神经支配，因此造口没有疼痛感；手术后早期，结肠袢式造口比较大，同时有支架管，因此护理难度也会增加；结肠造口术后肠道功能的恢复时间一般 3 ~ 5 天，肠道功能恢复后结肠造口会排出气体，继而是水样粪便，之后是稀便，当正常饮食后，会排出正常成形粪便；结肠袢式造口者，肛门仍然存在，稀便时部分粪水会进入远端肠管，故袢式造口者偶尔会从肛门排出粪便或黏液也是正常的。

二、护理注意事项

（一）造口袋的选择

由于造口是缝合在腹部上的，它没有括约肌控制粪便的排出，故粪便会由结肠造口直接排出体外。患者本身并没有排便的感觉，也不能控制它的排出，因此需要在造口的位置粘贴上造口袋，以收集排泄物。根据不同类型的结肠造口特点，选择不同的造口袋。

（二）结肠造口常见的问题

（1）气味：气味是结肠造口者最为关注的问题。现在很多造口袋均有防臭功能。

（2）气体：气体排出的量因人而异。当气体从造口排出后，造口袋会胀起，降结肠造口和乙状结肠造口者，可以使用有碳片的造口袋便可解决此问题。

（3）便秘：便秘多由于进食纤维素食物较少或饮水过少所致，粪便会呈粒状及质地较硬。鼓励结肠造口者平常多饮水及果汁，多吃新鲜蔬菜、水果及粗纤维食物。

（4）腹泻：腹泻的原因很多，可能由于进食刺激性食物，或食物不清洁而引起。如腹泻严重，排泄物呈水样，应立即就诊。

（5）皮肤损伤：因对造口用品过敏、粪便经常接触皮肤而造成损伤、皮肤毛囊炎、用强碱性的清洁液或消毒药物清洁造口周围皮肤等而导致。患者应选用合适的造口产品，正确护理造口及其周围皮肤。

（安果仙　李建英）

第三节　泌尿造口患者的护理

一、造口特点

泌尿造口最常见于膀胱肿瘤或先天性膀胱失去功能的患者。泌尿造口的位置一般在右下腹，是永久性的造口。泌尿造口的特别并发症是尿结晶及紫色尿袋综合征。

二、护理注意事项

（一）泌尿造口袋的选择

由于泌尿造口缝于腹部，它没有括约肌控制尿液的排出，也没有膀胱贮存尿液，因此尿液会由泌尿造口直接排出体外，患者本身并没有排尿的感觉，也不能控制它的排出，因此需要在造口的位置粘贴上造口袋，以收集尿液。泌尿造口袋选择的原则是泌尿造口袋具有以下特点。

①防逆流、贮存尿液；②保护造口周围皮肤；③无皮肤过敏；④无渗漏；⑤牢固不易脱落；⑥患者可以自己更换；⑦适合患者的生活模式。

（二）泌尿造口袋的更换方法

1. 输尿管支架管拔除前

如果输尿管支架管不需要分开记录尿量，造口袋的更换方法与回肠、结肠造口袋的更换方法相同，将两条输尿管支架管放入造口袋内即可。如果两条输尿管支架管需要分别记录尿量，造口袋的更换操作步骤如下。

（1）物品准备：两件式泌尿造口袋1套（底盘和造口袋）、剪刀、尺子、清水或温水（约200ml）、卫生纸、弯盆或垃圾袋2个、垫单、血管钳2把、两个一次性尿袋、薄装水胶体敷料1块、必要时备白醋。

（2）环境准备和患者准备同肠造口。

（3）换袋过程：①将用物放置于易取的位置。②露出造口部位，铺垫单于造口侧的下方，并在造口侧身旁放置弯盆。③除去造口袋，撕除造口底盘，造口袋可清洗干净重复使用。④清洗和抹干造口及周围皮肤，如有尿结晶时使用稀释后的白醋清洗结晶部位。⑤测量造口的大小。⑥裁剪造口底盘和粘贴造口底盘。⑦套上造口袋：套上造口袋要分步进行。

A：用血管钳将两条输尿管支架管夹闭（图 1-5-1A）。注意要用无齿部分夹管，以免导致管道破损或断管。

B：在造口袋上贴一小块薄装水胶体敷料（图 1-5-1B），并在造口袋贴好水胶体敷料的位置上剪 0.5cm 的横切口。使用水胶体敷料，可以避免剪口扩大。

C：用血管钳将两条输尿管支架管穿出造口袋（图 1-5-1C、D）。

D：将血管钳夹闭造口袋外露部分的输尿管支架管（图 1-5-1E），并将之前夹闭的血管钳松开。然后将造口袋套好。最后将两条输尿管支架管分别连接无菌袋，并把夹闭的血管钳松开。

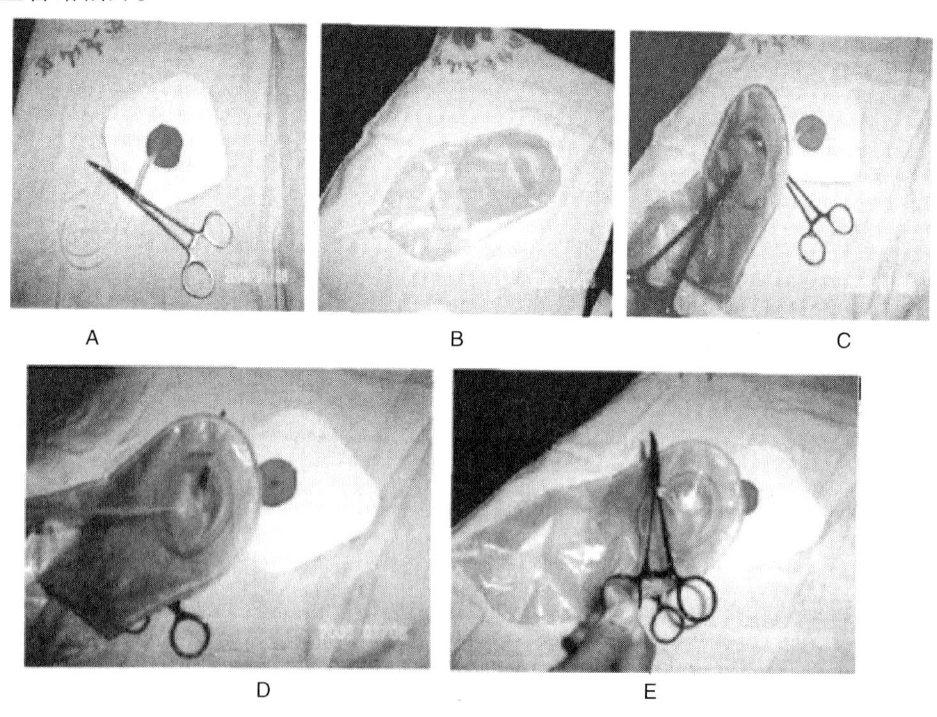

图 1-5-1　泌尿造口换袋

2. 输尿管支架管拔除后

造口袋的更换方法见造口技术操作内容。造口底盘一般 3 ~ 5 天更换 1 次，而造口袋则可以随时卸下清洗再用，直至破烂为止。

三、护理要点

1. 输尿管支架管堵塞的处理

输尿管支架管用于支持输尿管及回肠的吻合位置，一般留置 10 ～ 14 天，故护理造口时要小心，防止脱落。输尿管支架管如有血块堵塞，遵医嘱使用生理盐水通管。

2. 更换造口袋时做好防护

泌尿造口的尿液会不受控制地不断流出，因此，每次更换造口袋时，清洗干净造口周围皮肤后，要用干净的小毛巾放在造口上吸收尿液，防止弄湿周围皮肤；且更换造口袋前最好垫上护理垫，以免尿液随时排出而弄脏床单。

3. 更换造口袋的护理须知

更换造口袋的最佳时间是早上起床后，因此时尿量较少，方便更换；最佳地点是在浴室进行；最佳清洁液是温水，切勿用消毒液清洁造口及周围皮肤，以免刺激造口及引起皮肤干燥；最佳方法是沐浴，注意避免肥皂残留在造口周围皮肤，因残留的肥皂会影响造口底盘粘贴的稳固性，宜选择不残留的肥皂或清洁液进行沐浴；最佳用品是小毛巾，造口本身是回肠的一部分，黏膜上布满很多微细血管，使用粗糙物品抹洗会引起出血或受损。

4. 黏液的清除

泌尿造口会有黏液分泌，尤其是术后初期较多，要勤加清理，以免阻碍尿液的排出。

四、日常生活指导

（1）平常要多进食含维生素 C 丰富的新鲜蔬菜及水果，因维生素 C 对预防尿路感染有帮助。

（2）每天多喝水和果汁，饮水量每天应有 1500 ～ 2000ml。

（3）使用有抗返流装置的造口袋。

（4）定期排空造口袋，造口袋 1/3 ～ 1/2 满时，应及时排放。

（5）晚上睡觉前将泌尿造口袋出口的活塞开启，与床边尿袋连接，避免晚上起床排放尿液；如不连接床边尿袋，晚上要起床 1 ～ 2 次排放尿液。床边一次性大容量尿袋每次排放尿液后清洗干净再重复使用，一般 7 天更换 1 次。

（6）基本上任何类型的服饰都可以穿。避免衣着过紧压迫造口，避免皮带勒住造口。

（7）在家居住：身体康复后，做力所能及的家务；可以继续各项活动，但要注意避免提举重物，因为可能发生造口周围疝气。避免对造口直接撞击，剧烈运动时需加强对造口袋的固定。外出时准备足够的造口袋。

（8）一般造口患者术后半年即可恢复原有的工作，但应注意避免过重的体力劳动，注意劳逸结合。

（9）洗澡时对造口黏膜无损伤，水也不会从造口进入体内，无论是盆浴或淋浴都无须盖住造口。

（10）鼓励患者积极参加造口联谊会、参加其他社交活动等；经医生许可后术后 3 个月可适当行房事。

五、泌尿造口的特别并发症

（一）尿结晶

1. 原因

由于细菌将碱性尿液内的尿酸分解，使白色粉末结晶体黏附在造口或造口周围皮肤。

2. 处理

（1）清洗：使用白醋（醋与水按容积比 1 ∶ 3）清洗造口及造口周围的结晶物，然后再用清水清洗干净造口及周围皮肤。

（2）饮食上注意：多饮水；多进食维生素 C 含量丰富的食物或饮料，可帮助提高尿液的酸性浓度。每天口服维生素 C 片 1000mg，因维生素 C 属于水溶性维生素，只要配合多饮水即可把体内多余的维生素 C 由尿液中排出；多进食酸性食物如鱼类、蛋类、核桃、花生等；尽量少进食碱性食物如菠菜、绿豆芽、芥菜、杏仁等。

（二）紫色尿袋综合征

1. 原因

由于某种细菌与尿液内成分发生化学变化所致，使泌尿造口袋或床边尿袋呈紫色。

2. 处理

（1）除非有泌尿道感染症状，否则不需服用抗生素。

（2）多吸收维生素 C，使尿液转为酸性。

（3）可尝试用另一品牌造口袋。

（4）完全没有不适或任何症状者，可以不用理会。

（安果仙　李建英）

第四节　胃造口患者的护理

胃造口是在腹壁上做一永久性或暂时性的开口，造瘘管直接进入胃内，流质食物由胃造口灌入胃中，使患者获得足够的营养。必要时胃造口也可用作胃肠减压。

一、造口特点

胃造口可以通过传统的剖腹手术方法实施，也可经皮内镜下实施，或 X 线下经皮穿刺胃造口术及腹腔镜胃造口术。近年来，经皮内镜下行胃造口术（PEG），已成为需长期行肠内营养的首选途径。

胃造口的适应证有：口腔、鼻咽喉部或食管及贲门部病变，不能经口腔进食或吞咽困难及脑神经病变不能经口腔进食者。胃造口的导管可选用 Foley 导管、蕈状导管及普通硅胶管等。

二、护理注意事项

（一）临床观察

（1）胃造口有无渗漏及其原因。

（2）造口周围皮肤有无红肿、糜烂等情况发生。

（3）胃造口有无肉芽组织的增生及其原因。

（4）造瘘管的固定情况，有无脱出或回缩及其原因。

（5）造瘘管有无堵塞及其原因。

（6）有无发生误吸和吸入性肺炎的情况。

（7）营养液灌注后有无腹泻、便秘等胃肠道反应。

（8）观察有无口腔炎症的发生。

（9）有无水、电解质平衡失调的发生。

（10）患者的营养状况和水分的监测，判断喂饲的效果。

（二）护理措施

（1）术后一般禁食 24 ～ 48 小时。

（2）评估患者的全身情况，做好病情观察及出入量的记录。

（3）注意胃造口周围皮肤的保护，防止胃液的侵蚀。根据造瘘管的性质决定更换管的时间：进口的 Foley 导管三个月更换一次，每隔 7 ～ 10 天抽出气囊的水，再注水 15ml；一般的 Foley 导管 4 天更换一次；有些导管可以放置 1 ～ 2 年。

（4）确保造瘘管固定妥当，避免脱出或回缩。置管后应牢固固定导管，加强护理与观察，严防导管脱出、回缩。

（5）保持造瘘管通畅，避免导管堵塞。

（6）协助患者取坐卧方式进行喂饲，避免误吸及吸入性肺炎，否则气管黏膜及肺组织将产生严重损害；数分钟内整个肺可膨胀不全，几个小时后可发现气管上皮细胞退行性变，支气管、肺组织水肿、出血及白细胞浸润，严重者气管黏膜脱落。

（7）及时处理胃肠道反应。

（8）肠内营养的治疗原则：坚持从少至多、从淡至浓、循序渐进、均匀输入的原则，防止因过快、过浓、过多输入而造成消化不良。

（9）注意饮食温度适宜，每次灌食量不超过 300ml，了解有无腹痛、腹胀、腹泻等不适，如出现胃肠道功能不良，应停止灌食，并通知医生处理。

（10）保持口腔清洁，防止因口腔分泌减少引起口腔炎症。

（11）加强心理护理，及时发现及解除患者心理障碍。

（12）根据营养管的性质决定换管的时间。

（13）协助患者喂饲，向患者或照顾者演示胃造口喂饲的技术，帮助他们学习喂饲的方法。

（14）评价患者或照顾者对胃造口喂饲技术的掌握情况。

（三）健康教育

（1）教导患者选择合适的食物与配置方法：第一次灌食须按医师医嘱执行，先以开水或 10% 葡萄糖水灌食，以后再逐日增加，而后每餐以约 250 ～ 300ml 的流质食物灌之。

（2）肠内营养膳食有液体、粉剂或合剂液体膳食是即用的，无须配制，如能全力；粉剂和合剂膳食需配制成一定浓度的溶液才能应用。

（3）配制任何一种膳食前，应详细了解其组成和配制说明，配制粉剂膳食时，根据当日预计输注的营养量和浓度配制，配好的溶液应分装于灭菌容器中，在 4℃的环境中存放，24 小时内用完。

（4）初期或入院期间通常会以 24 小时连续管灌方式灌食，再以间歇管灌法按个人及医师或营养师建议的种类、餐次给予。

（5）为预防胃肠炎症的发生，应保证灌注食物的清洁卫生，不可太热或过冷，一般维持在 37 ~ 40℃左右；灌食时如感腹胀、恶心或腹部绞痛，则先暂时停止灌食。

（6）经常检视胃造口周围皮肤，每次灌食后用温水拭干皮肤，必要时涂上氧化锌软膏或皮肤保护粉和皮肤保护膜作为造口周围皮肤的保护。

（7）造瘘管放久会造成胃液或食物外漏，除加强周围皮肤保护外，应去医院处理。

（8）造瘘管脱落、阻塞时，则须马上返院处理。

（9）指导出院后出现胃造口问题时寻求帮助的途径。

（10）鼓励患者以乐观精神对待，保持身心健康。

（安果仙　李建英）

第五节　小儿肠造口的护理

一、造口特点

小儿肠造口外科手术的原因很多，包括坏死性小肠结肠炎、先天性巨结肠症、先天性肛门闭锁、肛门直肠畸形、胆道闭锁、盆骶部恶性肿瘤、胎粪性肠塞等。

小儿肠造口因新生儿腹平面小，且往往手术切口又多，故难以进行术前造口定位，只能由医生根据术中情况而决定。

小儿肠造口手术后的评估内容和方法与所有结肠造口、回肠造口患者相同。但应注意小儿啼哭时，造口颜色可能会转为暗红色或淡白色，但当小儿停止啼哭时，造口黏膜的颜色会立刻恢复正常的鲜红色。若颜色持续为暗红色或有任何异常，应立即报告医生。

二、护理注意事项

（一）造口用品的选择

小儿造口袋的款式很多，有一件式或两件式、开口袋或闭口袋、有碳片或无碳片造口袋。由于初生婴儿体积小，故多采用一件式开口袋，方便护理。同时选择造口袋时应根据造口的大小、造口的类型等决定，如分离造口，且两造口相近时，可以选择底盘稍大的造口袋，将两造口同时粘贴在一个造口袋内。等小儿成长后，能自行更换时再选用两件式造口袋。尽量不使用成人造口袋，因造口袋过大，容易使患儿产生不适。

（二）造口袋的更换方法及步骤

基本采用造口操作技术，但在更换造口袋的过程中应注意以下方面。

（1）更换造口袋前，先准备好所有物品，室温适宜，避免着凉；尽量安排在婴儿较安静时进行，最好 2 人一起操作，因小儿受刺激容易啼哭和躁动。

（2）造口的清洗：动作要轻，可用棉花蘸温水清洗造口及其周围皮肤，抹干后再粘贴上底盘及造口袋；切勿用消毒液清洗；由于造口黏膜很薄，清洗时可能有少许渗血，属正常，只要用湿棉花轻按渗血点便可止血。

（3）造口底盘的裁剪：患儿体重及身高的改变会影响到造口及腹部的形状及造口大小。每次更换造口袋时要对造口及其周围皮肤进行评估。造口底盘的开口裁剪不宜过大，一般比造口大 2 ~ 3mm 即可，同时注意外圈应顺应患儿的体形进行裁剪，避免因裁剪过大而导致患儿不适。必要时可以在裁剪好的造口袋内圈及外圈剪多个约 1 ~ 2mm 的小缝，这样可以减少因儿童鼓肚子时造成的渗漏现象。分离造口，且两造口相近时，可以选择底盘稍大的造口袋，可以将两造口同时粘贴在一个造口袋内。

（4）造口袋内粪便的排放：造口袋有 1/3 ~ 1/2 满时便要排放；更换造口袋的次数要视粪便的性质而定，一般 2 ~ 5 天更换 1 次。若造口袋内气体增加，多因小儿啼哭或啜奶时吸入大量气体所致，若使用开口袋，则可以将气体从造口袋的开口排出；如使用有碳片的造口袋，可以免除打开造口袋开口进行排气。

（三）日常生活指导

1. 沐浴

婴儿的手术切口愈合后便可以沐浴。

2. 饮食

造口婴儿的饮食与其他婴儿完全无分别。正常均衡饮食对婴儿的正常发育及成长非常重要。当尝试新食物时一次不可过多。回肠造口或空肠造口婴儿最好在营养师的指导下选择饮食及补充电解质。回肠造口婴儿应多喝水、果汁。父母要随时为小儿预备补充电解质的饮品，以备不时之需。

3. 衣服

婴儿尿片不可将造口袋包得过紧，可用腹带包裹着腹部；小儿可穿普通衣服，但避免裤子松紧带压迫造口。

4. 活动

婴儿虽然有造口，但绝对不会影响婴儿的身体及智能发展。一般小儿学习转身、爬行、坐立、行走时，造口袋渗漏的机会增加，但也不应限制小儿的发展，等小儿长大后，应避免一些剧烈撞击的活动，如拳击。除此之外，一般运动并无影响。

四、父母及社会的支持

（1）父母心理辅导。

（2）指导父母学习造口护理的知识。

（3）社会支持：让校方能根据小儿的需要，给予适当的支持和帮助。同时要为小儿随身多预备一套衣服及造口袋，以防急用。

参考文献：

[1] 胡爱玲，郑美春，李伟娟 . 现代伤口与肠造口临床护理实践［M］. 北京：中国协和医科大学出版社，2015：366–390 .

[2] 万德森，朱建华，周志伟，等 . 造口康复治疗理论与实践 . 北京［M］: 中国医药科技出版社，2006：165–226 .

[3] 王珑，陈晓欢 . 伤口造口专科护士实践手册［M］. 北京：化学工业出版社，2012：189–242 .

[4] 施诚仁 . 小儿外科领域的肠造口术［M］// 万德森，潘志忠 . 大肠癌 . 北京：中国医药科技出版社，2004：366–369 .

（安果仙）

第六节　肠外瘘护理

一、肠外瘘的定义

肠瘘是指肠胃与其他空腔脏器、体腔或体腔外有异常的通道，肠内容物将循此进入其他脏器、体腔或体外，并将由此而引起感染、体液丧失、内部稳态失衡、器官功能受损、心脏营养不良等改变。肠瘘的产生可以是先天发育的缺损、炎症、肿瘤、外伤以及手术无意或有意造成的。

肠腔与其他空腔脏器相通称内瘘。肠瘘穿破腹壁与外界相通的称为外瘘。

二、肠瘘的原因

产生肠瘘的原因很多，创伤、手术、感染、肿瘤、放射损伤等都是常见的原因。可概括分为创伤性和非创伤性两大类，创伤方面，战时火器伤、刺伤、刀刃伤等开放伤是主要的原因，在平时，手术是最常见的创伤原因，因放射损伤而形成肠瘘也有增多的趋势。在非创伤方面，急性或慢性炎症和特异性感染引起肠瘘最常见，各种疾病引起肠绞窄和急性穿孔也可产生肠瘘，肿瘤侵袭腹壁溃破成为肠瘘仅见于病程的晚期。

肠瘘发生的原因是多方面的，除了上述的局部因素外，尚与全身情况密切相关，如内稳态严重失衡、营养不良、免疫功能障碍及脓毒症等因素。

三、肠外瘘的类型

外瘘可以按其形态、数目、部位和流出的液量分为不同类型。

（一）管状瘘、唇状瘘、断端瘘

（1）管状瘘（tubular type fistula）肠壁瘘口与腹壁外口之间有一段不同长短、曲或直的瘘管，瘘管的直径可粗可细，一般均较窄，瘘管的附近可能存在脓腔。管状瘘是肠外瘘中最常见的一种类型，多发生于术后吻合口破裂或肠管炎性疾病。管状瘘可以不经手术有较高的愈合率，是因为肠壁瘘口与腹壁外口之间有一肉芽组织形成的瘘管，而非肠黏膜不外翻，只是在瘘管逐渐收缩愈合的情况下，肠黏膜被挤回缩，瘘管先为肉芽组织所闭合，而后才有肠壁的愈合。

（2）唇状瘘（stomal type fistula）肠黏膜外翻，与皮肤愈着而形成唇状。这种瘘多系腹壁切口裂开或有缺损，肠襻暴露在外，瘘形成后肠黏膜外翻，逐渐与皮肤愈着而成唇状。因而在瘘口部可以看到肠黏膜，并可直接进入肠腔。唇状瘘的肠壁瘘口与腹壁外口之间无瘘管形成。肠液流出量较管状瘘为多。且易有多个瘘同时存在。几乎所有的唇状瘘均需要手术治疗，仅个别的唇状瘘经过适当的非手术治疗后，外翻的肠黏膜逐渐内缩，肠黏膜的边缘部分出现肉芽组织，而后对合愈着，上皮再覆盖而完全愈合。

（3）断端瘘（disrupted fistula）肠管全部或接近全部断裂，肠内容物从瘘口流出体外，因此亦称完全瘘。这种肠瘘很少见，多是有医疗目的而人工造成的，由其他原因引起的较少见。

（二）单个瘘与多发瘘

肠襻上的瘘口可以是单个，也可以是多个，腹壁上的外口也可以相应地是单个或多个。手术或外伤所引起的瘘，常是腹壁的外口数与肠壁的瘘口数相等，且多为单个，亦可为多个。多个瘘的病人可以同时存有管状瘘与唇状瘘。临床上单个瘘多见，有自行愈合的可能。多发瘘情况复杂，需要手术治疗，有时还需要分期手术治疗。

（三）高位瘘与低位瘘

依据瘘口所在肠段位置，分为高位瘘与低位瘘。习惯上以十二指肠、空肠交界处（十二指肠悬韧带）为分界线，在这以上的为高位瘘，在悬韧带以下的为低位瘘。在临床工作中，应按照肠液损失的量和性质以及对内稳态的影响来区分高位瘘和低位瘘。一般来说，高位瘘的病理生理变化较大，水、电解质与营养的丧失较重，处理上也较困难，死亡率高于低位瘘，但经过适当处理后，高位管状瘘的自愈率与愈合时间均较低位瘘为高为快。而低位瘘的感染较高位瘘明显。

（四）高流量瘘与低流量瘘

位置高、瘘口大，肠液的流出量越多，所引起的生理功能紊乱也越大，并发症越复杂。一般将空腹流出肠液量每天超过 500ml 的称为高流量瘘，少于 500ml 为低流量瘘。肠瘘流量的大小对维护内稳态的平衡、并发症的防治以及瘘口的处理方法等治疗护理计划的制定有重要作用 。

四、肠外瘘的临床表现

肠外瘘的临床表现差异很大，轻者表现为腹壁有一难愈的细小的窦道，间歇性地有肠内容物或脓性物流出。重者则在腹壁上有多个瘘口，甚至有腹壁缺损及溃烂，反复感染，同时合并有严重营养不良、消化道出血、心肺肾等脏器功能障碍，死亡率极高。

1. 肠外瘘的腹部表现

（1）瘘口及漏出物：腹壁有1个或多个瘘口，有肠液、胆汁、气体或食物排出，是肠外瘘的主要临床表现。手术后肠外瘘可于术后3～5天出现症状，先是腹痛、腹胀及体温升高，接着出现局限性或弥漫性腹膜炎或腹内脓肿。于术后7天左右，脓肿向切口或引流口穿破，创口可见脓液、消化液和气体排出。瘘口多出现在感染或裂开的切口部位及引流管口位置。由于流出物对组织的消化和腐蚀，再加上感染的存在，可引起瘘口或窦道部位出血。从瘘口流出的液体的量和性质可大致判断肠瘘发生的部位。

（2）腹壁：瘘口周围皮肤受流出液的侵袭浸渍可出现潮红、糜烂和轻度肿胀，病人自觉疼痛。部分病人可有感染、溃疡或出血。

（3）腹内感染：肠瘘发生的早期，可出现从肠损伤、腹内脓肿到外瘘形成的过程；肠瘘发展期，可出现肠襻间脓肿、膈下间隙脓肿、肝下脓肿或瘘管周围脓肿等。

2. 全身表现

由于肠瘘形成，病人表现出焦虑、抑郁，甚至不能很好地配合治疗护理。大量肠液丢失，出现明显的水、电解质失衡及严重的酸碱代谢紊乱，可有低钾、低钠。由于低钠及人血白蛋白下降，出现水肿，严重者可表现出明显的体重下降，皮下脂肪消失、骨骼肌萎缩。合并感染者，病人处于高分解代谢状态，有寒战、高热，伴有呼吸急促、脉率加速，严重者可表现为败血症或脓毒血症，血压下降，若病情不能控制，可导致DIC、多器官功能障碍综合征或多器官衰竭。

五、肠外瘘的诊断

引流管内或伤口中溢出食物残渣或肠液，肠外瘘的诊断很容易成立。当瘘口很小时，临床仅表现为切口或创口持久不愈，或愈后又破溃时诊断较难。要明确瘘的具体情况，可用以下方法协助诊断。

1. 亚甲蓝口服

口服亚甲蓝，观察腹部瘘口处有无亚甲蓝排出，可确定有无肠瘘，依其排出的时间及量以估计肠瘘的位置高低及瘘口大小。

2. 胃肠钡剂造影

用较稀钡剂做口服造影或钡剂灌肠，可了解瘘的部位、大小、形态，明确全胃肠道情况，如是否通畅、有无梗阻等。

3. 瘘管造影

以泛影葡胺口服消化道造影或直接经腹壁瘘口造影。目的是了解瘘是否发生、瘘的部位、数量、瘘口的大小、与皮肤的距离、瘘口是否伴有脓腔及引流情况，以及瘘口之远近段肠管是否通畅。

六、肠外瘘的治疗

肠外瘘的治疗重点是设法使瘘闭合，恢复肠管的连续性，去除肠液外溢所致的病理生理改变。可分为局部治疗及全身治疗，非手术疗法与手术疗法。肠外瘘的治疗以保守治疗为主，充分引流促进自行愈合，外科手术是最后选择。

（一）全身治疗

1. 维持水、电解质及酸碱平衡

水、电解质的补充依瘘的高低、排出量的多少而定，除补充每日正常需要量外，还要补充前一天的瘘液、发热、出汗等额外丢失量。

2. 营养支持

病人感染得到控制，可行肠内营养，必要时按医嘱补充适量的脂肪乳、白蛋白、水、电解质、维生素及微量元素等。

3. 防治感染

防治腹腔内局部脓肿、全身感染及 TPN 和长期输液引起的感染。

4. 预防并发症

瘘口及系膜血管出血、应激性溃疡、肠炎及深部真菌感染等均应及时发现并予治疗。

（二）局部治疗

1. 引流

选用双腔负压引流，避免单腔负压引流时吸附周边的肠管、网膜等造成损伤。经持续吸引后，腹腔内不再有残腔，并在肠壁瘘口与腹壁瘘口间形成完整的瘘管。在无影响瘘口愈合的因素的条件下，肠瘘瘘口将随瘘管肉芽组织的生长而逐渐封闭愈合。

有效的负压吸引，不仅能防止瘘口周围皮肤的腐蚀、出血，避免瘘口周围皮肤的糜烂，而且能消除病人因皮肤糜烂引起的疼痛，使病人得到良好的休息，利用瘘管的愈合。

2. 堵瘘治疗

条件是感染已被控制、瘘远端肠襻通畅、瘘口有生长趋势。

（1）外堵：是设法堵塞肠壁瘘口以外的部分，亦即堵塞管状瘘的瘘管部分，使肠液不外溢而沿肠管正常地流向远端肠襻。常用的外堵方法有：黏合胶外堵；纤维蛋白胶外堵；管堵；腔内支撑管闭瘘；水压法。

（2）内堵：适用于唇状瘘，其目的是将瘘口堵住，不使肠液再流至肠外，恢复胃肠道的通畅。内堵的适应证：肠黏膜与腹壁皮肤已愈合，瘘口周围组织较为牢固；经瘘口造影证实瘘口所在肠襻较直，下端无梗阻；瘘口附近组织中无感染或脓腔存在；腹壁切口裂开，肠襻外露而形成的瘘，瘘口周围应有组织衬托。

3. 手术疗法

（1）适应证：唇状瘘；肠瘘管已上皮化、瘢痕化；远端肠襻有梗阻；瘘管部有残腔或脓肿；瘘口周围异物残留；肠管本身病变如肿瘤、结核、慢性炎性肠道疾病、放射性损伤等；肠管已全部或大部分断裂。

（2）常用的手术方法：肠壁瘘管切除及修补术；肠段切除吻合术；肠瘘旷置术；空肠与十二指肠瘘 Roux-en-Y 术。

七、肠外瘘的护理

（一）局部护理

肠外瘘的局部护理重点是设法及时移去漏出的肠液或设法使肠液不漏出肠腔以外，并促进肠瘘的自行愈合。

1. 引流管的护理

（1）引流管的选择与安放：先了解瘘口的情况，使用合适的引流管。放置引流管前要检查引流管的质量、口径大小及软硬度，放置位置是否合适。

（2）调整负压：在持续负压引流过程中，要根据肠液流出量、黏稠度进行负压的调整。负压过小，达不到吸引的目的，肠液会外漏；过大则容易造成瘘管周围组织被吸入内管，造成肠黏膜损伤、出血等情况。一般负压为 4Kpa 或更低，但肠液黏稠时可高达 6kPa，流出量大时负压要大些。

（3）调节冲洗液速度：按医嘱行引流管冲洗，冲洗的目的是保持吸引管内湿润，防止分泌物经持续抽吸而干燥、干涸成痂，影响吸引效果。肠液黏稠时冲洗量要多一些；高位瘘时速度可快些，以稀释肠液，降低其腐蚀性；餐后冲洗速度亦应快些。一般每天冲洗量为 3000 ~ 5000ml。

（4）记录肠液的流出量：正确记录冲洗液量及肠液量，包括引流管流出量及外溢部分流出量。瘘口外接造口袋可准确记录外溢部分的流出量。

（5）保持引流管通畅：经常巡视、检查，使管道保持清洁通畅，如双腔管内套管堵塞可更换内套管。

（6）换管一般在术后 3 ~ 4 天、瘘管已形成的情况下进行第一次更换，以后根据肠液的流出量及黏稠度逐步更换管径较小的吸引管。

2.“堵”的护理

堵瘘时应注意观察：

（1）外堵是否成功，外堵物是否合适，是否有肠液外溢。

（2）注意瘘口有无不适或疼痛。观察瘘口周围组织有无红肿、感染的现象。

（3）有肠液外溢时除调整外堵的方法外，还应采用各种合适的方法保护瘘口周围的皮肤。

3. 瘘口周围皮肤的护理

漏出的消化液对瘘口周围皮肤的腐蚀性很强，易导致局部皮肤红肿、糜烂及溃疡形成，病人疼痛明显。皮肤保护是肠外瘘护理的一项难题。

（1）瘘口周围皮肤护理的目的：保护周围皮肤，控制臭味，减轻病人焦虑及提高舒适度；减少医务人员频繁换药次数。

（2）方法的选择：根据瘘管的流量、引流液性状，伤口大小、位置和瘘口周围创面情况选择适合的护理方法与护理产品。

（3）常用材料：负压吸引器（中心负压或电动负压装置）、双腔引流管、伤口引流袋、一件式造口袋或二件式造口袋、防漏膏、皮肤保护粉或创口保护膜、皮肤保护膜，如瘘口周围有伤口可根据创面情况选择伤口敷料，如水胶体敷料、藻酸盐敷料等。

（4）方法：生理盐水清洗瘘口及周围皮肤，方纱抹干；周围皮肤有潮红或糜烂可涂皮肤保护粉和喷皮肤保护膜，严重者可重复涂粉和喷膜步骤 2 ~ 3 次；根据瘘口大小或多个瘘口的位置选择和剪裁不同型号的造口底盘，裁剪中心孔径比瘘口大 1mm，如瘘口周围皮肤凹陷，涂上防漏膏及填防漏条，粘贴造口袋，用手由内向外抚平按压粘胶使粘贴紧密。将双腔冲洗引流管固定于造口袋上，防止滑脱。

（5）当瘘口漏出液减少或消失时，可用方纱覆盖，固定。

4. 个案病例

病例简介：患者，男，45 岁，乙状结肠造口还纳术后肠瘘，已置入双腔引流管进行冲洗瘘口和负压吸引，但瘘口周围皮肤仍遭受漏出肠液的侵袭、浸渍，皮肤表现为红肿、破溃，漏出肠液量较大。（见图 1–5–2）

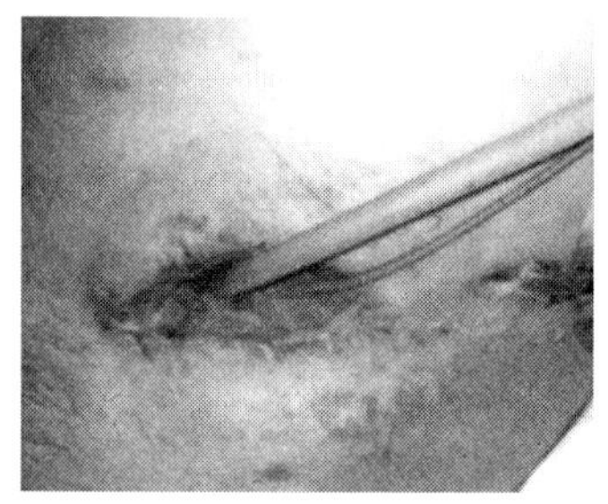
A 肠瘘周围皮肤红肿、破溃

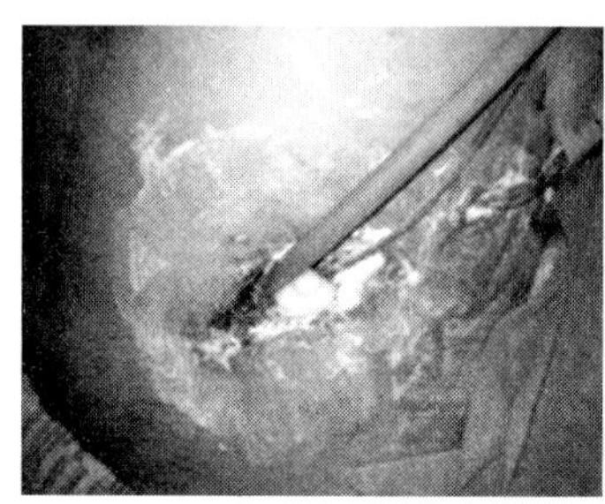
B 周围皮肤处理后

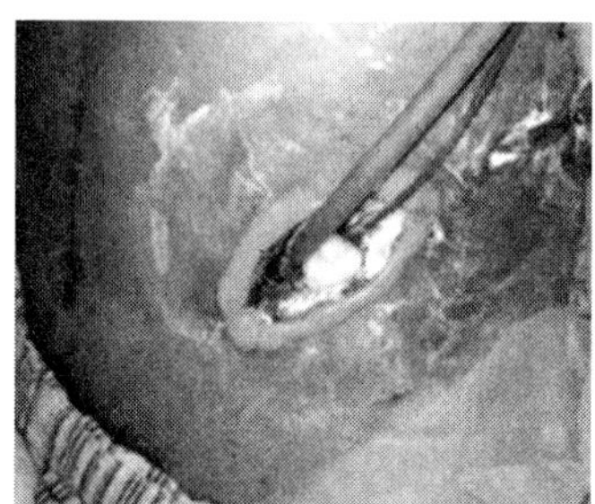
C 防漏膏

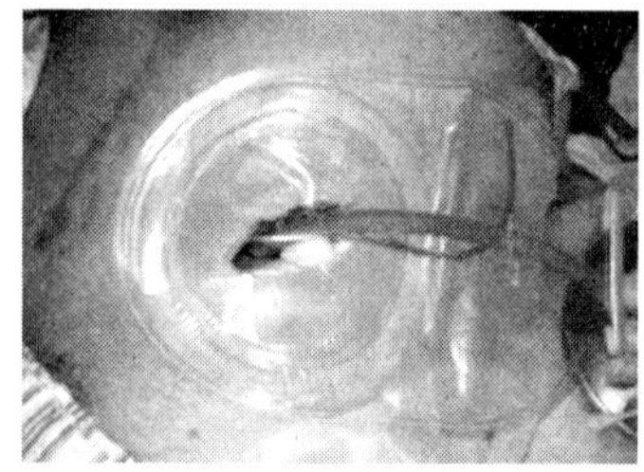
D 粘贴造口袋

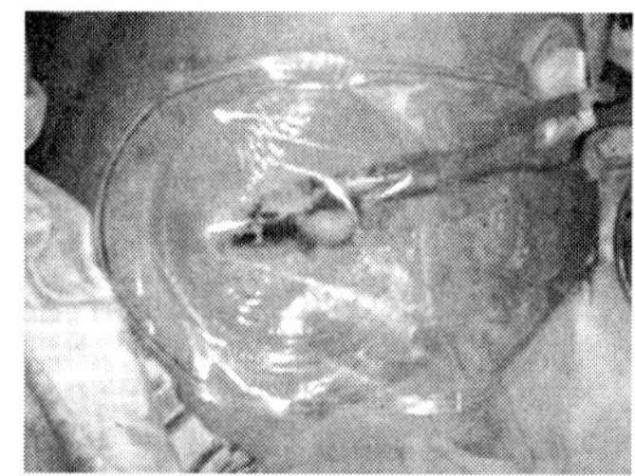
E 遵医嘱完成冲洗和负压吸引

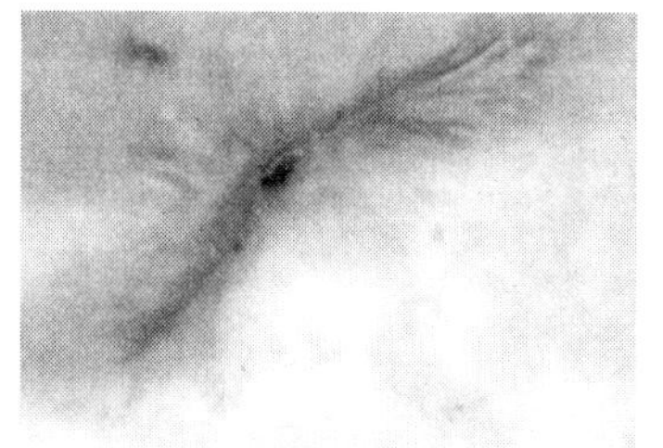
F 1 个月后漏口未愈，手术

图 1–5–2 肠外瘘的护理

第七节 腹部引流管外渗的护理

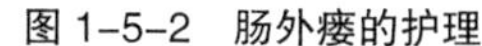

腹部手术是普外科常见术式，且很多腹部手术患者术后都需要放置外科引流管，以便引流，其置管的主要目的是将术后体内的坏死组织和渗出液等成分进行持续引流，达到吸收炎症和水肿的目的，有助于加速患者伤口愈合并改善预后。然而其中一部分引流管会从引流管和局部腹壁戳孔之间出现渗漏，腹水、引流液或消化液经此溢出，敷料、衣被易被污染，且刺激局部皮肤，致局部红肿甚至溃烂。

一、腹部引流管的护理要点

（1）妥善固定。

（2）预防引流管脱出。

（3）维持引流通畅。

（4）保持管道的密闭和无菌。

（5）维持周围皮肤的完整。

（6）观察并记录引流液的质与量。

（7）保持引流管与伤口或黏膜接触部位的清洁，防止感染。

（8）使病人舒适及改善活动能力。

二、腹部引流管渗漏的原因

（1）腹壁戳孔过大。

（2）引流管留置时间过长，局部压迫坏死、腹壁筋膜或肌肉松弛。

（3）大量腹水形成。

（4）胃肠道胀气，使腹压升高。

三、引流管大量渗漏的护理方法

保持引流管通畅和正确记录引流液的量、性状和颜色是护理工作的重点。但引流管口若有大量渗液，导致引流液收集困难，不仅不利于对引流液性状的观察，造成24h出量计算不准确，而且渗液对伤口周围皮肤有刺激作用，使患者难以忍受。

1. 收集引流液

患者取合适体位，用安尔碘Ⅲ消毒液或0.9%生理盐水清洗引流管口及周围皮肤，用无菌纱布擦干；根据引流管口形状和大小用剪刀裁剪一件式泌尿造口袋底板至合适大小，剪短引流管保留5～10cm；将造口袋由下而上粘贴在引流管口，将引流管置于造口袋中，紧贴患者皮肤固定造口袋，用手按压底板3～分钟，增加其黏性，延长使用时间。见（图1-5-3）。

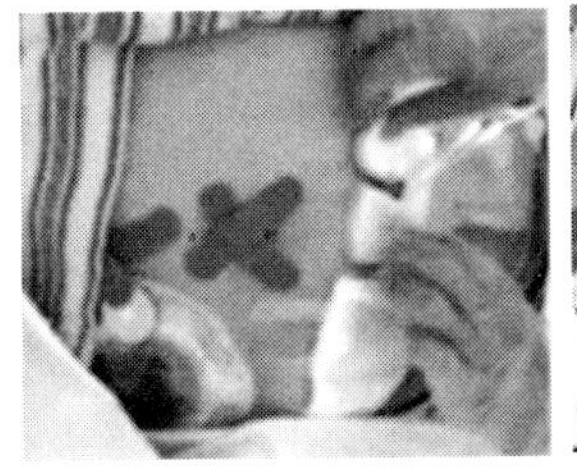
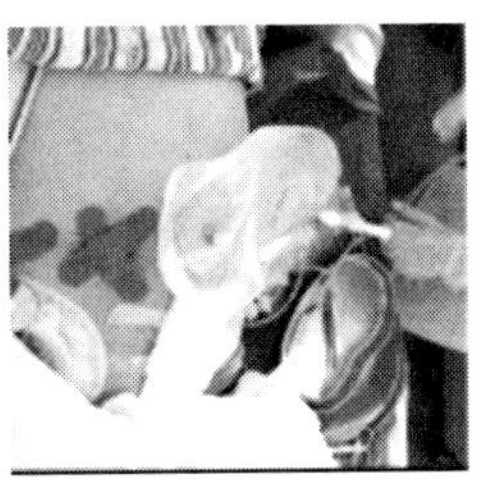

图1-5-3　引流管渗漏的处理

2. 记录引流液及渗漏液量

如果需要分别记录各管的引流液及渗漏液量，可选择引流管穿过一件式泌尿造口袋后接一次性抗反流尿袋的方法：患者取合适体位，用安尔碘Ⅲ消毒液或0.9%生理盐水清洗引流管口及周围皮肤，用无菌纱布擦干；根据引流管口形状和大小用剪刀裁剪一件式泌尿造口袋底板至合适大小；将一片超薄自黏性敷料两块剪裁成4.5cm×4.5cm大小，一块粘贴在引流管将穿出造口袋的位置，将自黏性敷料连造口袋剪一开口，引流管末端从开口穿出，另一块自黏性敷料封闭引流管出口；将造口袋由下而上粘贴在引流管口，紧贴患者皮肤固定造口袋，用手按压底板3～5分钟，增加其黏性，延长使用时间；引流管口分别接一次性抗反流尿袋并固定好。见（图1-5-4）。

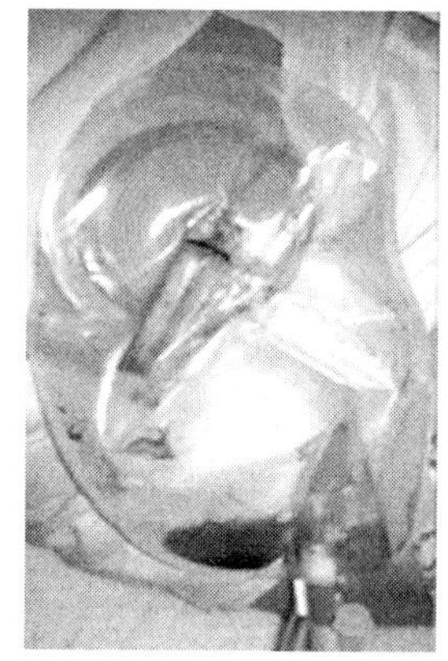

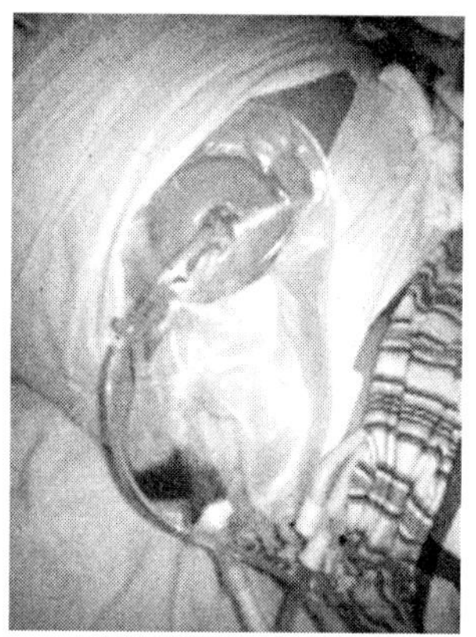

图1-5-4 引流管渗漏的处理

（侯自梅 李建英）

第八节 全膀胱切除原位新膀胱的护理

膀胱癌是泌尿系统常见的恶性肿瘤，浸润性膀胱癌患者，未侵犯尿道和发生远处转移者。施行根治性膀胱全切原位新膀胱术是新的有效的治疗方法。根治性膀胱全切回肠原位新膀胱术即行膀胱根治性切除后，取末段回肠约40cm或30cm的结肠经修正成形作为储尿囊，上与双侧输尿管相接，下连尿道，恢复尿路连续性，起到储尿的作用。

一、原位新膀胱的优缺点

优点：更接近生理、正位排尿；容量大、内压低、可控性能好；腹壁没有造口；病人最愿意接受。

缺点：对医生和病人要求高；术后并发症多；控尿不全或尿失禁，处理困难。

二、术前护理

（1）心理护理。

（2）术前常规准备协助病人完成各项术前常规检查。

（3）皮肤准备。

（4）配血。

（5）饮食准备。

（6）肠道准备：术前 3 天口服抗菌药物准备肠道，术前 1 天全流质饮食，术前 1 天下午 4 时开始口服恒康正清 3 盒，观察排便情况，以排出清水无粪渣为干净。

三、术后护理

完美的新膀胱是指储尿容量 400 ～ 500ml，无菌，无残余尿，上尿路正常。

术后最重要的就是各管道的护理和新膀胱功能的训练。

（一）管道护理

手术后患者停留管道较多（图 1-5-5），包括胃管、尿管、输尿管导管、新膀胱造瘘管、伤口引流管（腹腔和盆腔引流管）。

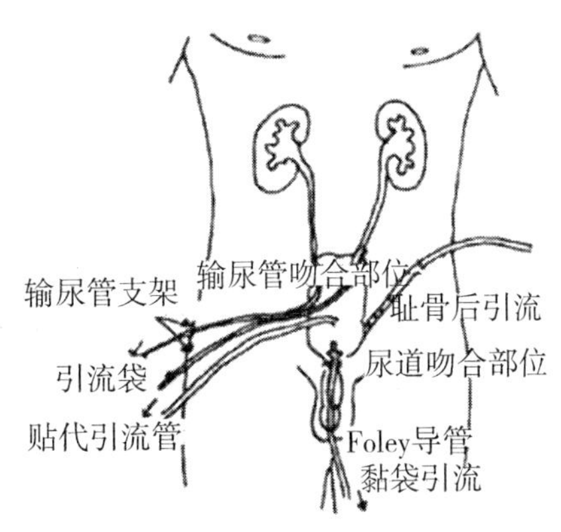

图 1-5-5　膀胱切除后原位新膀胱的护理

1. 胃肠减压管的护理

保持有效的胃肠减压，每 4 小时抽吸胃液 1 次，并记录胃液的颜色和量。预防肠道胀气；禁食，口腔护理，每日两次；待肛门排气后 24 ～ 48 小时拔管。

2. 尿管的护理

回肠是原位膀胱重建的常见代用品，其分泌的黏液易导致引流管堵塞造成引流不畅及吻合口尿漏。根据新膀胱内肠黏液分泌量“上升—高峰—下降”的规律，术后渐进性膀胱冲洗。低流量、低压持续冲洗；在黏液多时随时挤压导管，指导病人更换体位或将尿管适度牵拉。尿管一般于术后 2 ～ 3 周拔除。拔除尿管后指导病人多饮水，加速肠黏液的排出及新膀胱功能的恢复。

3. 膀胱造瘘管的护理

膀胱造瘘管放置在代膀胱内，以帮助膀胱颈后尿道吻合口愈合，主要是引流代膀胱的尿液及分泌的肠液，避免增加代膀胱的张力而出现漏尿。置管期间对造瘘管要经常挤压和定时冲洗，以减少肠黏液潴留堵塞管腔。膀胱造瘘管连接床边袋，术后约 14 天造影检查，吻合口愈合良好，可拔管。

4. 盆腔引流管护理

护士应密切观察引流液的颜色和量。术后第 1 天引流量一般为 200 ~ 300ml，以后逐渐减少。若病人术后 7 天内盆腔引流管液量突然增加，颜色为淡黄色，病人腹部压痛、反跳痛伴高热，常提示尿漏。发生尿漏后通过充分引流漏出尿液、保持尿管及各引流管通畅、加强抗感染、营养支持等保守治疗后多能自愈。若 24 小时引流量 <5ml 时即可拔管，一般为术后 4 ~ 7 天。

（二）新膀胱的护理

1. 保持新膀胱内尿液引流通畅

保持新膀胱内引流通畅，防止膀胱造瘘管、尿管移位、脱落是手术成功的重要因素之一。由于肠道黏液有时会堵塞膀胱造瘘管及导尿管致引流不畅，引起膀胱过度充盈而出现膀胱内压增高，出现漏尿。因此，护理上必须注意保持导尿管和造瘘管引流通畅，保持新膀胱内低压，以利于新膀胱吻合口的愈合。

2. 膀胱冲洗

术后膀胱冲洗是保持新膀胱引流通畅的重要手段。目前，在临床上膀胱冲洗的方法有两种：一种是持续膀胱冲洗，另一种是间歇膀胱冲洗。持续膀胱冲洗是用生理盐水持续滴注式冲洗（从导尿管冲入，造瘘管引出），冲洗时要注意代膀胱压力及肠黏液量，如代膀胱冲洗压力过大，或一次注入量过多，可致代膀胱吻合口或代膀胱造瘘管周围漏尿，从导尿管进行滴注式冲洗时挤压代膀胱造瘘管不通，则停止冲洗。间歇性膀胱冲洗是用生理盐水 500ml，用甘油注射器抽吸冲洗，直至肠黏液冲洗干净为止，每天 3 ~ 4 次。间歇性冲洗增加了护士的工作量，但它具有易于观察、压力易控制、冲洗干净等优点。据有关资料报道，在膀胱冲洗液中加入 5% 碳酸氢钠溶液进行膀胱冲洗或术后口服小苏打片碱化尿液以减少黏液的分泌，对减少造瘘管堵塞不通现象有一定的效果。

3. 新膀胱功能训练

由于新膀胱不具备感觉功能和主动收缩能力，手术后需要进行排尿功能训练、贮尿功能训练和控尿功能训练。

（1）排尿功能训练：患者术后 3 周拔除尿管，拔除尿管后在护士的指导下进行排尿功能训练 1 个月。腹压排尿训练：由于新膀胱失去了生理排尿反射，而且肠壁薄弱，收缩力弱，难以完全排空，所以必须利用腹压排尿。指导患者平时有规律地锻炼腹肌，适当做仰卧起坐训练，加强腹肌收缩力，使患者在收缩腹肌时贮尿囊内的压力高于尿道闭合压，顺利完成排尿过程。指导患者掌握用腹压排尿的技巧，排尿时采取蹲位或者坐位，在排尿前多次深吸气，收缩腹肌，同时将双手大拇指置于双侧髂嵴处，其余 4 指置于下腹部，由轻到重按压膀胱区，通过增加腹压，尽可能排空膀胱内尿液。

（2）贮尿功能训练：是让新膀胱做循序渐进的充盈和排空的训练，使新膀胱逐步到达或接近正常膀胱的体积。患者在术后 2 周行膀胱造影，确认新膀胱及新膀胱尿道吻合口无漏尿后，在护士的指导下进行贮尿功能训练。方法为：定时夹闭开放导尿管 1 周，前 3 天每 0.5 ～ 1 小时开放 1 次尿管，后 4 天每 2 ～ 3 小时开放 1 次尿管，从而训练患者尿意习惯。

（3）控尿功能训练：增强外括约肌功能，以便及早恢复新膀胱的可控力，降低术后暂时性尿失禁的发生率，缩短术后尿失禁持续时间。通过盆底肌训练可增加盆底张力，增加尿道关闭功能，有助于控尿。具体方法为：指导患者收缩提肛肌和耻骨尾骨肌，每次收缩保持 30 秒，然后放松 30 秒，也可以从 10 秒或 20 秒开始然后逐渐延长，每次重复训练 15 分钟，每天训练 8 次，盆底肌训练可在任何体位进行。盆底肌训练需要 2 ～ 4 周才会出现效果。因此需要向患者强调坚持训练的重要性，鼓励患者坚持训练。此外还要注意年龄的差异性，较年轻的患者由于肌肉力量较强。起效较快，而老年患者接受能力减退，肌肉力量较弱，因而起效慢。

四、术后并发症的观察及护理

（一）近期并发症

1. 吻合口漏

腹腔内漏尿是本病常见并发症之一，临床判断可能为输尿管与回肠吻合处裂开或新膀胱冲洗压力过多，一次注入量过多，致使吻合口或造瘘管周围漏尿。应严格掌握新膀胱冲洗时间、压力及每次注入量，冲洗过程中要注意观察冲洗液的量及性状，掌握出入平衡，防止新膀胱滞留过多的液体。一旦发生漏尿，应保持瘘口周围皮肤的清洁、干爽。指导患者进食高营养食物，或静脉内补充营养，争取早日康复。

2. 不完全性肠梗阻、粪漏

多由于术前肠道准备不充分，术中肠腔污染，肠管暴露时间过长，以及机械损伤、肠管断端吻合口愈合不良等因素所致。护理方面要注意以下几点：术前加强肠道准备，确保排出液无粪渣；术后重视肠功能恢复锻炼，促进肠功能恢复；确保有效的胃肠减压，减轻肠内积气，以利于肠管吻合口的愈合。

3. 尿路感染

术后由于肾积水、新膀胱冲洗方法、患者生活能力等多种因素的影响，极易发生尿路感染。必须加强术后新膀胱的冲洗，严格控制冲洗过程中的压力及量。

（二）远期并发症

1. 新膀胱结石

新膀胱内黏液积存、尿液滞留导致感染，为新膀胱结石的发生原因；细菌感染会发生磷酸氨镁结石。缝线亦可成为结石核心。合并高血氯性酸中毒或肾盂肾炎患者易发生肾结石。预防方法及护理：鼓励患者多饮水，每天饮水量2000ml以上，这样可有效地稀释尿液中的成石物质。尤其是睡前饮水量应不少于250ml，以免尿液过度浓缩；针对结石成因进行饮食指导；定时排尿，排尿时注意变换体位，使新膀胱内尿液充分排尽。

2. 尿路感染

新膀胱过度扩张、结石等都有可能成为感染的原因，彼此间还会互为因果，往往是一个或多个并发症同时发生。感染时表现为排出浑浊、有臭味的尿液，尿常规见大量的白细胞。部分患者感染严重时有发热或下腹部不适等症状。

3. 肾积水

可能由于新膀胱过度扩张或尿道、输尿管管道狭窄而引起，如果不及时处理，最后会导致肾功能损害。

4. 高血氯性酸中毒

高血氯性酸中毒多因采用过长的回肠建成大容量新膀胱，以及肾功能不健全所引起。临床表现为疲乏、厌食、体重减轻、多饮、昏睡。需内服碳酸氢钠或枸橼酸合剂，重症者需静脉输注碱性药物。

五、健康教育

（1）患者出院后继续保持定时排尿的习惯，提前或推迟排尿均会影响新膀胱功能的稳定。

（2）排尿的姿势可采用蹲位或半坐位，争取将尿液排尽，最大限度地减少并发症的发生。

（3）患者夜间可控性相对较差，其原因可能是入睡后尿道括约肌张力下降，此时如新膀胱无抑制收缩，尿液便溢出。嘱病人适当增加夜间排尿次数，严重者可于夜间定闹钟定时排尿。

（4）傍晚后少饮水，夜间定时排尿，必要时使用康维尿套或阴茎套。

（5）出院后头一年每三个月复查膀胱镜一次，以后每半年复查一次。

（6）继续进行新膀胱功能训练。

参考文献：

[1] 黎介寿 . 肠外瘘 [M] . 北京：人民军医出版社，2003 .

[2] 王维佳，周东雁，于晓江，等 . 改良式负压引流装置应用效果分析 [J] . 中国医科大学学报，2016，45（1）：70-72 .

[3] 李玉民，毛杰 . 腹腔引流在外科感染防治中的合理应用 [J] . 中国实用外科杂志，2016，36（2）：143-146 .

[4] 王有财，韩广森，王刚成，等 . 腹腔引流管周围敷料浸湿的原因分析及处理 [J] . 中国实用外科杂志，2013，33（S1）：19-20 .

[5] 刘亚珍，申海燕，甘华秀，等 . 一件式泌尿造口袋应用于引流管大量渗漏的临床效果 [J] . 解放军护理杂志，2014，31（12））：10-12 .

[6] 李丽 . 35 例根治性膀胱全切回肠原位新膀胱术后排尿功能训练的护理 [J] . 天津护理，2016，24（3）：212-213 .

[7] Lee RK，Abol—Enein H，Artibani W，et al . Urinary diversion after radical cysteetomy for bladder cancer options，patient selection，and outcomes . [J] . BJU Int，2014，113（1）：11-23 .

[8] Wishahi MM，Elganzoury H . Elkhouly A . Dipping technique for ureteroileal anastomosis in otopic ileal neobladder . 20-year experience in 670 patients—no stenosis with preservation of the upper tract [J] ISRN Uml，2013，725286 .

[9] 胡爱玲，郑美春，李伟娟. 现代伤口与肠造口临床护理实践 [M]. 北京：中国协和医科大学出版社，2010：440–446.

（侯自梅　李建英）

第二部分
伤口护理

第一章　伤口的基础知识

第一节　皮肤的结构和功能

皮肤（skin）覆盖于体表，与人体所处的外界环境直接接触，在口、鼻、尿道口、阴道口和肛门等处与体内各种管腔表面的黏膜互相移行，对维持人体内环境稳定极其重要。皮肤由表皮、真皮和皮下组织构成，表皮与真皮之间由基底膜相连接。皮肤中除各种皮肤附属器（如毛发、皮脂腺、汗腺和甲等）外，还含有丰富的血管、淋巴管、神经和肌肉（图 2-1-1）。皮肤是人体最大的器官，总重量约占个体体重的 16%，成人皮肤总面积约为 $1.5m^2$，新生儿约为 $0.21m^2$，不包括皮下组织，皮肤的厚度为 0.5 ~ 4mm，存在较大的个体、年龄和部位差异如：眼睑、外阴、乳房的皮肤最薄，厚度约为 0.5mm，而掌跖部位皮肤最厚，可达 3 ~ 4mm。表皮厚度平均为 0.1mm，但掌跖部位的表皮可达 0.8 ~ 1.4mm。真皮厚度在不同部位差异也很大，较薄的如眼睑，约为 0.6mm，较厚的如背部和掌跖，可达 3mm 以上。

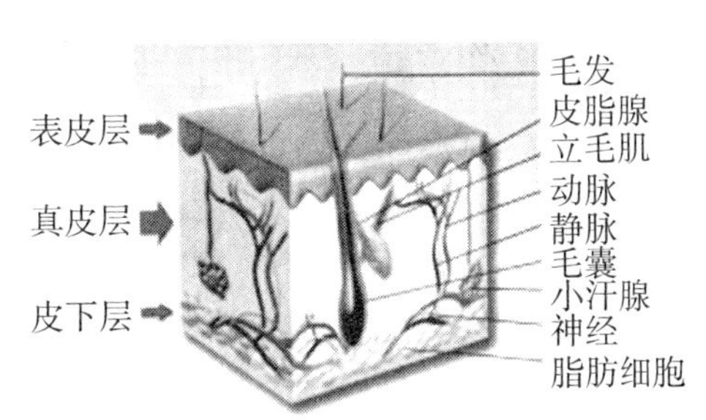

图 2-1-1　皮肤结构图

皮肤借皮下组织与深部附着，并受真皮纤维束牵引，形成致密的多走向沟纹称为皮沟（skies），后者将皮肤划分为大小不等的细长隆起称为皮嵴（skinridges）。掌跖及指（趾）屈侧的皮沟、皮嵴平行排列并构成特殊的涡纹状图样，称为指（趾）纹，其样式由遗传因素决定，除同卵双生子外，个体之间均存在差异。

根据皮肤的结构特点，可将其大致分为有毛的薄皮肤（hairythinskin）和无毛的厚皮肤（hainthickskin）两种类型，前者被覆身体大部分区域，后者分布于掌跖和指（趾）屈侧面，具有较深厚的沟嵴，能耐受较强的机械性摩擦。有些部位皮肤的结构比较特殊，不属于上述两种类型，如口唇、外肛门等皮肤－黏膜交界处。皮肤的颜色因种族、年龄、性别、营养状况及部位不同而有所差异。

一、皮肤结构

（一）表皮（epidermis）

在组织学上属于复层鳞状上皮，主要由角质形成细胞、黑色素细胞、朗格汉斯细胞和麦克尔细胞等构成。角质形成细胞（keratinocyte）由外胚层分化而来，是表皮的主要构成细胞，数量占表皮细胞的80%以上，其特征为在分化过程中可产生角蛋白（keratin）。角蛋白是角质形成细胞主要结构蛋白之一，构成细胞骨架中间丝，参与表皮分化、角化等生理病理过程。角质形成细胞之间及与下层结构之间存在连接结构如：桥粒和半桥粒。根据分化阶段和特点将角质形成细胞分为五层，由深至浅分别为基底层、棘层、颗粒层、透明层和角质层。

1. 基底层（stratumbasale）

位于表皮底层，由一层立方形或圆柱状细胞构成，细胞长轴与真皮表皮交界线垂直。胞质呈嗜碱性，胞核卵圆形，核仁明显，核分裂象较常见，胞核上方可见黑色素颗粒聚集或呈帽状排列。电镜下可见胞质内有许多走向规则的张力细丝，直径约5nm，常与表皮垂直。基底层细胞分裂逐渐分化为角质层细胞，并最终由皮肤表面脱落，是一个受到精密调控的过程。正常情况下约30%的基底层细胞处于核分裂期，新生的角质形成细胞有序上移，由基底层移行至颗粒层约需14天，再移行至角质层表面并脱落又需14天，共约28天，称为表皮通过时间或更替时间。基底层可能存在具有长期增殖及分化潜能的表皮干细胞。

2. 棘层（stratumspinosum）

位于基底层上方，由4 ~ 8层多角形细胞构成，细胞轮廓渐趋扁平。细胞表面有许多细小突起，相邻细胞的突起互相连接，形成桥粒。电镜下可见胞质内有许多张力细丝聚集成束，并附着于桥粒上，棘层上部细胞胞质中散在分布直径为100 ~ 300nm的包膜颗粒，称角质小体或Odland小体。棘层细胞表达角蛋白KI/K10。

3. 颗粒层（stratumgranulosum）

位于棘层上方，在角质层薄的部位由1 ~ 3层梭形或扁平细胞构成，而在掌跖等部位细胞可厚达10层，细胞长轴与皮面平行。细胞核和细胞器溶解，胞质中可见大量形态不规则的透明角质颗粒（keratohyalingranule）沉积于张力细丝束之间。

4. 透明层（stratumlucidum）

位于颗粒层与角质层之间，仅见于掌跖等表皮较厚的部位，由 2 ~ 3 层较平细胞构成。细胞界限不清，易被伊红染色。

5. 角质层（stratumcorneum）

位于表皮最上层，由 5 ~ 20 层已经死亡的扁平细胞构成，跖部可厚达 40 ~ 50 层。细胞正常结构消失，胞质中充满由张力细丝与均质状物质结合成的角蛋白。角质层上部细胞间桥粒消失或形成残体，故易于脱落。

二、皮肤的功能

皮肤覆盖于人体表面，对维持体内环境稳定十分重要，其有屏障、吸收、感觉、排泄、体温调节、物质代谢、免疫等多种功能。

（一）皮肤的屏障功能

皮肤可以保护体内各种器官和组织免受外界有害因素的损伤，也可以防止体内水分、电解营养物质的丢失。

1. 物理性损伤的防护

皮肤对机械性损伤如摩擦、挤压、牵拉以及冲撞等有较好的防护作用。角质层是主要防护结构，在经常受摩擦和压迫部位，角质层可增厚进而增强对机械性损伤的耐受力，真皮内的胶原纤维、弹力纤维和网状纤维交织成网状，使皮肤具有一定的弹性和伸展性；皮下脂肪层对外力具有缓冲作用，使皮肤具有一定的抗挤压、牵拉及对抗冲撞的能力。

皮肤对电损伤的防护作用主要由角质层完成，角质层含水量增多时，皮肤电阻减小，导电性增加，易发生电击伤。

2. 化学性刺激的防护

角质层是皮肤防护化学刺激的最主要结构。角质层细胞具有完整的脂质膜、丰富的胞质角蛋白及细胞间的酸性胺聚糖，有抗弱酸和抗弱碱的作用。

3. 微生物的防御作用

角质层细胞排列致密，其他层角质形成细胞间也通过桥粒结构相互镶嵌排列，能机械性地防止生物的侵入；角质层含水量较少以及皮肤表面弱酸性环境，均不利于某些微生物生长繁殖。另外正常皮肤表面寄居的杆菌可产生的脂酶，能将皮脂中的甘油三酯分解成游离脂肪酸，对葡萄球菌、链球菌和白色念珠菌等有一定的抑制作用。

4. 防止营养物质的丢失

正常皮肤的角质层具有半透膜性质，可防止体内营养物质、电解质的丢失，皮肤表面的皮脂膜也可大大减少水分丢失。正常情况下，成人经皮肤不显性丢失的水分为240 ~ 480ml，但如果角质层全部丧失，每天经皮肤丢失的水分将增加10倍以上。

（二）皮肤的吸收功能

皮肤具有吸收功能，经皮吸收是皮肤外用药物治疗的理论基础，角质层是经皮吸收的主要途径，其次是毛囊、皮脂腺、汗管等，皮肤的吸收功能可受多种因素影响。

（1）皮肤的结构和部位、皮肤的吸收能力与角质层薄厚不同，吸收能力也存在差异，皮肤的吸收能力：阴囊 > 前额 > 大腿屈侧 > 上臂屈侧 > 前臂 > 掌跖。角质层破坏时，皮肤吸收能力增强，此时应注意避免因药物过量吸收而引起的不良反应。

（2）角质层的水合程度越高，皮肤的吸收能力就越强。局部用药后密闭封包，可提高药物吸收性，其原因就是封包阻止了局部汗液和水分的蒸发。

（3）完整皮肤能吸收少量水分和微量元素，水溶性物质不易被吸收，而脂溶性物质和油脂类物质吸收良好，主要吸收途径为毛囊和皮脂腺，吸收强弱顺序为：羊毛脂 > 凡士林 > 植物油 > 液状石蜡。此外，皮肤还能吸收多种重金属及盐类。

物质的分子量与皮肤吸收能力之间无明显相关，如分子量小的氨气极易透皮吸收，而某些分子量大的物质如葡聚糖分子等也可通过皮肤吸收。在一定浓度下，物质浓度与皮肤吸收率呈正比，但某些物质（如苯酚）浓度高时可引起角蛋白凝固，反而使皮肤通透性降低，导致吸收不良。剂型对物质吸收亦有明显影响，如粉剂和水溶液中的药物很难吸收，霜剂可被少量吸收，软膏吸收率高。加入有机溶媒可显著提高脂溶性和水溶性药物的吸收。

（4）外界环境因素，环境温度升高可使皮肤血管扩张、血流加速，加速组织内的物质弥散，从而使皮肤吸收能力提高。环境温度也可影响皮肤对水分的吸收，当温度升高时，角质层水合程度增加，皮肤吸收能力增强。

（5）病理情况皮肤充血理化损伤及皮肤疾患均会影响经皮吸收。

（三）皮肤的感觉功能

皮肤的感觉可以分为两类，一类是单一感觉，皮肤中感觉神经末梢和特殊感受器感受体内外的单一性刺激，转换成一定的动作电位沿神经纤维传入神经中枢，产生不同性质的感觉，如触觉、痛觉、压觉、温度觉；另一类是复合感觉，皮肤不同类型的感觉神经末梢或感受器共同感受的刺激传入神经中枢后，由大脑综合分析形成的感觉，如湿、糙、硬、软、光滑等。此外皮肤还有形体觉、两点辨别觉和定位觉等。痒觉是一种引起搔抓欲望的不愉快感觉，属于皮肤膜的一种特有感觉，其产生机制尚不清楚，组织学至今尚未发现专门的痒觉感受器，中枢神经系统的功能状态对痒觉有一定的影响，如精神舒缓或转移注意力可使痒觉减轻，而焦虑或过度关注时痒觉可加剧。

（四）皮肤的分泌和排泄功能

皮肤的分泌和排泄主要通过汗腺和皮脂腺完成。正常情况下小汗腺分泌的汗液无色透明。汗液中水分占 99%，其他成分仅占 1% 呈酸性（pH4.5 ~ 5.5），大量出汗时汗液碱性增强（pH7.0 左右），后者包括无机离子、乳酸、尿素等。小汗腺的分布对维持体内电解质平衡非常重要。

（1）小汗腺的分布和排泄受体内外温度、精神因素和饮食的影响。外界温度高于 31℃时全身皮肤均可见出汗，称显性出汗；温度低于 31℃时无出汗的感觉，但显微镜下可见皮肤表面出现汗珠，称不显性出汗；精神紧张，情绪激动等大脑皮质兴奋时，可引起掌跖、前额等部位出汗，称精神性出汗；进食（尤其是辛辣、热烫食物）可使口周、鼻、面、颈、背等处出汗，称味觉性出汗。

（2）顶泌汗腺在青春期分泌旺盛，情绪激动和环境温度增高时，其分泌也增加。顶泌汗腺新分泌的汗液是一种无味液体，经细菌酵解后可使之产生臭味。有些人的顶汗腺可分泌一些有色物质，可呈黄、绿、红或黑色，使局部皮肤或衣服染色，称为色汗症。

（3）皮脂腺属全浆分泌，即整个皮脂腺细胞破裂，胞内物全部排入管腔，分布于皮肤表面形成皮脂膜。皮脂是多种脂类的混合物，其中主要含有角鲨烯、蜡脂、甘油三酯及胆固醇酯等。皮脂腺分泌受各种激素（如雌激素、孕激素、雄激素、糖皮质激素、垂体激素等）的调节，其中雄激素可加快皮脂腺细胞的分裂。

（五）皮肤的体温调节功能

皮肤具有重要的体温调节作用。一方面皮肤可通过遍布全身的外周温度感受器感受外界环境温度变化，并向下丘脑发送相应信息；另一方面皮肤又可接受中枢信息，通过血管舒缩反应，例如寒战或出汗等对体温进行调节。皮肤覆盖全身，面积较大，且动静脉丰富。冷应激时交感神经兴奋，血管收缩，动静脉吻合关闭，皮肤血流量减少，皮肤散热减少；热应激时动静脉吻合开启，皮肤血流量增加，皮肤温度增加。此外四肢大动脉也可通过调节浅静脉和深静脉的回流量进行体温调节，体温升高时血液主要通过浅静脉回流使散热量增加；体温降低时，主要通过深静脉回流以减少散热。体表散热主要通过辐射、对流、传导和汗液蒸发实现，环境温度过高时主要的散热方式是汗液蒸发，热应激情况下汗液分泌速度可达每小时 3 ~ 4L，散热量为基础条件下的 10 倍。

（六）皮肤的免疫功能

皮肤是重要的免疫器官。1986 年 Bos 提出了皮肤免疫系统的概念包括免疫细胞和免疫分子两部分，它们形成一个复杂的网络系统，并与体内其他免疫系统相互作用，共同维持着皮肤微环境和机体内环境的稳定。角质形成细胞具有合成和分泌白介素、干扰素等细胞因子的作用，同时还可通过表达 MtH 类抗原等方式参与免疫活动。皮肤内的淋巴细胞主要为 T 淋巴细胞，其中表皮内淋巴细胞以 CxT 为主，占皮肤淋巴细胞总数的 2%，T 淋巴细胞具有亲表皮特性，且能够在血液循环和皮肤之间进行再循环，传递各种信息，介导免疫反应。朗格汉斯细胞可调控 T 淋巴细胞的增殖和迁移，并参与免疫调节，免疫监视，免疫耐受、皮肤移植物排斥反应和接触性超敏反应等。

皮肤免疫系统的分子成分有：细胞因子，表皮内多种细胞均可参与免疫自稳机制和病理生理过程，细胞因子既可以在局部发挥作用，也可通过激素样方式作用于全身。黏附分子，可介导细胞与细胞间，或细胞与基质间的相互接触或结合，是完成许多生物学过程的前提条件，黏附分子大多为糖蛋白，按其结构特点可分为四类：整合素家族、免疫球蛋白家族、选择素家族和钙黏素家族。某些病理状态下黏附分子表达增加，可作为监测某些疾病的指标。其他分子，皮肤表面存在分部型 IgA，后者在皮肤局部免疫中通过阻碍黏附、溶解、调理、中和等方式参与抗感染和抗过敏过程。补体可通过溶解细胞、免疫吸附促进介质释放等方式，参与特异性和非特异性免疫反应。皮肤内的淋巴细胞主要为 T 淋巴细胞，其中表皮内淋巴细胞以 CxT 为主，占皮肤淋巴细胞总数的 2%，T 淋巴细胞具有亲表皮特性，且能够在血液循环和皮肤之间进行再循环，传递各种信息，介导免疫反应。朗格汉斯细胞是表皮中重要的抗原细胞，此外还可调控 T 淋巴细胞的增殖和迁移，并参与免疫调节、免疫监视、免疫耐受、皮肤移植物排斥反应和接触性超敏反应等。

参考文献：

[1] 张学军 . 皮肤性病学 [M]. 北京：人民卫生出版社，2013 .

[2] 胡爱玲，郑美春，李伟娟 . 现代伤口与肠造口临床护理实践 [M]. 北京：中国协和医科大学出版社，2015 .

（郭金花　李建英）

第二节 伤口愈合

伤口愈合是指由于致伤因子的作用造成组织损伤后，局部组织通过再生增殖，对损伤和缺损的组织进行充填、连接或替代的一系列病理修复过程。这个过程分为完全修复和不完全修复；组织修复的基本方式是细胞和细胞间质的再生增殖，理想的修复是组织缺损完全由同样性质的细胞来修复并恢复原有的结构和功能，又称完全修复。但由于不同组织细胞的再生增殖能力不同，加上各种内外因素导致创面生长停滞，使损伤的组织不能由同样性质的细胞修复，而是由其他细胞（通常是成纤维细胞）增生替代完成，即不完全修复。伤口愈合是一个复杂但有序进行的生物学过程，了解其过程和机制有助于护士决定如何处理伤口和选择最佳的伤口处理方法。

一、伤口愈合的机制

朱家源教授等按伤口愈合的病程分为生理性愈合和病理性愈合。生理性愈合是一个复杂的过程，包括出血期、炎症期、增生期和改建期。病理性愈合是指众多原因对创面的生理性修复机制造成的负面影响，导致创面坏死物质不易脱落、异常的炎症反应、酶类活性的改变、促修复细胞因子和修复细胞效率低下以及顽固的感染，创面缺乏达到愈合的必要条件，停滞于出血期、炎症期或增生期。其本质是机体对各种有害因素所致的组织细胞和结构损伤的一种防御性适应性反应。

（一）伤口的生理性愈合

在正常情况下，急性伤口的愈合大致分为四个阶段：

（1）出血凝血期受伤后数小时（4 ~ 6 小时），创面血小板聚集，凝血系统激活，产生血凝块封闭并保护伤口。

（2）炎症期（局部出血、炎症反应期、清创期）在创伤后发生，并可持续 3 ~ 5 天。炎症细胞随之趋化、渗出至局部创面，巨噬细胞吞噬坏死的细胞碎片，中性粒细胞吞噬细菌并释放蛋白水解酶以清除细胞外基质中受损和失活的成分，目的在于清除损伤或坏死组织，为组织再生和修复奠定基础。由于炎症反应、血管扩张和毛细血管通透性增加，可见大量的血浆渗出液由伤口渗出，故也称渗出期。

（3）增殖期（纤维组织增生期、细胞增殖分化和肉芽组织生成期）局部炎症开始不久，即可有成纤维细胞增生、血管内皮细胞增殖、分化、迁移、组织基质分泌新生毛细血管和肉芽组织形成。浅表损伤一般通过细胞的增殖、迁移修复创面；软组织损伤需要通过肉芽组织（组成部分包括组织连接细胞、小血管和胶原）生成来完成。

（4）修复期（组织塑形期）伤口修复开始于伤口 2 ~ 3 周，可持续 2 年左右。新生的肉芽组织如纤维组织，在数量和质量上不能达到结构和功能要求，需要进一步改构和重建，包括胶原纤维交联和强度增加，多余胶原纤维被胶原蛋白酶降解，过度丰富的毛细血管网消退，伤口的黏蛋白减少。上皮从创缘开始形成新生表皮细胞覆盖创面使伤口缩小，肉芽组织所含水分和血管减少逐渐变硬形成瘢痕组织，即瘢痕形成修复期。上皮形成是伤口愈合过程结束的标志。

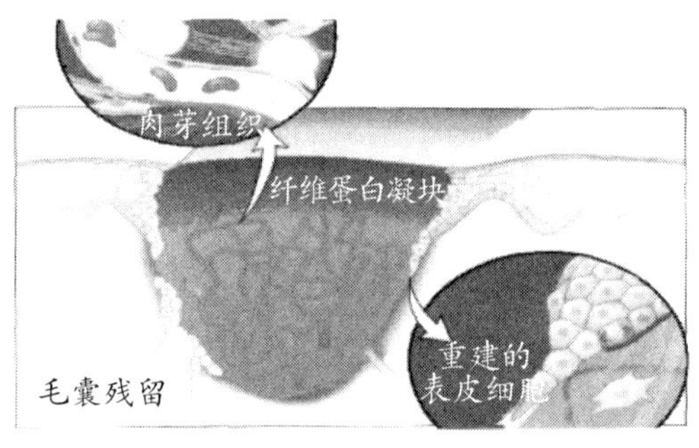

图 2-1-2　伤口愈合

（二）伤口的病理性愈合

慢性皮肤创面（溃疡）是指一次性不能治愈的创面，通常会发生二次感染，肉芽组织生长并覆盖于伤口底部的创面。根据病因溃疡可以分为内因性溃疡（包括糖尿病，血管性、癌症性因素）、复合性溃疡（如压疮）和外因性溃疡（包括外伤、放射性损伤、药物性损伤和感染）。某些临床上常见的溃疡，还有其特殊的分期分级系统，如糖尿病溃疡的 Wagner 分级和 TEXAS 分期系统。影响溃疡愈合的因素有很多，包括全身性因素（如有无使用激素或化疗药物、有无糖代谢性改变）、营养因素（如维生素缺乏或营养不良）、局部性因素（如局部的压力、氧灌注情况、局部的神经营养等）。目前，临床上常见慢性溃疡创面包括糖尿病足溃疡、下肢静脉性溃疡、外伤性溃疡、神经营养性溃疡和恶性溃疡等。

慢性创面的修复是一个更为复杂的过程，与急性创面修复相比有很大差异。因为慢性创面渗出液与急性创面渗出液性质有所不同，从急性创面所收集的创面渗出液，可以在体外促进成纤维细胞、角质细胞、内皮细胞的增殖；而从慢性创面收集的创面渗出液，则抑制细胞的增殖和血管形成。而慢性创面的修复往往表现为一种停滞或者继续恶化的病理性愈合过程，创面缺乏达到愈合的一系列必要条件，表现为一种停滞于出血期、炎症期或增生期的病理性愈合过程，也称为病理性愈合。可见两类创面的内在微环境改变及创面达到愈合的需求存在极大差异。

二、影响伤口愈合的因素

伤口愈合是一个非常复杂的过程，相同的治疗手段，对慢性创面和急性创面的效果可能存在极大的差异。愈合过程中会受到很多外因性及内因性因素的影响，使伤口的愈合过程受到干扰。某些因素对于伤口的愈合是有利的，如伤口所在肢体合适的制动与功能锻炼、适当的创面处理等；但有些因素却会阻碍伤口的愈合，如高血糖、肥胖、营养不良等。影响伤口愈合的因素有许多，在临床工作中可以利用有利因素，避免不利因素，促进创面早期愈合。

（一）全身因素

1. 年龄

不同年龄组织细胞的再生能力不同，老年人伤口愈合较慢，因为组织的再生能力随年龄的增加而减退，加之血管的硬化使局部血液供应减少，而且成纤维细胞的分裂增殖周期也明显延长，致使伤口愈合的过程延迟，甚至不愈合；但给予加强营养、注意血液循环等，伤口仍能加速愈合。

2. 营养状况

营养状况（主要包括蛋白质、维生素类、微量元素）的好坏，将直接或间接地影响伤口的愈合。

（1）蛋白质缺乏：蛋白质缺乏可减慢新生血管形成、成纤维细胞增殖和胶原蛋白合成；同时影响细胞吞噬功能，降低免疫力，组织修复比较缓慢，伤口不易愈合。尤其是含硫氨基酸缺乏时，常导致组织细胞再生不良或者缓慢，肉芽组织形成受阻。

（2）维生素缺乏：维生素 C 是中性粒细胞产生过氧化物杀灭细菌所必需的，亦有利于巨噬细胞吞噬和游走，可促进细胞间质及胶原纤维和黏多糖，提高伤口强度，且人体内维生素 C 储存较少容易造成缺乏从而降低机体抗休克、抗感染能力，影响糖和蛋白质的代谢，还可造成毛细血管脆性增加，发生出血倾向。

维生素 A 通过溶酶体膜作用提高炎症反应，可促进创面单核巨噬细胞系统及淋巴细胞等炎症细胞聚集，并调节胶原酶活性，有助于胶原合成、上皮再生及血管形成。维生素 B2、B6 等可促进新陈代谢，促进胶原肽链交联，增强创面强度。

（3）微量元素：锌是人体必不可少的微量元素，特别是作为 DNA 聚合酶和 RNA 聚合酶的辅酶成分，与细胞分裂和蛋白质合成都有密切关系。锌不足时创伤后机体成纤维细胞增生数减少，胶原合成量降低，蛋白质代谢不良，此时组织细胞的再生能力和速度都会减慢，使创面愈合延迟。其他微量元素铜、铁、锰、碘等也参与了机体蛋白合成过程。

3. 基础疾病

（1）糖尿病患者容易形成伤口是由于表皮中负责免疫应答的朗格汉斯细胞功能受损，其他吞噬细胞功能障碍，致使患者罹患感染性疾病或伤口感染率增加。同时，由于糖尿病患者也易于并发周围神经病和血管性疾病，导致血液供应障碍，糖尿病患者的高血糖使巨噬细胞功能受损，创面炎症反应弱，直接导致了成纤维细胞生长和胶原蛋白合成减少。因此，糖尿病患者较健康人或其他患者容易出现伤口，且伤口难以愈合。

（2）尿毒症患者伤口不易愈合，其主要机制可能在于全身性营养不良、伤口低血容量和伤口氧供量不足。

（3）高脂血症使伤口中成纤维细胞合成胶原功能有所降低，其原因可能是成纤维细胞胞质中的脂滴占据一定空间，且不能直接利用，影响了内质网正常功能；吞噬细胞吞噬了脂质转变成泡沫细胞，其分泌促成纤维细胞生长因子的功能减退，间接影响了胶原蛋白合成。

（4）血液循环系统功能状态：心力衰竭或者动脉硬化，会导致周围组织血供不足，从而影响伤口愈合。

（5）其他：贫血、恶性肿瘤、类风湿性关节炎、自身免疫性疾病、肝衰竭以及肾功能不全等。贫血是因为血液携氧能力下降，导致周围组织缺氧而影响伤口的愈合。恶性肿瘤伤口难以愈合的原因有：肿瘤组织的快速生长、坏死组织易于感染、营养平衡破坏（负氮平衡）以及治疗时药物（化疗及放疗）的影响。

4. 肥胖

肥胖患者手术后广泛的皮下脂肪容易形成无效腔和血肿妨碍血氧向伤口释放，为感染提供了病灶；脂肪组织的血液供应相对较少，伤口血供不足，易发生液化坏死；太多的脂肪组织会导致伤口的张力增加（一期缝合伤口），这样使伤口局部组织的血液循环受到阻碍，延迟伤口的愈合。

5. 药物

大剂量类固醇还会阻止成纤维细胞的分裂与增殖，影响伤口的愈合。非特异性消炎药物如阿司匹林、吲哚美辛（消炎痛）等，因能阻断前列腺素的合成而抑制伤口愈合过程的炎症反应而使其伤口愈合缓慢。

细胞毒性药物能抑制骨髓中细胞的分裂增殖，使炎性细胞和血小板数量降低，相关生长因子不足，从而对伤口愈合产生严重的影响。免疫抑制剂一方面降低白细胞的活性，使伤口的清创过程受阻；免疫抑制剂会增加感染的机会，从而干扰伤口愈合的过程。

青霉素因能在体内转化成青霉胺，而青霉胺会阻碍胶原蛋白的交链而使新形成的胶原纤维强度下降，影响伤口的愈合。

外源性肾上腺皮质激素妨碍伤口愈合，主要是激素能稳定细胞溶酶体膜，阻止蛋白水解及其他促炎症反应物质释放，抑制了伤口早期的炎症反应，这种作用以损伤后 3 天内给药尤为显著。

6. 放射治疗

离子射线不仅对恶性肿瘤细胞具有杀伤力，同样对正常组织细胞也具有强大的破坏性；同时放疗所带来的不良反应如恶心、呕吐、腹泻等导致营养吸收障碍，从而影响伤口的愈合。

7. 吸烟

吸烟者的伤口愈合较慢，这是因为其血液循环中一氧化碳含量增加，一氧化碳与血红蛋白结合降低了氧的释放，使伤口组织氧供给減少。此外，尼古丁会使周围血管收缩、血流减慢、增加血小板黏附，形成血栓，致微循环障碍；抑制红细胞、纤维原细胞、巨噬细胞的生成，影响伤口愈合。

8. 心理状态

积极的心态会有利于伤口的愈合。相反，长期压抑、紧张、焦虑等社会因素，通过对神经内分泌系统致机体免疫功能受损，从而间接地影响伤口的愈合。

（二）局部因素

伤口愈合的局部因素除与受损创面损伤程度、受损范围、坏死组织有关，还与以下局部因素有关。

1. 细菌性负荷与创面感染

炎症反应是伤口愈合的基础，但过度的炎症反应却会导致局部组织细胞的坏死，而坏死的组织是阻碍伤口愈合的因素，而且如果不及时控制可能还会导致全身性感染，加重伤口愈合的难度，甚至有生命危险，如糖尿病足溃疡、压疮等慢性创面，其创面易于为细菌菌落定居、繁殖，有时尚可为真菌或其他微生物，这可能由于创面长期暴露在外、易于污染之故，另外其他因素如较差的血供、缺氧也有利于细菌的定居。有证据表明，无论感染的微生物为何种类型，只要每克组织中微生物的数目到达或超过 l05，即可使创面的愈合受损。伤口感染导致的异常，主要是胶原代谢紊乱，感染区中性粒细胞吞噬细菌后，释放的蛋白酶和氧自由基可破坏组织，使胶原溶解超过沉积，引起伤口延迟愈合。感染存在时，细菌和炎症细胞增加了氧和其他养料消耗，成纤维细胞代谢受损，而且感染后渗出物很多，加大了伤口局部张力，甚至使伤口裂开。

2. 创面处于病态阶段及创面细胞表型的改变

一般来说，急性创面的愈合遵循一个过程，即创面正常的愈合过程包括出血期、炎症期、增生期、修复期。而慢性创面的愈合并没有遵循这个过程。如糖尿病足溃疡，创面“停滞”在出血期、炎症期或增生期。有证据表明，慢性创面的细胞表型发生了改变，某些大分子甚至生长因子被限定在或“捕获”入组织中，导致促使创面愈合的某些关键性因子（包括细胞因子）失活或分布异常，影响到细胞的增殖和移动能力。

3. 局部血流量下降和组织缺氧

创面组织缺血缺氧导致组织细胞再生时所需的营养供给不足，从而阻碍伤口愈合进程，是慢性创面形成初期的主要原因之一。良好的血供能为伤口愈合提供氧及养料，并带来炎性因子与炎症细胞，带走代谢性产物，是创面成功愈合的基础。创面血供受创面解剖位置、切口部位、继发于压迫的缺血和本身疾病，特别是动脉粥样硬化以及缝线张力的影响。研究表明，糖尿病慢性创面受损的愈合能力与皮肤表面较低的氧张力相关。然而，低氧张力可以刺激成纤维细胞增生和克隆增殖，还可以使部分生长因子的转录合成增加。可能是创面形成后短期的低氧张力可以作为一个潜在的刺激性因子，而创面长期的缺氧则使创面愈合过程受损，以及瘢痕、纤维化形成。

4. 基质金属蛋白酶（MMPs）的作用

慢性创面液包含大量的 MMPs。MMps 是一系列可以降解基质蛋白［包括纤维粘连蛋白（Ii. Bronectin）、玻璃粘连蛋白（vitronectin）］的物质，其中 MMP1 对创面的再上皮化有重要的作用，而其他类型的 MMPs（如 MMP2、MMP9）活性增高则抑制创面愈合。因此了解以及控制 MMPs 的表达和分布，对于创面有着治疗性的意义。

5. 伤口的局部处理措施

正确合适的治疗能促进创面愈合，而不恰当的伤口局部处理措施将极大地影响伤口的愈合。保持良好的个人卫生以及生活环境，以避免交叉感染的可能，也非常重要。在实践工作中，我们运用“创面床准备”，评估局部及全身情况下，对创面做合适的处理，在创面的防治过程中取得了一定的效果。

6. 伤口的温度和湿度

1962 年 Winter 博士在动物实验中证实了伤口在湿性环境下愈合速度要比在干性环境下快 1 倍；1963 年 Hinman 博士在人体创面实验上也得到了同样的结果。有研究证实保持伤口局部温度接近或者恒定在正常的 37℃时，细胞的有丝分裂速度增加 108%，此时酶的活性处于最佳状态。传统伤口护理是频繁更换敷料和用冷溶液冲洗伤口，这样常常造成伤口局部温度比正常体温低 2 ~ 5℃，从而阻碍伤口的愈合过程。1972 年，Roveeti 提出"湿性创面愈合"理论。从而产生一种全新的愈合理论以及新的伤口护理敷料—湿性愈合理论和闭合性敷料。

三、伤口湿性愈合理论

自有人类开始便有伤口的形成，最早有关伤口治疗的记录来源于古代幼发拉底河苏美尔人在黏土平板上和埃及人在莎草纸上所做的记载。古代人类已有描述伤口的观察及症状，已知道感染会影响伤口的愈合。公元前 460—前 377 年，希腊人已知道伤口需要保持清洁及干燥的概念，懂得用暖水、酒精及醋清洁伤口，若伤口有炎症症状，则用泥器剂敷于伤口，用以软化组织及促进脓液引流。保持伤口干燥的观念一直沿用至 10 世纪。公元前 25 年至公元后 50 年，罗马人 Celsus 首先描述了伤口的急性炎症反应，包括红、肿、热及痛，此描述一直沿用至今。公元 130—200 年，一位希腊医生 Galen 发现严重及广泛性感染会导致全身脓毒症甚至死亡，但他认为若身体反应及时，可将感染局部化，故此提出脓液的形成是伤口愈合必经过程。例如用尿液、白鸽粪便等来处理伤口，以促进脓液形成。直至公元 18 世纪，Pasteur 发现微生物的存在，继而发现微生物是伤口感染的原因并引证用高温方法消灭微生物，Galen 的理论才被推翻。

清洗伤口的意识在远古时代就已存在，但是古代人却用尿液、酒或醋来冲洗，后来更用糖或蜜糖来覆盖伤口，借以增加伤口的营养，促进愈合。虽然此方法在当时没有理论依据，但在现代伤口愈合的科研中，已有足够的理论支持蜜糖不仅具有抑制细菌功能，还可以提供湿性愈合环境，促进自溶性清创，更有减痛及清除伤口异味的作用，这足以证明古代人类已懂得利用天然物品来促进伤口愈合。

缝合伤口以加速伤口愈合的方法首先记录于埃及人采用荆棘、亚麻布、头发、松脂、树胶等制成品来缝合或将伤口粘贴在一起，但有些伤口却因感染而愈合失败，故有人提出清洗伤口，直至感染清除，伤口有红色肉芽才缝合的理论，这一理论即现今的 Delayed Primary Healing 理论。

自 18 世纪 Pasteur 发现微生物的存在以后，消毒溶液开始面世，用以清洗伤口及用作手术前皮肤消毒，例如火酒、氢氯化物等，其后抗生素的发明更大量减少了伤口感染的机会。当然，还有人提出不同的理念促进伤口愈合，例如：电疗法（electrical stimulation）提出正常组织含有流动电位，阴性电流能减低细菌生长及感染，增加胶原、成纤维细胞及生长因子形成，而阳性电流抑制肿瘤生长；高压氧疗法（hyperbaric oxygen）将病者置于高压舱内，呼吸 100% 氧气，以增加血液内氧含量，将营养及含氧血输送至伤口，促进伤口愈合；负压疗法（negative pressure therapy）利用负压原理将血液吸引至伤口；生长因子（growth factors）是身体内的多肽类蛋白质，由不同的细胞制造出来，适用于一些慢性或长期不愈合的伤口。但不同愈合期所需的生长因子也有不同，因此何时使用适合的生长因子尚在研究中；组织再造（tissue engineering）是人类的角质细胞、真皮在实验室中培养而成，含有成纤维细胞，可以代替伤口失去的真皮释放出生长因子。也有由实验室制成的上皮及真皮，它的组成与人类的皮层相近，故可刺激伤口制造不同种类的生长因子。也有用经制炼后的尸体皮肤，但有时会出现排异反应。此外，蛆疗法、水疗法、激光、超音波等治疗伤口的方法种类繁多，但正式科研仍在进行中，以观察并确定其疗效。

20 世纪 50 年代以后研究发现，有两个重要发现对伤口愈合起到至关重要的作用。一是 1958 年，Odland 首先发现水疱完整的伤口比水疱破溃的伤口愈合速度明显加快；二是 1962 年，英国的 G.Winter 博士经过动物实验发现，湿性环境中伤口愈合速度比干性环境中伤口愈合速度快 1 倍。1963 年 Hinman 首次在人体伤口处理中得出同样的结论。这些重要的发现标志着伤口湿性愈合理论的诞生。虽然这一伤口湿性愈合理论在欧美一些国家已经应用在伤口护理中有近 30 年的历史，但直到 20 世纪 90 年代伴随着新型密闭型敷料引进中国，由于伤口干性愈合观念在人们的思想中根深蒂固，因此伤口湿性愈合理论被患者及其家属接受仍然需要时间。

湿性愈合理论是指运用密闭式敷料使创面处于密闭型或半密闭型环境下，敷料将渗液全部或部分保持在创面上，造成一个接近生理状态的湿性愈合环境，同时敷料可防止液体和细菌透过，促使伤口快速愈合。湿性愈合环境具有以下特点。

（1）无痂皮形成，避免表皮细胞经痂皮下迁移而延长愈合时间。

（2）湿润和低氧环境能维持创缘到创面中央正常的梯度，刺激毛细血管的生成，促进成纤维细胞和内皮细胞的生长，促进角质细胞的繁殖。

（3）发挥了渗液的重要作用，保证伤口渗液不粘连创面，避免新生肉芽组织再次受到机械性损伤，明显减轻了换药时的疼痛，为创面的愈合提供了适宜的环境。

（4）保持在创面中的渗液释放并激活多种酶和酶的活化因子，促进坏死组织和纤维蛋白的溶解，渗液还能有效地维持细胞的存活，促进多种生长因子的释放，刺激细胞增殖。

（5）密闭状态下的微酸环境能直接抑制细菌生长，有利于白细胞繁殖及发挥功能，提高局部的免疫力。

对慢性伤口处理的探索，近几十年来有三个里程碑式的飞越。第一个里程碑：1972 年，Roveeti 在 Winter、Hinman 和 Maibach 等人的研究基础上提出了“湿性创面愈合”理论，即湿性创面环境能够加快上皮细胞增生移行的速度，促进创面愈合。这一理论催生了包括水胶体敷料、水凝胶敷料、藻酸盐敷料和人工皮肤等一系列新型敷料，目前仍然广泛地应用于临床。第二个里程碑：20 世纪 80 年代。认识到机体中存在的多种生长因子包括血小板源性生长因子（PDGF）、表皮生长因子（EGF）、角质生长因子（KGF-2）等，对创面具有极强的促修复作用，并且被广泛应用于临床后取得了可喜的疗效。第三个里程碑：国外近年来基于对慢性创面的病理性愈合过程而提出的“创面床准备（wound bed preparation，WBP）”概念，即贯彻对导致创面发生的全身性情况、创面局部情况、创面分期的系统评估，着重去除创面的细菌性、坏死性和细胞性负荷，应用敷料、生长因子和酶等创造一个相对适宜的创面微环境，加速创面愈合或为进一步的手术治疗做好准备的一系列过程。“创面床准备”是一个全新的体系型概念，既涉及慢性创面病理性愈合的整体过程，也兼顾创面愈合各个时期所需的条件并强调创面床的外观和达到愈合所需的状态。最重要的是这个概念的提出，使慢性创面的局部处理和急性创面区分开来，成为一个相对独立的而又系统的过程。

湿润伤口愈合理论促进了医用半密闭和密闭型敷料商业性的开发与研制，1974 年诞生了全球第一块由英国 Smith 公司生产的密闭性敷料安舒妥。在这之后，欧美许多国家的厂家进行了新型医用敷料的生产，如美国的 Coventec 及 3M 公司、法国的 Yogal 公司、德国的 B/ BRAUN 公司、瑞典的 Monike 公司及丹麦的 Co1oplast 公司等。在 WBP（TIME）体系中认为，湿性环境是封闭的湿性环境。只有在封闭的环境下才能达到阻隔细菌和外界异物、创造适合创面床愈合的微环境的要求，湿性环境需贯穿各期创面。在黑期要求能保持适度的创面湿度甚至能提供水分，我们推荐使用水凝胶敷料以充分软化干性坏死组织。在黄期主要清除细菌性负荷吸收过多的创面渗液促进肉芽生长向红期过渡。藻酸盐敷料、水胶体敷料以及抗菌型敷料是合适的选择。在红期和粉期是肉芽生长及上皮生长时期，渗液减少可以使用超薄水胶体敷料和各种生物敷料包括含生长因子的生物敷料。在黄期和红期，使用负压辅助治疗也可收到理想的保湿效果。

在20世纪90年代初，欧美国家生产的医用半密闭和密闭型敷料纷纷进入了中国市场，中国的临床医护人员对伤口的湿性愈合虽然有了初步的接触，但是由于缺乏伤口湿性愈合理论与新型医用敷料正确使用的系统培训，因而对伤口湿性愈合仍处在摸索阶段。临床医护人员最初接触的新型密闭性敷料多是水胶体敷料，有些临床医护人员认为水胶体敷料是一种万能敷料，可以用在任何伤口中，事实上每种不同类型的敷料都有其各自的适应证。

2002年李亚洁的关于密闭性敷料的研究和展望的综述，是国内对密闭型敷料最早的非商业性的阐述。2003年胡爱玲指出了临床上常见的密闭型敷料的使用不当，并列出了正确的使用方法。随着人们对伤口湿性愈合理论与敷料的种类及其作用的不断深入认识，新型密闭伤口敷料近10年来在国内各大医院逐渐被应用于临床各种慢性伤口护理中，大量的文献也报道了新型医用敷料在不同的慢性伤口中的应用效果。

我国内地CNS的培养和资格认证尚处于起步阶段。2001年由中山大学护理学院、香港大学专业进修学院和香港造瘘治疗师学会联合在广州开办了中国内地第一所造口治疗师学校，招收具有注册护士资格的、有相关专科实践经验的临床护士。课程内容包括造口护理、伤口护理、大小便失禁护理及专业发展等方面的理论知识和护理技术，学员结业可获得世界造口治疗师协会认可的造口CNS执业资格证书。目前已在广州、北京、上海、南京和温州、西安、安徽等地共开办了多所造口治疗师学校。

（安果仙　李建英）

第三节　伤口营养支持

营养是生物生长、生存的基础，是患者抵御外来侵害、维护生理功能、修复组织、恢复健康的底物。临床营养学一般所指的营养不良即指蛋白质－能量营养不良（protein-calorie malnutrition，PCM或protein energy malnutrition，PEM）。临床营养支持的目的是维持细胞正常代谢、支持组织器官功能、调节机体免疫功能、参与机体生理功能、修复组织器官结构，从而促进患者康复。患者伤口能否顺利愈合，机体营养储备状况是重要因素之一。通过评价患者的营养状况，合理补充营养物质，改善患者对创伤的耐受能力，对提高患者伤口的恢复、减少创伤或手术的并发症有十分重要的意义。

一、能量

人体的能量消耗或人体的能量代谢过程一刻也不能停止，但人体从外界进食是间断的，因而机体一定量的内源性的能量储备是人体生存、发展所必需的，是人体健康的重要标志，也是能否耐受手术、创伤恢复的重要基础。

人体内源性能量储备以糖原、体脂和蛋白质形式存在。糖原不是人体主要储能物质，营养良好的健康人有少量的肝糖原和肌糖原，健康成人体内糖原总量约500 ~ 900g。人体的主要内源性储能物质是体脂和蛋白质。但两种物质供能特点和可供能的限度是不同的。每燃烧 1g 脂肪可提供 37.67kJ 能量，且脂肪组织内基本无水，所以脂肪作为一种高能储能物质是人体的主要的内源性能量储备物。存在于皮下和组织间的脂肪组织不仅使人体具有相当能量储备以备必要时动用，而且对机体器官和组织具有支持和保护作用，所以人体有一定的脂肪储备是健康和营养良好的标志之一。蛋白质每克氧化供能仅 l6.74kJ 能量。且机体蛋白质需存在于大量水中，肌肉中的蛋白质按重量计仅占 1/4，每消耗 1g 肌肉仅提供 4.186kJ 能量。同脂肪相比水合的蛋白质作为可动用的能源储备相对低效。所有蛋白质都与机体一定的结构和功能有关，因而机体蛋白质不可能像脂肪组织那样可以很大比例被消耗来供能，当蛋白质消耗到达一定比例时可严重影响机体器官和脏器的功能，甚至出现器官功能衰竭导致死亡。以 70kg 体重男性和 60kg 体重女性的基本化学物质构成为例，见表 2-1-1。

表 2-1-1　正常参考值

项目	男性	女性
体重（kg）	70.0	60.0
瘦组织（kg）	54.0	40.4
体细胞总体（kg）	36.7	26.7
细胞外水（L）	17.3	14.0
细胞内水（L）	22.1	15.5
总体水（L）	39.4	29.5
蛋白质（kg）	14.6	10.9
无机盐（kg）	2.9	2.5
脂肪（kg）	13.1	17.1

二、营养不良类型

营养不良包括营养过剩（overnutriLion）和营养不足（缺乏）（undernutrition）；任何一种营养素的失衡均可称为营养不良。临床营养学讨论营养不良（malnutrition）时主要着眼于机体能量储备物质的过多和不足。蛋白质作为机体能量储备，其功用有特殊规律和限制，它的消耗对患者临床预后有特殊的影响，蛋白质能量不足是临床工作中最常见的同题，临床绝大多数内、外科疾患除暴病、暴伤等骤死情况外，最后都可发生营养不良。严重营养不良最终可成为患者发生疾患和死亡的主要因素。临床上把PCM分成两种类型，见表2-1-2。

表2-1-2 蛋白质－能量营养不良类型

	单纯饥饿型	恶性营养不良型
基本原因	能量摄入不足	蛋白摄入不足＋应激
发展所需时间	数月至数年	数周至数月
临床特点	饥饿状态，干瘦 体重／身高 <80% 标准体重 三头肌皮褶 <3mm 上臂中部肌周 <15mm	人体测量指标可正常 毛发易拔脱 水肿
实验室指标	血浆白蛋白 >28g/L	血浆白蛋白 <28g/L 血浆转铁球蛋白 <150ng/L 淋巴细胞 <1.2×109/L 迟发型皮肤超敏反应
临床过程	较好的耐受短期应激	伤口愈合差 免疫力下降 感染及其他并发症多
病死率	低（除非原发病致死）	高

三、评定营养不良的程度和目的

临床上需要记录当患者PCM指标达到何种程度或水平时会显著增加病死率和并发症，处于该值的患者可诊断为严重营养不良或轻度、中度和重度营养不良，这同伤口的恢复和并发症直接相关。这就需要了解患者营养不良的程度和目的。

临床上做营养评定的目的是确定患者是否需要营养支持。这必须符合以下两个前提：首先严重PCM必定导致患者并发症、伤口愈合延迟及病死率增加；其次预防或纠正严重PCM可减少或消除PCM引起的并发症和死亡。

Klein提出营养评定目的是：第一判断患者是否已有或可能发生PCM；第二按发生

PCM 相关并发症的危险性（或可能性）的大小给 PCM 定量；第三可用于监测营养支持是否足够。

四、营养评定指标

临床营养评定必须达到上述目的才有意义。常用的是身高与体重对应的指标，即相应性别和身高对应一个正常体重范围，低于正常范围可称为 PCM。另一个常用的是血浆白蛋白和血红蛋白定量指标。体重和血浆白蛋白目前仍是人体营养评定的主要指标。

五、测量方法

（一）体重测定

体重是营养评价中最简单最直接而又极为重要的指标。其评定通常采用实际体重占理想体重的百分比来表示。成人理想体重可采用适合我国情况的公式计算，即 Broca 改良公式：理想体重（kg）= 身高（cm）-105。平田公式：理想体重（kg）=［身高（cm）-100］×0.9。

其中，体重变化的幅度与速度是两个关键因素，必须将二者结合起来考虑，以实际体重占通常体重百分比来评定，见表 2-1-3。

表 2-1-3 体重变化评定

时间	中度体重丧失（%）	重度体重丧失（%）
1 周	1~2	>2
1 月	5	>5
3 月	7.5	>7.5
6 月	10	>10

近来常使用体重指数（body mass index，BMI）这一指标，BMI= 体重（kg）/ 身高 ^{2}（m^2），可以在一定程度上避免身高差异的影响。

（二）皮褶厚度测定

皮下脂肪含量约占全身脂肪总量的 50%，通过皮下脂肪含量的测定可推算体脂总量的贮备与消耗，并间接反映能量的变化。

（1）三头肌皮褶厚度（TSF）测定 TSF 的正常参考值，男性为 8.3mm，女性为 15.3mm。根据 TSF 与正常值的比较评价体脂亏损表 2-1-4。

表 2-1-4 TSF 与正常值的比较评价体脂亏损

	正常	轻度	中度	严重
TSF 实测值 / 正常值 ×100%	>90	80~90	60~80	<60

（2）肩胛下皮褶厚度测定：被测者上臂自然下垂，取被测者左肩胛骨下角约 2cm 处，测量方法同 TSF。或者以 TSF 与肩胛下皮褶厚度测定值之和来判断营养状况表 2-1-5。

表 2-1-5　皮褶厚度测定评价营养情况

	三头肌皮褶厚度 + 肩胛下皮褶厚度（mm）		体脂含量（%）
	男性	女性	
消瘦	<10	<20	
正常	10~40	20~50	
肥胖	>40	>50	>20

（3）髋部与腹部皮褶厚度测定：髋部取左侧腋中线与髂嵴交叉点，腹部取脐右侧 1cm 处，方法同上。上述结果还可代入下列公式推算体脂：体脂含量（%）=0.91137A1+0.17871A2+0.15381A3-3.60146。其中 A1、A2 和 A3 分别为三头肌、肩胛下和腹部皮褶厚度，单位毫米（mm）。

（三）上臂围和上臂肌围

（1）上臂围（AC）被测者左前臂下垂，上臂松弛，取上臂中点用软尺测量。软尺误差每米不得大于 0.1cm。上臂围包括皮下脂肪是间接反映热量的指标。

（2）上臂肌围（AMC）可间接反映体内蛋白质储存水平，它与人血白蛋白含量密切相关。有研究发现，当人血白蛋白值小于 28g/L 时，87% 的患者出现 AMC 值减小。

AMC 值由 AC 值经计算得，即：AMC（cm）=AC（cm）-3.14×TSF（cm）。

AMC 正常参考值为男性 24.8cm、女性 21.0cm。实测结果相当于正常值的 90% 以上时为正常，80% ~ 90% 时为轻度营养不良，60% ~ 80% 为中度营养不良，小于 60% 时为重度营养不良。

六、生化及实验室检测

利用多种生化及实验室检查可测定蛋白质、脂肪、维生素及微量元素的含量以确定营养状况和免疫功能。由于营养素在组织及体液中浓度的下降，组织功能的降低及营养素依赖酶活力的下降等的出现均早于临床或亚临床症状的出现，故生化及实验室检查对及早发现营养缺乏的种类和程度有重要意义。它能提供客观的营养状态评价并且可确定存在哪一种营养素的缺乏，这两点是人体测量及膳食调查等方法所不具备的优势。包括：内脏蛋白测定、肌酐身高指数（CHI）、氮平衡、血浆氨基酸谱、免疫功能评定等。

续表

七、临床检查

某些临床表现可提示营养素缺乏表 2-1-6。

表 2-1-6　营养素缺乏表现及原因

临床表现	可能的营养素缺乏
头发：干燥、变细、易断、脱发、失去光泽	蛋白质—能量、必需脂肪酸、锌
鼻部：皮脂溢	维生素 B_2、维生素 B_6、烟酸
眼睛：眼干燥症、夜盲症、Bilol 斑、	维生素 A
睑角炎	维生素 B_2、B_6
舌：舌炎、舌裂、舌水肿	维生素 B_2、B_6、B_{12}、烟酸、叶酸
牙：龋齿	氟
齿龋出血、肿大	维生素 C
口腔：口味减退或改变、口角炎、干裂	维生素 B_2、锌、烟酸
甲状腺：肿大	碘
指甲：舟状指、指甲变薄	铁
皮肤：干燥、粗糙、过度角化	维生素 A、必需氨基酸
瘀斑	维生素 C、K
伤口不愈合	维生素 C、锌、蛋白质
阴囊及外阴湿疹	维生素 B_2、锌
癞皮病皮疹	烟酸
骨骼：佝偻病体征、骨质疏松	维生素 D、钙
维生素 C 缺乏病（长骨停止生长）	维生素 C
神经：肢体感觉异常或丧失、运动无力	维生素 B_1、B_{12}
腓肠肌触痛	维生素 B_{12}
肌肉：萎缩	蛋白质—能量
心血管、维生素 B1 缺乏病心脏体征	维生素 B_1
心肌病体征	硒
生长发育：营养性矮小	蛋白质—能量
性腺功能减退	锌

八、营养评定的综合指标

监测和评定是确保营养护理安全有效的重要环节，利用单一指标来衡量人体营养状况的局限性强、误差较大。Mullen 等（1987 年）对几项单一指标与外科术后患者预后关系的研究中未找到两者之间可靠的相关性。目前，多数学者不主张采用单一指标进行人体营养评定。因此，很多医院采用多项目综合性营养评定方法以提高灵敏度和特异性。

（一）预后营养指数

预后营养指数（prognostic nutritional index，PNI）是评价外科患者术前营养状况及预测术后并发症发生危险性的综合指标，用公式表示为：PNI（%）=158 – 16.6（ALB）–0.78（TSF）–0. 20（TFN）–5. 8（DHST）。

其中 PNI 表示预后营养指数、ALB 表示人血白蛋白（g%）、TSF 表示三头肌皮褶厚度（mm）、TFN 表示血清转铁蛋白（mg%）、DHST 表示迟发型超敏皮肤试验（硬结直径大于 5mm 者 DHST=2、小于 5mm 者 DHST=1、无反应者 DHST=0）。

评定标准为 PNI<30% 表示发生术后并发症及死亡的可能性均很小，30% ≤ PNI<40% 表示存在轻度手术危险性，40% ≤ PNI<50% 表示存在中度手术危险性，PNI ≥ 50% 表示发生术后并发症及死亡的可能性均大。

PNI 在临床应用以后，发现患者术后出现并发症及死亡危险与预计结果基本一致。Mullen 等（1987）将此综合指标在 161 例非急诊手术患者中验证结果显示术后出现并发症及死亡的结果与 PNI 预期结果相平行。PNI 的灵敏度为 86%、特异性为 69%、预计准确值为 72%。

评定标准为 NAI ≥ 60 表示营养状况良好，40 ≤ MAl <60 表示营养状况中等，NAI4 ≤ 0 表示营养不良。

（二）营养评定指数

营养评定指数（nutritiona1 assessment index，NAI）是 Masato Iwasa 等（1983）对食管癌患者进行营养状况评定时提出的综合评定指标。用公式表示为：NAI=64（AMC）+0.6（PA）+3.7（RBP）+0.017（PPD）–53.8。

其中 NAI 表示营养评定指数、AMC 表示上臂肌围（cm）、PA 表示血清前白蛋白（mg%）、RBP 表示维生素 A 结合蛋白（mg%）、PPD 表示用纯化蛋白质衍生物进行延迟超敏皮肤试验（硬结大于 5mm 者 PPD=2、小于 5mm 者 PPD=1、无反应者 PPD=0）。

评定标准为 NAI ≥ 60 表示营养状况良好，40 ≤ NAI<60 表示营养状况中等，NAI ≤ 40 表示营养不良。

（三）主观全面评定

主观全面评定（subjective g1obal assessment，SGA）亦称全面临床评定（globa1 clinica1 assessment，GCA）是 Detsky 等（1987）提出的临床营养评价方法。其特点是以详细的病史与临床检查为基础，省略人体测量和实验室及生化检查。其理论基础是，如果身体组成改变会导致进食与消化吸收能力的改变以及肌肉的消耗和身体功能及活动能力的改变。此方法不论医师、营养师还是护士经培训后都能掌握和应用，适于在我国广大基层医院推广。

主观全面评定的主要指标包括体重改变、饮食状况、胃肠道症状、活动能力、应激反应、肌肉消耗情况、三头肌皮褶厚度及有无水肿等。在下述 8 项中，至少有 5 项属于 C 或 B 级者可被定为中度或重度营养不良，具体评价标准如下，见表 2–1–7。

表 2–1–7　SGA 法指标及评定标准

指标	A 级	B 级	C 级
近期（2 周）体重改变	无、升高	减少 <5%	减少 >5%
饮食改变流食	无	减少热量不进食、低	
胃肠道症状（持续 2 周）	无、食欲不振	轻微恶心、呕吐	严重恶心、呕吐
活动能力改变	无、减退能	下床走动	卧床
应激反应	无、低度	中度	高度
肌肉消耗	无	轻度	重度
三头肌皮褶厚度	正常	轻度减少	重度减少
踝部水肿	无	轻度	重度

有报告称，重度营养不良时主观全面评定法（SGA）与身体组成评定方法（body composition assessment，BCA）结果完全相符，然而对表面肥胖却存在内脏蛋白质缺乏的患者还是采用 BCA 方法较好。

九、创伤对营养的影响及营养治疗

创伤后患者发生应激反应，内分泌调节紊乱，创面难以在短时间内愈合且出现高代谢反应，长期持续分解代谢导致营养障碍。创伤后营养障碍主要表现为低蛋白血症、贫血、电解质紊乱、维生素缺乏和免疫功能低下，临床上可观察到消瘦、体重下降、创面愈合延迟和抗感染能力差等。

创伤愈严重发生营养障碍的可能性愈大而且营养不良程度越重。营养的好坏，直接影响着伤口的愈合，不同种类的营养因子在伤口愈合过程中的作用不同。如果不能及时补充所需的营养物质将严重影响患者的预后。

（一）造成创伤患者营养障碍的主要原因

（1）代谢率增高、分解代谢旺盛。

（2）创面的大量渗出，随渗出液丢失大量蛋白质、无机盐、维生素。

（3）消化功能紊乱、患者食欲减退、营养吸收和补充困难。

（4）组织修复需要的物质量增加。

（二）创伤患者的营养需要量

根据创伤伤口的面积、深度、伤口愈合程度、体重变化、氮平衡和伤前的营养状况来确定营养素的需要量。患者尿氮排出量增高，与伤口的面积和深度成正比，合并感染时有显著增加。资料显示严重感染时每日排出氮可高达 40 ~ 62.5g，而且持续时间长、组织消耗极大，体重可下降 20% ~ 30%。伤后首先消耗体内不稳定的蛋白质和脂肪，此后动用组织蛋白供给热能，严重影响组织修复。

1. 能量

创伤后由于高代谢反应患者热卡需要量增大，目前通常按创伤面积估计患者的能量需要。Curreri 提出创伤面积在 20% 以上的成人能量补充公式：热能需要量（kcal）=25 × 体重（kg）+40 × 创伤面积（%）。8 岁以下儿童：热能需要量（kcal）=60 × 体重（kg）+35 × 创伤面积（%）。

Harrison 等研究结果认为创伤面积大于 40% 时每日供给 3000kcal 才能达到热量平衡。而且体温 > 37℃时，体温每增高 1℃，能量需增加 12%；发生伤口感染或脓毒症需增加 10% ~ 30%；大手术需增加 30% ~ 50%，有大烧伤创面者需增加 50% ~ 150%；并发呼吸窘迫综合征需增加 20%。所以有创伤或伤口时，需要及时补充能量。

2. 蛋白质

蛋白质缺乏，尤其是甲硫氨酸、组氨酸、精氨酸缺乏时，使胶原合成能力下降，导致伤口不易愈合，且增加感染的概率。成人每日需按每公斤体重摄入蛋白质 1g，可考虑以静脉补充为主按正常供给量给予营养物质。创面愈合期由于组织修复需要增加供给量，供给蛋白质应为正常时的 2 ~ 4 倍。

3. 脂肪和糖类

二者主要供给能量，脂肪亦可提供人体必需脂肪酸。脂肪与糖的供热比例接近 1 : 1。严重创伤后体内储存脂肪的利用，为机体提供更多的能量。糖类是白细胞的能量来源，能够增强抗炎作用，加速伤口纤维组织的形成，促进伤口愈合，但过多的糖摄入可能导致肝功能损害。

4. 电解质

创伤和手术都导致矿物质流失的增加。流失量的多少及持续时间的长短随创伤的严重程度而异，特别是钾、钠、钙、镁和磷等，应结合血生化测定结果进行补充。

5. 微量元素

创伤容易导致低锌状态，使成纤维细胞增生数目减少，胶原合成量降低。补充锌可缓解炎症反应，增加食欲，改善营养状况。铜、铁缺乏时，均不利于伤口愈合。

6. 维生素

创伤后需要补充各种维生素，每日需要量可参考以下数据，见表 2–1–8。

表 2–1–8　各种维生素每日需要量

维生素 B_1	20 ~ 40mg	维生素 A	一般不会出现缺乏症
维生素 B_2	20 ~ 40mg	维生素 C	50 ~ 100mg
维生素 B_6	25 ~ 50mg	维生素 D	对骨折患者适当补充
维生素 B_1	20.5μg	维生素 E	应用脂肪乳剂时应当适当补充

7. 其他

补充谷氨酰胺可明显增强肠道黏膜屏障功能，减少细菌易位，同时还可增强内源性抗氧化剂谷胱甘肽的组织水平改善氮平衡、降低感染并发症。补充精氨酸可增加胶原合成，增强组织修复能力，促进伤口愈合。

（三）营养支持方式及选择

根据患者情况可选择肠外营养、肠内营养和自然饮食（流质、半流质、软饭及普食）的摄入方式，或者上述方式综合使用，以期达到最佳的营养支持效果。

选择适合的营养物质，是为了改善营养不良状况，从而促进伤口恢复。掌握了创伤的营养供给量，也选择好营养支持的方式，营养物质的选择就是能否保证充足营养供给的关键。例如一个健康人每日所需热量为 1600kca1（6720kJ），创伤后消耗指数为 1.3，即所需热量为 2080kcal（8736kJ），也就是说患者需要从平时每天主食 250g、肉类 200g、蔬菜 500g 增加到每天主食约 360g、肉类 230g，加上创伤的影响很多患者很难达到这一摄入量。所以通常在创伤后身体代谢增加，营养供给在理论计算值上也会有明显的增加。故在需要静脉营养时可由中心静脉输入充足的营养；能经口进食时尽量选择肠内营养。营养的足够摄入是保证伤口顺利愈合的关键。

经口营养从流质开始，然后半流质、软饭，最后过渡到正常饮食。胃肠道功能基本正常的患者可选择使用营养素作为正常饮食的补充。营养素可按要求配制为水剂，以增加摄入总量。营养素有普通营养素、糖尿病专用营养素、肾病营养素、肝病营养素等。患者在创伤后出现消化不良时，可选择使用要素饮食。要素饮食由预分解营养成分组成，含有短肽或者氨基酸单体、中短链脂肪酸、多聚糖、矿物质和各种维生素。此类饮食不需要或者很少需要胃肠道的消化功能，可在肠道直接被吸收。

总之，营养支持是现代伤口护理理论和实践的重要内容之一，即营养是伤口愈合的主要影响因素，应围绕护理目标，制定计划，促进伤口愈合。

参考文献：

［1］刘文曾，李峰．影响伤口愈合的因素［J］．中华现代外科学杂志．2005，2（23）：2186–2187．

［2］胡爱玲，郑美春，李伟娟．现代伤口与肠造口临床护理实践［M］．北京：中国协和医科大学出版社，2015．

［3］何志谦．人类营养学［M］．北京：人民卫生出版社，2000．

［4］王珑，陈晓欢．伤口造口专科护士实践手册［M］．北京：化学工业出版社，2016．

［5］王希成．营养学——概念与争论［M］．北京：清华大学出版社，2004．

［6］齐心主译．伤口护理［M］．北京：北京大学医学出版社，2011．

（安果仙　李建英）

第四节　伤口评估总则

伤口评估（wound assessment）是伤口护理的第一步，也是关键的一步。完整的伤口护理评估包括评估患者的全身状况、影响伤口愈合的系统性因素和局部性因素及伤口对病人造成的影响。临床伤口评估的主要目的是收集伤口临床资料、制定伤口护理计划及预计伤口需要的治疗时间和成本。临床统一的伤口评估标准便于沟通与保持伤口护理的延续性 。

一、伤口评估

全身性评估是全面了解患者的伤口治疗状况、病因、历时和状态以及可能妨碍愈合的所有因素，包括：皮肤受损的原因及类型（年龄、营养状况、血液循环系统功能、神经系统疾病、其他潜在性疾病及病人的心理状态和全身用药情况等）。

局部性评估包括：伤口的位置、大小和深度；是否感染；伤口是否结痂、有无异物（环境异物如灰尘、敷料纤维或手术缝线）、坏死组织情况；伤口基底及周围皮肤状况。

二、伤口局部评估

伤口的大小是评判伤口愈合过程的重要依据，统一的测量与评估能确保伤口护理的延续性。评估伤口大小包括伤口的长度、宽度和深度的测量以及对伤口有无潜行、窦道及瘘管的评估。伤口可分为规则伤口和不规则伤口。伤口大小的测量单位是厘米，测量规则伤口时，不管伤口在身体的任何部位，伤口长度的测量应与身体的长轴平行；宽度的测量应与身体的长轴垂直；伤口深度是以伤口的最深部为底部垂直于皮肤表面的深度，具体的测量步骤是将无菌细棉签垂直于伤口表面放入伤口的最深处，用镊子平齐于伤口表面夹住棉签，拿出棉签，测量棉签头到镊子的长度。

（一）伤口测量的方法

1. 线状测量法

目前临床伤口护理中最常用的一种测量方法是使用一次性直尺或 L 型尺测量并统一记录。以厘米为单位记录伤口表面的长度和宽度，必要时可测量多个长度和宽度。

2. 体表面积测量法

使用带有格子的薄膜测量伤口，以格子计算伤口表面积（cm^2）。此方法快速且简便，因无法测量真实的伤口外形，测量结果往往比实际伤口大。

3. 伤口床组织类型比例

可用 25%、50%、75% 及 100% 来表示，如伤口内肉芽组织占 50%，坏死组织占 50%。

（二）伤口渗液的量及性质

伤口渗液的评估内容包括伤口渗液量、渗出液性状及渗液气味的评估。伤口炎症期与增生期的渗液量相对较多，至成熟期渗液量减少。如果伤口渗液量突然增加则提示伤口发生变化。当颜色及黏稠度发生改变时，如颜色变黄绿且黏稠度增加则提示伤口感染。伤口渗液的性状主要有血清性、血性、浆液性及脓性四种。血清性、血性、浆液性渗液通常无特殊气味，脓性渗出液因伤口感染而产生臭味。金黄色葡萄球菌感染时为粪臭味，铜绿假单胞菌感染时为腥臭味。

（三）伤口边缘

边缘若明显出现瘢痕或增生，则表示伤口经久不愈应寻找影响愈合的原因。通常伤口的边缘紧贴伤口基底部，如果伤口边缘发生了与基底分离或向内卷曲则提示伤口可能发生变化，此时也应寻找影响愈合的因素。

（四）伤口周围皮肤状况

内容包括周围皮肤的颜色、性质、皮温、周围皮肤的完整性等。

（闫文华　李建英）

第五节　伤口处理

伤口评估是伤口处理的第一步，对于选择合适的治疗策略，实现临床目标很重要。通过视诊、问诊、触诊和临床检查获取信息，制定伤口管理计划。它还提供监测伤口、治疗策略的效果变化，以及治疗策略对患者舒适度影响的基准。既往采用伤口床准备的概念、TIME 框架、伤口评估三角等，通过关联评估结果和临床措施以帮助决策制定，基于伤口床准备的原理，开发出多种伤口评估工具。

一、伤口处理 TIME 原则

2000 年，Falanga 首先在文章中提出了伤口湿性治疗和伤口床的概念，并描述了伤口 TIME 概念，得到了大家的赞同，形成了一个共识，简称纲要的框架原则，实际上就是一个现代的伤口处理模式：TIME 原则

T=tissue management，组织的处理（清创）

I=infection or inflammation control，控制感染或炎症

M=moisture balance，湿润平衡

E=edge of wound，伤口边缘（处理）

T 为失活的或缺乏活力的创面组织：坏死组织包括坏死细胞和碎片，为细菌生长提供了良好的基床，细菌生长和繁殖又会加剧炎症反应和感染。慢性创面细菌的蓄积，可能会使炎症反应持续，阻碍创面收缩和上皮化，加剧炎症反应。这些炎症产物反过来破坏创面的生长因子、受体和细胞外基质蛋白，失去生命力的坏死组织为感染提供条件。清除坏死组织不仅去除了阻碍创面收缩的组织，同时也去除了大量的微生物、毒素以及其他削弱宿主免疫功能的物质，因此清除坏死组织对创面的愈合至关重要。

I 指感染和炎症：所有的慢性伤口都有细菌，有细菌并不一定表示感染。但是，创面一旦感染，会通过加剧炎症反应导致伤口迁延不愈。创面的细菌水平可以分为污

染、菌落聚集、局部感染及感染扩散。研究表明无论是否被阻碍愈合，创面每克组织都聚集了多于105个的细菌，其类型和致病性决定了感染的严重性。

M指维持水分平衡：一个温暖湿润的环境更有利于上皮的移行，但如果创面液体过多也会导致创缘和周围皮肤浸渍而影响愈合。创面过于干燥会减慢创缘表皮细胞的移行，并限制表皮再生。干燥的创面会结成一个坚硬的痂，内在的胶原组织和创缘周围组织变得干燥。

E指创缘：慢性创面不易再上皮化，并伴随着慢性炎症反应。上皮细胞不能移行闭合创面，创缘细胞高度繁殖，并阻碍创面的正常细胞移行。肉眼观察健康愈合中的创缘通常不会有清晰的、均匀一致的边缘，创面床呈粉红色。不健康的边缘可能水肿、肥厚，甚至可能有感染，肉芽组织暗红，没有弹性、质脆。

二、“伤口床准备”理论

以往对慢性创面的治疗处理手段单一，用药往往“从一而终”或不切实际地清创，造成愈合缓慢、截肢率高。这种治疗方法没有全面考虑创面不同阶段的微环境和创面达到愈合的实际需求和条件，没有系统的和可操作性的规范。而现代的慢性创面治疗，应是基于循证医学的观点，将创面发病及难愈机制与“伤口床准备”理论结合，进行较为全面和系统的处理方法。即首先，必须对患者进行系统的、全面的评估，对原发疾病及并发症进行治疗及细心的护理，这是保证创面处理成功的前提。针对创面的分期分型，做到有的放矢，运用WBP理论动态调整治疗手段，将清创、处理感染和湿性平衡连贯地运用于整个治疗过程。

（一）“伤口床准备”分期评估系统

近年我们将“伤口床准备”应用在慢性创面治疗的过程中，即基于创面颜色特征分期评估系统，分为黑、黄、红、粉期，将慢性创面进行“创面床准备”。各期分别对应愈合进程中的组织坏死期（黑期）、炎性渗出期（黄期）、肉芽组织增生期（红期）、上皮化期（粉期）。黑期（组织坏死期）：指缺乏血液供应而坏死并有干硬痂的伤口，创基牢固覆盖较多黑色、坏死组织或焦痂（图2-1-3）。黄期（炎性渗出期）：指伤口外观有坏死残留物，伤口基底多附有黄色分泌物和脱落坏死组织并以炎性渗出为主，创基组织水肿呈黄色“腐肉”状或有少量的陈旧性肉芽组织（图2-1-4）。红期（肉芽组织增生期）：指治疗过程中有健康血流的肉芽组织伤口或增生期外观红色伤口，创基新鲜红润肉芽组织增生、填充创面缺损、伤口渗液明显。红期为创面达到愈合的“准备阶段”，是手术的理想时机。对于面积较大者，推荐采用游离植皮术和复合植皮术式（图 2-1-5）。粉期（上皮化期）：肉芽组织基本填满创基，上皮增殖爬行或皮岛间融合呈粉红色（图 2-1-6）。

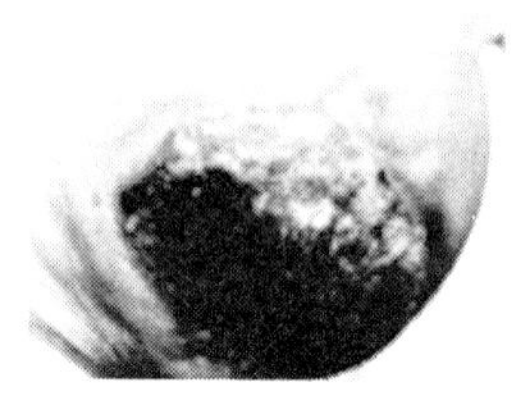

图 2-1-3 黑期

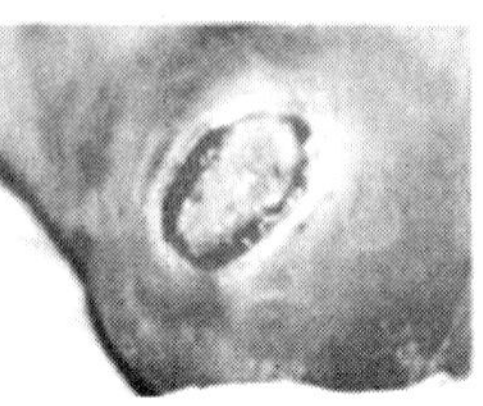
图 2-1-4 黄期

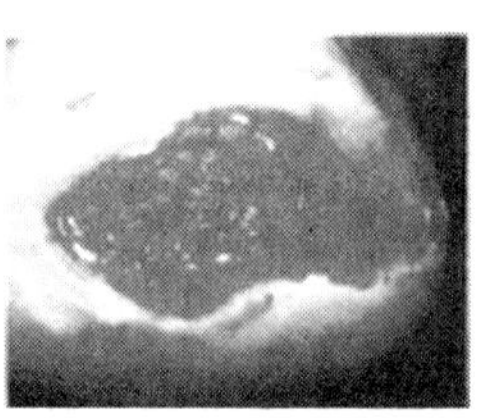
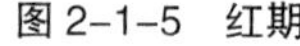
图 2-1-5 红期

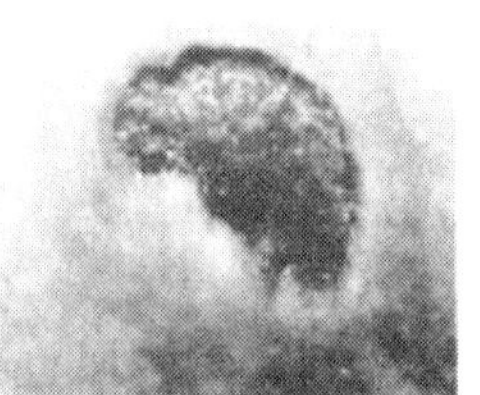
图 2-1-6 粉期

黑期和黄期的创面存在大量坏死组织和无活性细胞负荷或细菌性负荷，应注重对坏死组织的清创及控制感染。此时可根据患者全身状况、局部循环等具体情况灵活采用外科手术清创、水凝胶或水胶体敷料封闭创面自体清创、酶学（外源性胶原酶）等方式清创，也可采用机械清创方式进行清创。所谓自体清创，是指利用体内白细胞和蛋白水解酶消化创面上坏死组织的过程，即利用创面的潮湿环境自动清除坏死组织的清创方式。外科清创目的是将慢性创面变成急性创面，将病理性愈合变成生理性愈合。在粉期和红期，国内外学者推荐应用“湿性创面愈合”促进肉芽生长，加快创面上皮细胞增生移行的速度，促进创面愈合。现已证实，湿性环境可以调节氧张力与血管生长，有利于坏死组织与纤维蛋白溶解，促进多种生长因子释放，从而加快创面愈合速度。经过“伤口床准备”，较小面积的创面（3cm × 3cm 以下）通常可以自愈。在整体评估下实施的慢性创面的“伤口床准备”WBP（TIME）是一系列连续综合的临床过程，要求针对创面的不同时期实施不同的干预措施。

（二）“伤口床准备”三要素

“伤口床准备（WBP）”对伤口总体的要求是识别和清除伤口愈合的屏障，促进伤口的愈合。对于不同的慢性伤口应具体问题具体分析，但以下三要素是必备的，即清除坏死组织（清创）、治疗和预防细菌负荷（处理感染）、控制渗出液（湿性平衡）。在创面愈合过程中，清创和处理感染是非常重要的护理措施。经过“创面床准备”较小面积的创面（3cm × 3cm 以下）通常可以自愈，对于面积较大者则需采用进一步的手术修复，红期为创面达到愈合的“准备阶段”，是手术的理想时机。我们在临床伤口处理过程中要有整体的观念，针对急慢性伤口实施的 WBP 是基于循证医学的观点，将伤口病因、愈合机制及影响因素与现代创面治疗的最新进展——“创面床准备”理论结合，是较为全面和系统的处理方法。首先病因学治疗服务于创面处理，其次是局部治疗服从全身治疗，而创面的外科处理是局部治疗的必要手段。要在整体评估下实施的WBP，是一系列连续综合的临床过程，要求针对不同的创面或创面的不同时期，实施不同的干预措施，力争使病理性愈合创面达到生理性愈合，使患者早日康复。

三、伤口评估系统理念

伤口评估（wound assessment）是伤口护理的第一步，也是关键的一步。客观而又准确的伤口评估对于伤口护理与伤口愈合至关重要。完整的伤口护理评估包括评估患者的整体状况、影响伤口愈合的系统性因素和局部性因素及伤口对病人造成的影响。临床伤口评估的主要目的是收集伤口临床资料、制定伤口护理计划及预计伤口需要的治疗时间和成本。临床统一的伤口评估便于沟通与保持伤口护理的延续性。

（一）整体性评估

整体评估的目的是全面了解患者的伤口治疗状况、病因、历时和状态以及可能妨碍愈合的所有因素。整体评估包括对影响伤口愈合的系统性因素、心理社会因素和局部因素的评估。

1. 皮肤受损的原因及类型

整体性评估首先要评估伤口发生的病因，根据病因制定适合的伤口护理策略。例如当病人发生血管性溃疡时，要辨别是静脉性原因还是动脉性原因，因为这两种溃疡的处理方法完全不同。

其次要辨别皮肤受损的类型。例如静脉性溃疡的伤口愈合大多伴随上皮化过程，且伤口表浅可见；而严重的压疮伤口的愈合往往是伤口收缩，伤口深度的评估很重要。

2. 伤口持续时间

伤口持续时间可以反映伤口愈合的趋势。临床上的慢性伤口如压疮或动脉性伤口如果处理 2 ~ 4 周后仍然没有任何愈合进展，则应建议参照压疮和动脉性伤口护理指南进行护理并行病理检查；还有外科手术切口经过 5 天后如果仍然没有愈合的迹象，切口就有裂开的可能，急性伤口若超出了愈合期限，则有可能转变为慢性伤口。

3. 影响伤口愈合的因素

临床上影响伤口愈合的因素有很多，应该积极了解阻碍伤口愈合的原因，去除影响因素，促进伤口愈合。影响伤口愈合的因素包括全身性因素和局部性因素。

（1）全身性因素。影响伤口愈合的全身性因素包括年龄、营养状况、血液循环系统功能、神经系统疾病、其他潜在性疾病（如糖尿病、自身免疫性疾病）及病人的心理状态和全身用药情况等。

不同年龄的病人伤口愈合的速度不同，随着年龄的增长，组织的再生能力减弱，伤口愈合速度减慢。营养不良是阻碍及延迟伤口愈合的主要因素之一。营养不良时白细胞生成减少、吞噬功能低下，伤口感染机会增加从而阻碍伤口愈合。当病人发生血液循环功能障碍时，伤口的氧和营养供给及废物排出发生障碍从而影响伤口愈合，多见于心、肺血液循环系统病变、糖尿病及长期大量吸烟病人等。组织的血流灌注不足直接导致组织缺氧，影响纤维细胞的增生、胶原蛋白的合成及白细胞的活性，导致伤口再生能力低下、局部组织抗感染能力差；当静脉回流受阻时静脉压力上升，使纤维蛋白原由血管内渗出，造成血纤维蛋白环层阻挡了组织中的氧气运输、营养交换和废物排出。某些疾病使病人免疫系统受损（如艾滋病、癌症），由于白细胞数目减少阻碍巨噬细胞的功能，无法引导正常的炎症反应容易感染。当然，神经系统受损容易导致糖尿病足、皮肤感染等。凝血功能障碍，使用类固醇激素、化疗药物及部分抗生素会影响伤口的愈合；部分伤口消毒溶液如碘溶液、醋酸及双氧水会损伤肉芽组织并减低白细胞的活性。甚至心理因素也会影响到伤口的愈合。

（2）局部性因素。

①伤口的位置、大小和深度：伤口越大越深则愈合越慢，特殊部位的伤口如足跟、关节处，由于受压及关节的活动伤口不易愈合。②伤口感染：腐肉和坏死组织增加阻碍胶原蛋白的合成，抑制上皮增生。③伤口结痂、异物（环境异物如灰尘、敷料纤维或手术缝线）、坏死组织是培养细菌的温床，会阻碍伤口愈合。④伤口基底过于干燥，使上皮细胞移行速度减缓，延缓伤口愈合；伤口基底渗液过多，则使伤口周边皮肤变软，整体组织遭到破坏从而使伤口面积扩大。⑤伤口基底及周围皮肤水肿，过度的肿胀使得伤口及周围组织受压，血流受到阻碍，伤口组织缺乏氧气及营养物供给，而且影响伤口的废物排泄。⑥伤口表面血纤维蛋白覆盖：血纤维蛋白是凝血过程的反应物，如未被分解而覆盖在伤口上会阻碍氧气及营养物质的运送，抑制废物排出。⑦伤口及周围皮肤受摩擦、牵拉及压迫会造成皮肤或深部血管、肌肉组织受损及坏死。⑧局部放疗破坏细胞，损伤小血管，抑制组织再生。

（二）局部评估

伤口局部评估内容包括评估伤口的类型以及所处的愈合阶段、伤口的大小、深度以及组织丢失量的估计、伤口局部症状、体征等。根据英文字母（ASSESSMENTS）评估伤口。

附：A=anatomic location and age of wound 解剖位置和伤口时间

S=size，shape and stage 大小、形状、阶段

S=sinus tracts and undermining 窦道和隧道

E=exudate 渗出液

S=sepsis（septic wound）败血症（感染伤口）

S=surrounding skin 周围皮肤

M=maceration 浸渍

E=edges and epithelialization 边缘和上皮组织

N=necrotic tissue 坏死组织

T=tissue bed 伤口基底组织

S=status 记录伤口情况

1. 伤口类型

伤口分为急性伤口和慢性伤口，临床常见的慢性伤口有压疮、糖尿病足、下肢血管性溃疡及肿瘤伤口等；急性伤口有手术切口、创伤伤口及烧烫伤伤口等，急性伤口可以转变成慢性伤口。

2. 伤口解剖位置

评估伤口是在固定部位还是伸展部位，尤其对于在皮肤皱褶处、骨隆突处、关节部位等不易固定的伤口，要考虑敷料的弹性和裁剪以更好地固定敷料；压疮好发于骨突受压处，静脉性溃疡好发于小腿内侧及足踝上方，动脉性溃疡好发于肢体的末端，糖尿病足神经性溃疡好发于足底。特殊部位的伤口在清创过程中要特别注意，如手足部位的清创要注意保护重要的血管、神经、肌腱等。

3. 组织受损程度

评估组织受损程度有助于预测伤口愈合时间并采取有针对性的护理措施。如当皮肤颜色淤紫时，在有色人种如棕色或黑色人种中比较难以判断是否属于压力性损伤I期或深部组织损伤。伤口表面覆盖有黑痂或坏死组织，往往见不到伤口的基底而不能分级或不可分期。

4. 伤口基底颜色

采用 RYB 分类的方法将创面分为红、黄、黑及混合型。伤口基底红色提示伤口内有健康的肉芽组织生长，伤口可能处于愈合过程中的炎症期、增生期或成熟期；伤口

基底呈黄色提示伤口内有坏死组织，伤口可能存在感染，暂无愈合的倾向；伤口基底呈黑色提示伤口含有坏死组织或结痂，无愈合倾向。部分伤口属于混合型伤口，伤口内有不同颜色的组织。对伤口基底进行评估以后，按照创面愈合的不同时期制定伤口治疗和护理计划。

5. 伤口组织的类型和比例

伤口内的组织包括有活力的和无活力的组织。有活力的组织主要有肉芽组织、上皮组织、皮下组织及肌肉，需要仔细评估这些组织是否有活力。坏死组织、焦痂、腐肉等通常无活力。伤口内的组织类型见表 2–1–9。

表 2–1–9　伤口基底组织的类型

组织类型	组织活力	特 点
坏死组织	无活力	组织已坏死，失去了组织的生理成分与生物活性
焦痂	无活力	黑色或灰色的坏死组织，与下面组织黏附紧密或松脱
腐肉	无活力	松软而湿润的组织，可能为白色、黄色、褐色或绿色，与组织黏附紧密或松脱
肉芽组织	有活力	含有新生血管、连接组织、胶原纤维素及炎性细胞的红色或粉红色组织，表面有肉芽颗粒
无颗粒肉芽组织	有活力	伤口红色肉芽组织无颗粒状，肉芽表面光滑
上皮	有活力	再生的上皮组织覆盖伤口，呈粉红色

伤口内各种组织的比例可用 25%、50%、75% 及 100% 来表示，如伤口内肉芽组织占 50%，坏死组织 50%。

6. 伤口的大小（长、宽、深、潜行、窦道、瘘管）

（1）伤口的大小是评判伤口愈合过程的重要依据，统一的测量与评估能确保伤口护理的延续性。评估伤口大小包括伤口的长度、宽度和深度的测量以及对伤口有无潜行、窦道及瘘管的评估。伤口可分为规则伤口和不规则伤口。伤口大小的测量单位是厘米，测量规则伤口时，不管伤口在身体的任何部位，伤口长度的测量应与身体的长轴平行；宽度的测量应与身体的长轴垂直；伤口深度是以伤口的最深部为底部垂直于皮肤表面的深度，具体的测量步骤是将无菌细棉签垂直于伤口表面放入伤口的最深处，用镊子平齐于伤口表面夹住棉签，拿出棉签，测量棉签头到镊子的长度。

在评估伤口时，需要探测有无伤口内的潜行。伤口潜行，是指存在无法从伤口表面看到的深部被破坏的组织，通常外表可见伤口边缘有内卷，周围组织有炎症反应。测量时将无菌消毒长棉棒沿着伤口边缘深入至能到达的最深处，棉棒与皮肤表面平齐点到棉棒头的距离即为潜行深度。潜行基底部呈隧道型分布，以病人的头部为 12 点、足部为 6 点，按顺时针方向测量与记录显示病人伤口在 9 点到 12 点有潜行。当发现伤口内有深部的组织损伤时，需要使用探测棒探测有无窦道和瘘管，可探测到盲端的为窦道，探测不到盲端并且与体内空腔脏器相通者为瘘管。测量窦道时探测盲端的方法是使用专用探针沿窦道方向伸入直到盲端，用镊子夹住露在皮肤表面的探针再进行测量，同时记录窦道位置的变化（方法同潜行的测量）。测量瘘管可以选用吸痰管、尿管等软管。

（2）伤口测量的方法。线状测量法：目前临床伤口护理中最常用的一种测量方法是使用一次性直尺或 L 型尺测量并统一记录。以厘米为单位记录伤口表面的长度和宽度，必要时可测量多个长度和宽度如图 2–1–7。

伤口描绘法：对于浅表伤口使用透明的塑料薄膜描绘法如图 2–1–8。操作简单易行，但因接触伤口会引起伤口疼痛，另外当伤口弯曲较多时不易描绘。

体表面积测量法：使用带有格子的薄膜测量伤口，以格子计算伤口表面积（cm^2）。此方法快速且简便，因无法测量真实的伤口外形测量结果往往比实际伤口大。

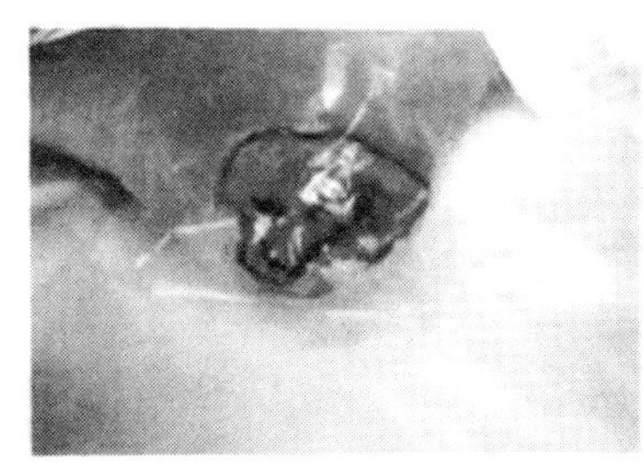

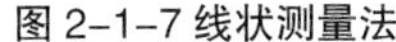

图 2–1–7 线状测量法

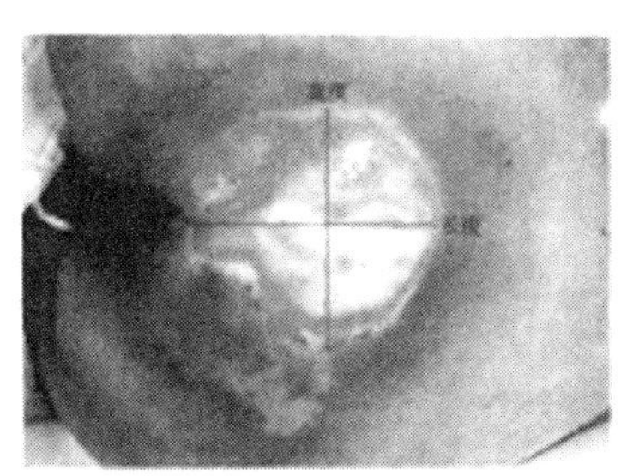

图 2–1–8 伤口描绘法

拍照法：采用数码拍照、计算机处理数据的方法来测量伤口大小所得数据非常精确。在尊重患者隐私，取得同意的前提下拍照，相片上只能出现病历号但不要出现病人姓名。取景时应包括测量尺与伤口，并且让测量尺尽可能靠近伤口以便取得真实数据。

容积测量法：必须先确定伤口内没有瘘管存在，再注入液体并测量液体容积。容积测量法受到病人体位的影响而且液体容易滞留在体内，可能造成污染或潜在的组织损伤，有时还会引起伤口疼痛。当伤口内坏死组织较多时无法采用容积法测量。

7. 伤口渗液的量及性质

伤口渗液的评估内容包括伤口渗液量、渗出液性状及渗液气味的评估。伤口炎症期与增生期的渗液量相对较多，至成熟期渗液量减少。如果伤口渗液量突然增加则提示伤口发生变化。当颜色及黏稠度发生改变时，如颜色变黄绿且黏稠度增加则提示伤口感染。

伤口渗出量的评估，根据 Mulder 提出的标准描述为无渗出、少量渗出、中量渗出及大量渗出。无渗出指 24 小时更换的纱布干燥；少量渗出是指 24 小时渗出量少于

5ml，每天更换 1 块纱布；中等渗出是指 24 小时渗出量在 5 ～ 10ml，每天至少需要 1 块纱布但不超过 3 块；大量渗出是指 24 小时渗出量超过 10ml，每天需要 3 块或更多纱布。进行伤口渗液量评估时要注意伤口本身使用敷料的吸收性。

伤口渗液的性状主要有血清性、血性、浆液性及脓性四种。血清性、血性、浆液性渗液通常无特殊气味，脓性渗出液因伤口感染而产生臭味。金黄色葡萄球菌感染时为粪臭味，铜绿假单胞菌感染时为腥臭味。

8. 气味

在评估伤口气味时，若发现伤口有异味，应注意是否因敷料更换次数不当引起。此时应先去除敷料再观察伤口渗出液的性状及气味，根据这些判断属于何种感染。需要确诊时，必须对伤口做分泌物培养。

9. 伤口边缘

伤口边缘若明显出现瘢痕或增生，则表示伤口经久不愈应寻找影响愈合的原因。通常伤口的边缘紧贴伤口基底，如果伤口边缘发生了与基底分离或向内卷曲则提示伤口可能发生变化，此时也应寻找影响愈合的因素。

10. 伤口周围皮肤状况

伤口周围皮肤的评估内容包括周围皮肤的颜色、质地、皮温、周围皮肤的完整性等见表 2–1–10。

表 2–1–10　组织病理学与潜在的伤口周围表现

病理学	潜在的伤口周围表现
静脉瓣关闭不全	周围组织水肿、纤维化、色素沉着症、皮炎、脱屑、渗出
动脉病变	皮肤苍白、冰冷、负重时皮肤发红、毛发稀少、干燥
感染	周围组织红、肿、热、痛，有硬结
压力	周围组织充血、水肿、硬块、颜色改变
外周神经病变	感觉障碍、水肿、蜂窝织炎、红斑、硬结
脓皮病性坏疽	边界不清、突起的、暗红色或紫色、水肿晕
血管性	易观察到的皮肤上不能变白的紫色瘀斑、可能存在小结或水疱 暗黑或紫色和可触摸到的小结发展成坏死组织和溃疡 伴有肾脏疾病 可能包括在坏死组织的中间存在斑点、网状斑点 脓疱性红斑呈卫星样分布

伤口周围皮肤的评估是制定伤口护理策略的根据。伤口周围皮肤的颜色苍白且皮温低或皮肤颜色变紫且周围皮肤肿胀明显，提示伤口局部血液循环障碍。如果病人伤口周围皮肤长时间受渗出液的浸渍，会使伤口周围皮肤呈苍白或灰色，故应处理好渗液，保护好周围的皮肤。

11. 伤口疼痛评估

病人的伤口疼痛容易被多数医务人员忽略，实际上伤口疼痛往往是伤口发生感染或缺血等变化的一种信号，会影响伤口愈合的进程。

许多个人因素影响患者的疼痛，如心情、焦虑及痛阈值低等，在进行移除敷料、伤口清洁、清除坏死组织等伤口护理时也常常会使疼痛加重。为了最大程度降低伤口护理过程中病人的疼痛，World Union of Wound Healing Societies（WUWHS）要求：在伤口护理时一定要进行疼痛评估，在敷料更换前后要进行评估记录，清洗伤口时选用冲洗而非擦洗并使用与体温接近的清洗液，选择合适的清创方法减轻病人疼痛，建议不使用湿 - 干纱布清创方法，选择移除时对伤口损伤最小的敷料，避免使用纱布直接接触伤口，治疗与 WRP 相关的感染、炎症与创伤，选择合适敷料保持伤口湿性平衡，根据世界卫生组织关于疼痛的阶梯治疗评估病人 WRP 的药物治疗需要，鼓励病人积极乐观面对疼痛的治疗，伤口护理人员必须确保每一个病人的 WRP 得到控制。

临床伤口疼痛的类型包括急性疼痛、神经性疼痛和混合性疼痛。临床疼痛评估工具主要有以下几种：口头描述疼痛等级评估工具见图 2-1-9，在临床上比较常用但不规范；数字等级评估工具见图 2-1-10，从 0 没有疼痛到 10 极度疼痛，让患者自己确认疼痛级数，0 表示没有疼痛，而 10 表示极度疼痛；Wong-Baker 表情评估工具见图 2-1-11 主要用于儿童评估比较多；视觉模拟标尺用于患者疼痛自我评估见图 2-1-12。

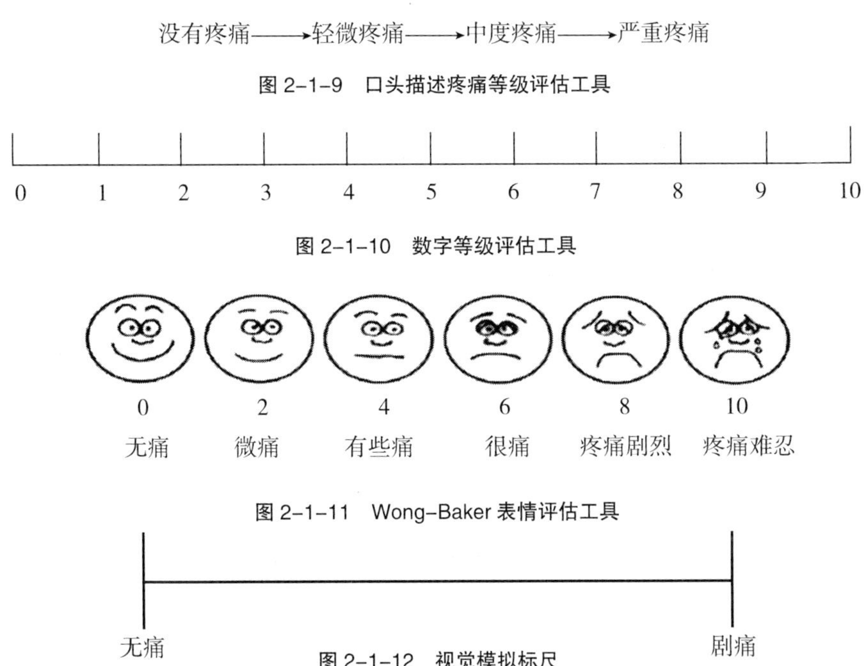

图 2-1-9 口头描述疼痛等级评估工具

图 2-1-10 数字等级评估工具

图 2-1-11 Wong-Baker 表情评估工具

图 2-1-12 视觉模拟标尺

（三）伤口评估三角理论

2013—2014 年进行了一次全球性研究，目的在于更好地理解伤口对患者的影响和制定伤口日常管理规范。研究发现，可将伤口分为三个明显不同但相互联系的区域：伤口床、伤口边缘和伤口周围皮肤。伤口评估三角（见图 2-1-13）是一种新工具，该工具将当前的伤口床准备和 TIME 概念扩展至伤口边缘之外，它将伤口评估分为三个区域：伤口床、伤口边缘和伤口周围皮肤。它应该用于包括患者、护理者和家庭在内的整体评估环境。

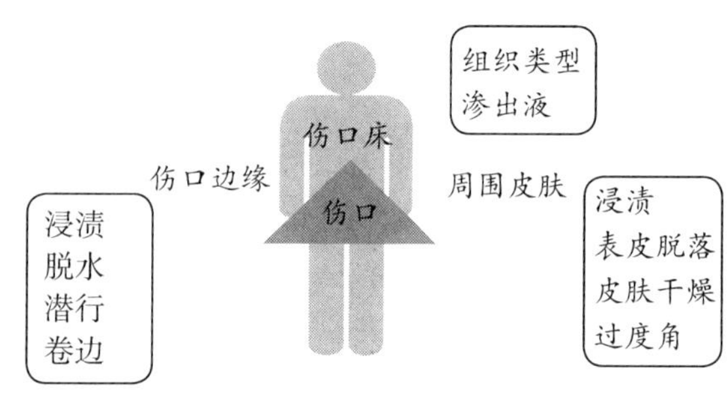

图 2-1-13 伤口评估三角

伤口评估三角识别三个明显不同但相互联系的区域，分别需要不同的方法。

伤口床：查找肉芽组织迹象，同时清除死亡或失活组织，控制渗出液程度和减少伤口中的生物负载。记录伤口尺寸（长度、宽度、深度）、外观和部位，使用前后一致的检测方法，有效跟踪指定天数内的变化。包括组织类型、渗出液、感染。

伤口边缘：通过减少无效腔潜行、增厚或卷边清创以及改善渗出液管理减少伤口愈合障碍，将浸渍风险降到最低。在愈合过程中，上皮细胞迁移通过整个伤口床，覆盖伤口表面。为了能够迁移，伤口边缘需要湿润、完整、连接伤口基部和与伤口基部同高。伤口边缘评估能够提供伤口病因、伤口进展和当前管理计划是否有效的信息。常见的问题有：浸渍、脱水、潜行、卷边。

伤口周围皮肤：补充干燥皮肤水分，避免接触渗出液、水分，尽可能减轻伤害。伤口周围皮肤问题很常见，可能会延迟愈合、引起疼痛和不适、扩大伤口，对患者生活质量产生不良影响。常见的问题包括：浸渍、表皮脱落、皮肤干燥、过度角化、胼胝、湿疹。

总之，伤口评估三角用于提供一种易于使用的框架，可完全集成于整体患者评估，三角形的三个区域十分简单，可使患者积极参与到伤口管理中，是当前思路的自然演进，该研究已经证实在伤口评估中包含伤口周围皮肤的作用包括：对患者很重要、对临床医生很重要、对愈合很重要、对实现患者良好治疗效果很重要。

四、感染伤口管理控制

感染主要发生在黑期及黄期，是影响创面愈合的重要因素。有研究表明，首次评估普遍存在细菌性负荷（82.5%）且以混合感染居多（32.0%）。其中以金黄色葡萄球菌（26.6%）和铜绿假单胞菌（17.2%）为常见。对已出现的感染，局部应用聚维酮碘软膏或各种含银的抗菌型敷料，同时经过整体评估可选用敏感的抗生素或提高机体免疫力的辅助性治疗措施。

伤口感染时的伤口局部表现为红、肿、热、痛、可有脓性分泌物或渗出物，伤口有异味、窦道或瘘管出现。伤口散发出恶臭是伤口感染的第一指征。全身症状表现为发热、体温超过 38℃、乏力、酸痛、寒战、淋巴结肿大和白细胞增多，细菌总数大于 105 个 /ml，伤口愈合延迟。临床上增加伤口局部感染的危险因素主要有创面大、创面逐渐加深、伤口存在时间长、伤口内有异物或坏死组织较多以及伤口局部灌注不良等。

临床慢性伤口感染的症状与体征：①伤口腐肉增多；②渗出液增多，渗液颜色与黏稠度发生变化；③肉芽组织生长不良；④伤口周围发热；⑤糖尿病患者突然血糖含量升高；⑥疼痛或敏感；⑦异味；⑧伤口变大或出现新的损伤。

伤口感染的诊断需综合患者的病史、体格检查、实验室检查及伤口培养的结果。临床伤口培养的指征：①感染的局部症状，如脓性渗出液、硬结、异味等；②感染的全身症状，如发热、白细胞增多；③血糖含量突然升高；④神经末梢痛；⑤精心护理的清洁伤口超过两周仍未见愈合趋势。

伤口培养方法也十分重要，具体方法为：①在使用抗生素之前进行培养；②去除伤口敷料；③用 0.9% 氯化钠溶液冲洗伤口，用无菌棉签以顺时针或逆时针的方向旋转，应用十点取材，走“之”字形涂抹，用棉签挤出组织内深部的渗液；很小的伤口则用棉签挤压伤口组织并滚动蘸取组织渗液；④应从清洁、表面健康的组织上取样，而不能从脱落、焦痂或坏死物上取样，不可取脓液作为标本；⑤不可使棉签蘸到伤口外围的皮肤；⑥做厌氧菌培养时须深入伤口内部蘸取（或用注射器抽取分泌物，注入培养管内）；⑦尽快送检。

总之，伤口感染处理的目标是将创面或伤口微生物负荷控制在宿主控制的范围内，为修复细胞营造良好的工作环境（温度、湿度、酸碱度、生长因子等）。处理原则是早期发现、局部或全身治疗、清创或引流、必要时行手术、控制渗出、使用适合的敷料（已感染的伤口不能选用密闭式敷料）。

五、伤口的渗液管理

伤口渗液（Exudate）对于湿性愈合来说必不可少。在伤口愈合过程中，渗液支持伤口愈合，维系湿性环境，在伤口愈合过程中发挥重要作用。其主要作用是协助关键愈合因子（生长因子、免疫因子等）的扩散和细胞在伤口床的移动；还可以促进细胞增殖和提供营养物质及促进坏死组织或受损组织的自我溶解。什么是渗液？渗液是从伤口里渗漏出来的液体。在正常的情况下，类似血清的液体会从毛细血管渗出至身体组织内，这些渗出的液体有 90% 会被毛细血管再吸收入血液循环系统内，而约有 10% 被淋巴系统吸收。当有伤口形成时，由经炎症反应而释放出组胺（histamine），组胺能增加毛细血管的渗透压，渗出更多液体，使白细胞能到达伤口，这些渗出物便形成伤口渗液。渗液的主要成分是水，还有很多其他成分，包括电解质、营养物质、蛋白质、炎性介质、蛋白消化酶、生长因子、代谢废物、各种细胞（中性粒细胞、巨噬细胞和血小板等）。渗液通常是透明的、淡琥珀色、黏稠度均匀的、没有气味的，但有时一些敷料会产生特别的气味。例如亲水性敷料，因属于密封式敷料，故于移除敷料时，可能会觉得有异味，但异味应在清洗伤口后消失。发生渗液异味的原因有：大量细菌污染伤口；泌尿系统瘘管；肠瘘；腐肉或坏死组织溶解；感染。渗液可促进自体溶解（autolytic debridement），帮助分解腐肉或坏死组织；帮助细胞移行，协助修补受损组织；提供细胞代谢所需营养；帮助生长因子及其他促进伤口愈合的因子及酶扩散。渗液过多或过少、渗液里含有害成分时，会延迟伤口愈合、困扰患者和耗费大量卫生资源。有效的渗液管理可以减少愈合的时间和渗液相关问题，改善患者生活质量，减少敷料更换频率和临床工作量，最终提高整体治疗效率。

（一）伤口渗液的评估

伤口渗液的评估应从四个方面评估：渗液颜色、渗液稠度、渗液臭味及渗液量。

1. 渗液颜色

评估伤口渗液的颜色，同时还应注意以下几个问题：若伤口有褐色渗液，带有臭味或含有渣滓，则应检查伤口是否有瘘管形成；若伤口有大量异常浅黄色或清澈渗液，应检查是否有淋巴或泌尿道瘘管形成；若伤口渗液是灰或蓝色，可能是由于银离子敷料引致；极少数药物会引致渗液颜色有改变。见表 2-1-11。

续表

表 2-1-11　渗液颜色及评估

渗液颜色	原因
清澈黄色	正常渗液颜色
混浊灰白色	内含白细胞及细菌，伤口可能有感染
红或微红色	内含红细胞，可能由于毛细血管破裂所致。若有大量血红色渗液，应检查患者是否有凝血紊乱，影响血液凝固
黄褐色	可能由于伤口内有腐肉或坏死组织溶解所致
绿色	多由于伤口受到铜绿假单胞菌感染所致

2. 渗液稠度评估

如下，见表 2-1-12：

表 2-1-12　渗液稠度的评估

渗液稠度	评估
高稠度	①可能由于炎症期内，渗液内有大量白细胞所致 ②在感染伤口中，渗液内含有大量白细胞及细菌 ③含有已溶解或半溶解之腐肉或坏死组织 ④肠瘘，渗液内含消化道物质 ⑤可能由于某些伤口敷料的残留物
低稠度	①患者营养不良，缺乏白蛋白 ②多见于静脉性溃疡，由于血液回流受阻，大量渗液由毛细血管渗出至周围组织，从伤口流出 ③可能由于淋巴系统瘘管或泌尿系统瘘管所致

（二）伤口敷料的评估

1. 渗漏

评估渗液是否已渗出敷料外，例如患者的衣服鞋袜是否已沾染渗液，患者有无采用其他方法防止渗液流出，例如用毛巾包裹伤口等，渗液有无异味。

2. 外敷料或绷带

外敷料是否已完全湿透或只有少许沾染。

3. 内敷料

内敷料是否已完全湿透或少许沾染，内敷料是否容易移除，移除时有无疼痛。

4. 敷料更换次数

敷料是否因为渗液量多而需要经常更换。

5. 敷料的选择是否恰当

内敷料与外敷料的搭配是否适宜；内敷料是否移位，顺应性是否良好；内敷料是否适合处理该伤口；敷料的固定是否恰当，有无移位。

在评估伤口渗液与敷料的关系要注意：若伤口有异常大量渗液，应评估伤口有无感染；对于在足趾或手指的缺血性干性坏疽，应保持伤口干涸；保持伤口湿润或潮湿是处理渗液的最终目的，见表 2-1-13。

表 2-1-13　伤口渗液与敷料的关系

渗液量	伤口表现	取下的敷料情况	敷料选择
伤口干涸（dry）	当移除敷料时，伤口表面干涸，没有可见湿润	内敷料没有浸渍	① 可提供水分给伤口敷料，例如水凝胶 ② 保湿敷料，例如亲水性敷料 ③ 减少现有内敷料的更换次数
伤口湿润（moist）	当移除敷料时，伤口表面湿润可见有微量渗液	内敷料有微量浸渍，但没有渗出至外敷料	① 现有敷料恰当地保持伤口湿润，继续使用现有敷料 ② 现有敷料的更换次数也恰当
伤口潮湿（wet）	当移除敷料时，伤口表面湿润，可见有微量渗液	内敷料有大量浸渍但没有渗出至外敷料	① 现有敷料恰当地保持伤口湿润，继续使用现有敷料 ② 现有敷料的更换次数也恰当
饱和（saturated）	当移除内敷料，伤口表面仍可见有多量渗液，伤口周围皮肤可能有浸润	内敷料完全湿透及穿透至外敷料	① 增加现有敷料的更换次数 ② 加强现有外敷料的吸水性能 ③ 更换另一种强吸水性内敷料 ④ 更换另一种强吸水性外敷料
渗漏（leaking）	当移除内敷料，伤口表面仍可见有多量渗液，伤口周围皮肤可能有浸润	内敷料及外敷料完全湿透及穿透患者衣服鞋袜等	① 增加现有敷料的更换次数 ② 加强现有外敷料的吸水性能 ③ 更换另一种强吸水性内敷料 ④ 更换另一种强吸水性外敷料 ⑤ 评估伤口引致大量渗液原因是否要更改现有处理方法

（三）伤口敷料吸收渗液的特性

1. 吸收性

伤口敷料借着扩散或毛细血管作用，将渗液直接吸收入敷料内，但当这些敷料受压时，渗液便会由敷料内挤压出，例如纱布及棉垫等，由于水分会有机会被挤压出皮肤，故伤口周围皮肤可能会有浸润。

2. 挥发性

有些敷料的外层有一半透性膜，能让水氧穿透，借此将水分挥发，例如薄膜敷料。

3. 保留水分

有些敷料在吸收渗液后，会形成水凝胶状物于伤口表面，保护伤口及保持伤口湿润，此水凝胶状物在受压下，只会改变形状但不会将水分挤压出，例如藻酸盐，亲水性敷料。

4. 锁住水分

有些敷料在吸收渗液后，会将渗液及细菌查封在敷料内，不能再走出敷料以外，例如亲水性纤维。

伤口渗液太多或太少均不利于伤口愈合，因此评估伤口及正确选择敷料极为重要。伤口渗液除了影响伤口愈合速度、感染之外，也会影响患者的生活质量，例如大量渗液可能令患者不敢外出，影响社交生活，经常更换敷料，影响医护人员或患者的日常工作，而且伤口渗液可能导致异味，令患者及其家人感觉不适，影响胃口及家居环境。

六、伤口清洗

（一）伤口清洗溶液

伤口清洁对预防伤口感染、伤口的愈合至关重要。不同类型的伤口对清洗溶液的要求也不相同，清洁伤口只需要使用普通的清洁溶液清洗，以保持伤口清洁、避免感染。一般来说，创面感染、渗出液过多、有坏死组织以及异物时需要对创面进行清洗。伤口冲洗溶液分为伤口清洁溶液和伤口消毒溶液。伤口清洁溶液包括生理盐水、清水、软皂液。

1. 生理盐水

0.9% 的氯化钠溶液，是临床最常用的伤口清洁溶液，与机体组织等渗，对活体组织无有害影响。

2. 软皂液

是由软皂 200g 加蒸馏水至 1000ml 配制而成的清洁溶液。临床上除了用来清洁灌肠外，还可用作污浊创面的清洗，使用软皂液清洗伤口后必须再用生理盐水（有条件时）或清水（没有条件的情况下）清洁伤口。

3. 过氧化氢、聚维酮碘

使用过氧化氢冲洗后，在短时间内必须用生理盐水冲洗。

（二）伤口清洗原则

（1）即使是清洗伤口也应遵守无菌操作原则。

（2）清洗伤口应从伤口中央开始由内向外清洗，以免周围皮肤的细菌污染伤口。

（3）清洁伤口时，如条件允许应佩戴手套，因为佩戴手套是防止感染最重要的措施之一。研究表明，清洗有分泌物的伤口是使致病菌沿缝线重新分布，用镊子、戴手套的手和消毒过的裸手清洗伤口，三者比较同样安全。

（4）在清洗感染可能性大的伤口时要戴手套，处理有血液污染的伤口时也应戴手套。

（5）清洗伤口前应观察伤口和敷料的情况，记录伤口渗液的性状、渗出量及敷料吸收情况、敷料与伤口的粘连程度、患者的疼痛反应、过敏现象等，必要时进行拍照。

七、伤口消毒

合理选用局部杀菌剂，对预防和治疗创面感染有重要意义。例如术前对手术野的消毒，术后对伤口及创面的清洗，可减少创面感染的发生率。医院常用的抗菌消毒溶液包括：乙醇、碘酊、聚维酮碘、呋喃西林溶液、伊沙吖啶溶液、过氧化氢溶液、含氯石灰硼酸溶液。

1.70% ~ 75% 乙醇

属中效消毒剂，具有中效、速效、无毒、对皮肤黏膜有刺激性、对金属无腐蚀性，受有机物影响很大，易挥发、不稳定等特点。

2. 醋酸氯己定溶液（醋酸洗必泰溶液）

消毒防腐药。用于器械、皮肤及黏膜消毒。不能杀灭细菌芽孢，对真菌、病毒无效，可能会被铜绿假单胞菌污染，与聚维酮碘合用无效，属非等渗溶液，在使用中应切记不可用于冲洗穿孔的鼓膜、脑组织、脑膜；可能会引起皮肤过敏；与西曲溴铵合用，毒性增加；肥皂或其他阴离子物质可使其失活；血液或有机污染物可使其抗菌活性下降。

3. 碘酊

消毒防腐药，外用，用于皮肤感染的消毒。浓度不同，用途也不同。1% 用于黏膜消毒；2%、3% 用于一般皮肤及动脉、静脉、椎管注射部位消毒；5% 用于外科手术时消毒，消毒后用 75% 乙醇脱碘，以免腐蚀皮肤。

4. 聚维酮碘（碘伏）

为碘与聚乙烯吡咯烷酮（PVP）的络合物，属中效消毒剂，具有中效、速效、低毒，对皮肤、黏膜无刺激并无黄染，受机体影响大，稳定性好等特点。用于手术及注射部位皮肤消毒，外科洗手消毒，卫生手消毒及物品表面的消毒。

5. 含氯石灰硼酸溶液

具有强大而迅速地杀菌、除臭作用，主要用于产气性坏疽与溃疡等。

6. 呋喃西林溶液

属局部抗菌药，能干扰细菌氧化酶系统而发挥抑菌或杀菌作用，对厌氧菌引起的感染也有效果，用于多种革兰阳性及阴性细菌引起的耳、鼻、皮肤疾病，进行冲洗、湿敷患处，冲洗腔道或用于滴耳、滴鼻。

7. 依沙吖啶溶液（雷佛奴尔溶液）

用于外科创伤、黏膜感染等消毒。可用于化脓性皮肤病，可用于漱口、洗涤或湿敷、口腔含漱等。

8. 过氧化氢溶液

是一种弱防腐剂，释放出的氧气产生的气泡效应可能会对厌氧菌具有杀菌效果；可辅助创面碎片的机械清理。与过氧化氢酶接触后转化成氧气及水，这种酶存在于血液及大多数组织中。在使用过程中，泡腾作用会掀起新生成的上皮；可溶解血块造成出血。过氧化氢对成纤维细胞具有毒性；限制使用于清除伤口碎片；不建议加压下使用或用于闭合腔道及狭窄腔道，因为这种情况下可能会形成气栓及外科气肿。

八、伤口清创

（一）清创概念

伤口是正常皮肤在外界致伤因子如外科手术、外力、热、电源、化学物质、低温以及机体内在因素如局部血液供应障碍等作用下所导致的损害。常伴有皮肤完整性的破坏、正常组织的丢失，使皮肤的正常功能受损。当伤口在愈合过程中伤口床（创面）存在异物、细菌、无活性或受污染的组织时，需要对伤口进行清创。

伤口清创即清除伤口内无生命或受污染组织，使周围健康组织暴露出来，为伤口愈合创造良好的环境。自体清创是指利用自体内的白细胞和蛋白水解酶消化创面上无活性坏死组织的自然过程，即利用创面的潮湿环境自动地仅清除坏死组织的清创方式。外科清创是将慢性创面变成急性创面，将病理性愈合变成生理性愈合。但并不是所有的坏死组织都适合外科清创。糖尿病足溃疡多数伴有微循环障碍，外科手术清创往往导致微循环障碍加重，引发新的组织坏死甚至是不可避免的截肢，因此必须在充分的整体评估后谨慎选择。我们提倡的是在充分自体清创及酶学清创下辅以适度的外科清创。

公元前 25 年至公元后 50 年，Celsus 提出炎症反应的理论，他首次描述伤口会发热、红、肿、痛，他也提出要清洗伤口，除去异物，以便促进愈合（Meade，1968）。13 世纪，Theodoric 认为脓液会延长伤口的愈合期，他极力提出用酒来清洁伤口，将伤口内的异物清除及清创，再将伤口边缘缝合后，用敷料保护。但其理论没有得到其他人的支持。直至 20 世纪第二次世界大战时，由美国人 Eldridge Campbell 再次提出该理论。在 14 世纪，Thomas Morstede 详细地列出溃疡的分类及处理方法，他系统地利用清创和清洗方法来刺激肉芽组织生长，并使用琴柱草、苦艾、明矾等作为伤口敷料（Dealy，1999）。16世纪，Pasteur发现微生物的存在，确立了微生物是伤口感染原因的学说，并引证用高温方法消灭微生物。18世纪，John Hunter相信炎症反应会促进伤口愈合，但脓性的炎症则会导致感染。但这种观点也因为缺乏支持者而不了了之（Bale，2000）。Heister（1683 — 1758）首次系统地列出一系列当时的伤口敷料，包括胶布、压布、绷带等（Dealey，1999）。l9世纪，Gamgee发现棉花的吸收力很强，故用纱布将之包裹而制成吸收棉垫，此方法沿用至今（Lawrence，1987）。而在21世纪，伤口愈合过程的概念开始更加清晰并受到广泛的研究，消毒溶液也相继出现，包括碘、红汞水、石炭酸、氯化铝等，用以杀灭伤口内细菌（Dealey，1999）。1915年，优锁溶液（eusol）开始面世，用以作为对抗细菌的清洗伤口溶液，并且被广泛采用（Dealey，1999）。直到1980年代，有研究证明优锁溶液对肝及肾脏会造成伤害才慢慢被淘汰。1940年，Harold Florey及Emst Chain发明了青霉素，对消灭伤口的细菌有重大突破。在此后之数十年间，不同种类的抗生素相继发明，广泛用于感染性伤口。1962年，George Winter首先用猪来做试验，提出湿性愈合比干性愈合的速度快2倍的概念。1963年，Hinman及Maibach在人类身上重复此试验，得出相同的结论。此后，有不少人研究跟进，不但证明了此概念的重要性，还发现湿性愈合的其他好处，包括可以保护神经末梢，减少疼痛。减少纤维组织形成，令瘢痕减少及支持自溶性清创。在此后的数十年间，不断有促进湿性愈合的敷料产生，对伤口的治疗又跨进了一大步，此类敷料包括水胶体、藻酸盐、海绵类敷料、透明薄膜敷料、水凝胶敷料等等；近几年来，更发明了专门针对感染伤口的银离子敷料、纳米银敷料等，清除伤口内无生命或受污染组织，使周围健康组织暴露出来，为伤口愈合创造良好的环境。

（二）清创的方法

如何清创？清创的目的是去除异味、结痂及坏死组织，探查坏死组织深度，从而更清楚地观察伤口，对伤口做出正确的评估。在黑期和黄期，创面存在大量坏死组织和无活性细胞负荷，应注重对坏死组织的清创。临床常用的清创方法包括外科清创术、机械清创术、自溶清创术、化学性清创术、生物性清创术、联合清创术。

1. 外科清创术

又称锐器清创术，是指用手术刀、剪、有齿镊等手术器械将坏死组织或失活组织从伤口剪除或切除的方法。一般适用于存在大范围坏死及感染的伤口。此法的优点是最快速、最有效，可快速控制全身性感染来源，缩短伤口愈合时间。缺点是侵犯性操作，容易引起出血，会导致病人疼痛且易损伤健康组织。

2. 机械性清创

又称物理清创，指通过湿－干敷料更换、水疗冲洗、超声等方法，或用镊子靠机械性外力清除伤口床坏死组织，用于坏死组织已经软化、自溶、容易去除的伤口。水疗冲洗、超声清创是近年来新的机械清创方法。

3. 自溶性清创

是指应用半封闭式或全封闭式敷料（水凝胶敷料、海藻类敷料、水胶体敷料、透明敷料等）覆盖伤口，使伤口保持在一定的湿度和温度的环境中，伤口渗出液中的白细胞及蛋白溶解酶将创面上无活性的坏死组织水化和溶解、破坏，从而达到清创的目的。此方法的优点是：选择性高，不会破坏正常的组织；安全、有效、容易实施；患者一般无疼痛感。缺点：清创速度较慢，须观察有无感染情况，有时会引发厌氧菌感染，另外可能会浸润周围皮肤，更换敷料时可能会有臭味。

4. 化学性清创

又称酶解清创术，是在自溶清创的基础上提出的。以化学制剂或酶制剂溶解坏死组织，促使其及早脱落。该方法的优点是克服了自溶清创耗时长的缺点，通过基因工程技术合成各种酶和胶原酶等，并将酶放入伤口中，能加速坏死组织溶解、清除，不会造成伤口明显的出血，一般无疼痛感，使整个清创过程缩短。缺点是价格昂贵，需医生处方，伤口感染率有增加的趋势，会有发炎症状和不适感，易对正常组织产生刺激作用。

5. 生物性清创

又称蛆虫清创，利用实验室培养出无菌的蝇蛆，吞噬细菌和坏死组织碎屑，分泌抗菌酶和其他感染化合物，分泌促进伤口愈合的物质如生长因子，清洁伤口的同时产生有利于伤口愈合的酸性环境，进行伤口坏死组织清创的方法。

6. 联合清创术

是将多种清创方法联合使用，从而达到加速清创的过程、促进伤口愈合的目的。关键在于边溶解边清创，先用水凝胶自溶性清创，使坏死组织水化溶解，再用手术器械将坏死组织剪除。该方法的优点是不易损伤正常组织或疼痛出血，而且能加速清创过程。

九、伤口敷料的包扎技巧

伤口敷料种类繁多，包扎方法也不尽相同，在包扎伤口时应根据部位、伤口类型、包扎的目的等的不同而选择不同的包扎方法。如果选用或使用不当会引起病人皮肤损伤等问题，尤其是在身体某些特殊的部位，伤口敷料固定较为困难，虽可用绷带或弹性网套作外固定，但往往由于病人躁动不安及活动时导致伤口敷料容易脱落，增加病人的治疗费用和护理时间；另外，病人担心伤口敷料脱落而不敢翻身或下床活动，影响伤口和疾病的康复；特别是应用新型敷料处理伤口时，新型敷料单价较高，如伤口敷料无脱落、渗漏和污染等情况可 5 ~ 7 天更换一次，这样可保持伤口恒定的温度和湿度，有效促进伤口愈合，缩短愈合时间。如频繁更换不但达不到有效的治疗效果，而且增加病人的经济负担。因此，采用适合的内敷料及外敷料固定，同时正确使用医用胶布，避免皮肤损伤，以粘贴特殊部位的伤口敷料，使伤口敷料粘贴稳妥、牢固持久，既便于患者活动又使其感到舒适，同时利于伤口愈合，是医生及患者理想的固定方法。

（一）自粘型新型伤口敷料的固定

封闭型或半封闭型湿性敷料能维持伤口恒定的温度和湿度，利于伤口的愈合，如敷料没有脱落、渗漏，一般可维持 5 ~ 7 天。虽然封闭型或半封闭型湿性敷料一般都有自粘功能，但病人使用过程中敷料边缘会卷边或粘胶粘着衣服而容易揭起，特别是患者不合作或烦躁不安易摩擦的部位容易松脱而影响使用时间。另外在骶尾部等部位容易被大小便污染而缩短使用时间而影响治疗效果。因此，为使自粘敷料使用时间延长，保证敷料达到应有的治疗效果，对自粘型敷料需做必要的外固定。

方法：清洗及抹干伤口及周围皮肤，从伤口中心粘贴水胶体或泡沫敷料，然后用手将敷料向四周抚平，尽量避免留下空隙或产生皱褶，敷料大小应超出伤口外缘至少 2 ~ 3cm。

容易摩擦的部位，为避免病人移动时敷料移位，应在敷料的四周边缘用透气好的宽胶布或透明薄膜作封边固定。

粘贴在大小便容易污染的部位，可以用透明薄膜覆盖以免污染，在外层敷料上标上粘贴日期，利于他人能看到敷料的使用时间。更换敷料时，可先一手按住皮肤，由敷料的一角开始慢慢撕除，避免损伤皮肤。

（二）特殊部位敷料的粘贴技巧

1. 耳部

对耳郭皮肤损伤，可将自粘敷料（水胶体）剪成 5cm × 7cm 大小，将敷料长度对折一半后，沿着敷料的一侧外缘相隔 0.5cm 剪切口。用法：首先将未剪的一侧敷料固定在耳郭背面，然后将剪切片段的一侧沿着耳郭形状顺势固定。如果伤口较湿润，可以先将小片藻酸盐敷料垫底，再贴自粘敷料。

2. 腋窝

将泡沫敷料辐射状剪开或剪裁成“十”字形状，以增加活动性和舒适度。粘贴敷料前需先剃除腋毛以增加黏附效果。

3. 足跟部、肘部等关节部位

剪裁敷料时注意剪开处略作重叠粘贴调整至合适。为防止松脱，可用绷带包扎固定或穿上袜子作外固定。

4. 拇指（趾）

剪裁敷料成“十”字形状，固定。

5. 指（趾）缝

将自粘敷料剪裁成蝴蝶结形状进行固定。

（三）免缝胶带粘贴技巧

（1）以酒精消毒或生理盐水清洁伤口周围 5cm 的皮肤并待其干燥。

（2）以无菌技术从包装袋中取出粘有胶带的卡片。

（3）卡片的两端都有预切口，移除一侧的纸片。

（4）将胶带从卡片上剥离，以 45° 的角度剥离胶布防止粘连。

（5）从伤口的中部开始粘贴第一条免缝胶带，先将一半免缝胶带无张力的粘贴于伤口一侧的皮肤上，加压确保粘贴牢固。

（6）用手尽量将伤口另外一侧的皮肤与同侧对齐，然后将免缝胶带另一半贴紧。按照同样的方法闭合剩下的伤口部分。

（7）两条免缝胶带间距在 0.3cm 左右。

（8）如果伤口没有对齐，应将免缝胶带除去重新粘贴。

（9）在伤口闭合后，可在平行于伤口 2 ~ 4cm 处，粘贴几条免缝胶带，这样可以减轻胶带末端的张力。

（四）使用免缝胶带注意事项

（1）粘贴前用生理盐水或酒精擦去皮肤上的油脂和污物，保持伤口周围皮肤的清洁干燥。

（2）确定小血管的出血已被控制。

（3）避免张力很高的伤口，如果张力较高可使用弹性免缝胶带。

（4）如果胶带边缘卷边，可以用剪刀修剪整齐。

（5）免缝胶带粘贴后如没有松动可持续粘贴直至其脱落，一般来说粘贴 5 ~ 7 天更换一次。

（五）胶布粘贴技巧及常见问题与护理

医用胶布，可起到固定、避免脱落等作用。但胶布与人体皮肤长时间的接触、摩擦及刺激可引起皮肤各种不同的反应。

1. 张力性机械性损伤

是胶布使用中最常见的问题，通常是由于在粘贴胶布时牵拉过紧、先粘贴一端然后粘贴另一端或粘贴部位出现肿胀、膨隆而导致。临床表现有皮肤充血、红肿、皮肤撕脱或水疱，典型病例为胶布两端出现张力性水疱。具体护理措施如下：①评估病人皮肤和全身情况，选用合适的医用胶布；②尽量避免粘贴胶布于肿胀部位，如局部出现肿胀应重新粘贴；③正确粘贴胶布，避免物理性的摩擦或牵拉。粘贴时不可粘贴一侧，再加拉力粘贴另一侧，引起皮肤张力或牵拉力而导致皮肤损伤；应将胶布平放于粘贴处，使之与皮肤贴妥，然后由胶布中央往两边用手指抹压胶布，保证胶布与皮肤粘贴处无张力。

2. 非张力性机械性损伤

皮肤因胶布选择不恰当（黏性太强）或不正确的揭除方法而受到损伤。临床表现有皮肤红肿、破损、刺痛。具体预防措施如下：①了解病人皮肤和全身性情况，选用合适的医用胶布；②揭除胶布时，一手轻按皮肤，一手缓慢以180° 水平方向向伤口撕除，避免物理性损伤；③当胶布粘有毛发时，顺毛发生长方向撕除；④先撕开敷料两侧的胶布，再整个移除，避免由一侧用力移走胶布造成物理性的皮肤伤害；⑤当胶布粘着皮肤揭不掉时不要强行揭下，如果患者的情况允许，可用消毒液或生理盐水或清水先浸湿粘胶，使其变得容易脱落后再移除，或用专用溶解粘胶的液体擦拭粘胶（如粘胶剥离喷剂）；⑥如胶布与皮肤粘贴过紧，可用酒精或乳液涂抹在胶布背衬上降低其黏性。

3. 表皮剥脱

原因主要是由于在同一部位反复使用胶布表皮细胞被胶布上粘胶所损。临床表现损伤程度与患者的皮肤条件有关，可表现为皮肤充血、肿胀、破损及疼痛等。预防措施：表皮剥脱者使用透气性佳、黏性适中的低敏性胶布，或局部皮肤涂抹或喷洒皮肤保护膜后再行粘贴；并注意更换胶布粘贴部位及正确揭除胶布。

4. 化学性损伤

原因是皮肤表面与胶布间有刺激性化学物质残留。可为胶布胶的化学物直接作用于皮肤，也可是皮肤上存留有化学刺激物（如酒精或其他消毒剂等），加上覆盖不透气的胶布导致皮肤产生化学物刺激的反应。临床表现：贴胶布部位出现红、肿、丘疹，严重时可产生脓疱。预防措施：粘贴胶布前用生理盐水或清水清洗伤口周围皮肤并抹干净，避免使用消毒液；胶布粘贴于干燥、清洁、无化学剂或油脂的皮肤上（化学物质或油脂会影响胶布黏性），并选用透气性好的胶布。

5. 皮肤浸渍

原因是胶布粘贴部位的皮肤长期处于潮湿环境或胶布透气性差所引起，浸渍可削弱皮肤强度，使之更容易受刺激及损伤。临床表现：皮肤发白变软，并出现肿胀和皱褶。预防措施：为了避免引起皮肤浸渍，重要的是选择不妨碍皮肤排汗和呼吸的透气性良好、黏性适中的低敏性胶布。另外，要选择符合使用目的和部位的有一定固定力和黏着力的胶布。也可于局部皮肤涂抹或喷洒皮肤保护膜再粘贴胶布；及时更换沾湿的伤口敷料，避免皮肤受伤口渗液刺激；注意更换胶布粘贴部位并正确揭除胶布。

6. 过敏反应

原因是对胶布本身的粘胶或材料过敏。临床表现为红、肿、丘疹及发痒，涉及部位不限于胶布边缘或下面，可涉及胶布周围的广泛部位。胶布粘贴时间越长，反应越严重。预防措施：去除现用的胶布，使用透气性好、低致敏性胶布；使用无粘胶绷带，如3M自粘绷带；对病人进行斑贴试验，了解病人的过敏史，避免接触致敏源；经常观察胶布缘的皮肤，注意有无发痒或发红的现象。

7. 残胶

原因是胶布粘胶与背衬结合不牢固导致粘胶残留。氧化锌胶布较常见。临床表现：胶布揭除时粘胶残留在皮肤或固定物上。预防措施：胶布上的粘胶残留在皮肤表面时，可以用胶布反复粘贴残胶处，以此去除残胶；也可用沾酒精、汽油或松节油的纱布或棉签轻轻擦拭及使用粘胶剥离剂以去除残胶，但使用后需用肥皂或清水将溶剂清洗干净。

8. 粘贴胶布时的注意事项

（1）撕除需要的长度后进行粘贴，避免将胶布粘贴固定后再从胶布卷上撕除。

（2）避免将胶布贴于关节部位和皮肤病变部位，粘贴胶布应与身体的纵轴垂直，或与身体动作相反的方向，如粘贴时需横过关节面，避免直贴，因为直贴时胶布会随着关节的活动而松动。如果伤口在不易固定的部位，可考虑应用管状网式固定网或使用自黏性绷带固定。

（3）避免重叠粘贴胶布。

（4）敷料两侧胶布长度应是敷料宽度的一半固定才稳妥。

（5）胶布端需反折便于撕除。

（6）对经常需要更换敷料的伤口且皮肤条件较差者，可清洗干净伤口左右两侧的皮肤并抹干后粘贴皮肤保护皮或水胶体敷料。伤口覆盖敷料后先把胶布固定于敷料上，之后将胶布贴于伤口两侧的皮肤保护皮或水胶体敷料上，避免胶布直接粘贴于皮肤。每次更换敷料时皮肤保护皮或水胶体敷料不需更换，除非变湿、脏、松脱或有皮肤问题才移除。

（六）绷带包扎技巧

1. 绷带包扎原则

绷带包扎，是我们的基本技术，并且用途很广。可用于包扎敷料、压迫止血、固定骨关节损伤、约束肢体活动等。包括轴卷绷带、三角巾及多头巾等。下面主要介绍轴卷绷带。轴卷绷带有纱布、棉布、弹力三种。弹力绷带，是一种弹性网织品，具有弹性和伸缩力，通常用于压迫包扎，如关节损伤、下肢静脉曲张等。轴卷绷带包扎原则：①包扎时，肢体要置于舒适位置，需要肢体抬高时，要有托扶物。②包扎前，应清洁、擦干包扎部位的皮肤。有皱褶的皮肤处，如腋下、乳房下、腹股沟、骨突处，应衬垫棉垫、纱布加以保护，以免压伤。③避免用潮湿的绷带，以免干后收缩，造成绷扎过紧，影响血液循环。④用右手拿绷带卷，带卷向上。左手拿绷带短头，展平紧贴包扎部位，拉紧固定。右手将绷带卷在包扎部先绕两圈，加以固定，再按需要包扎。⑤包扎四肢时，先从远端开始，然后向近端，逐渐向上包扎，以免远端充血肿胀。⑥包扎关节处，应置关节于功能位，如肘关节，置于90°直角，前臂半旋前，拇指垂直向上。包扎膝关节时，膝关节应取轻度屈曲位。⑦包扎时，绷带的第二圈，应盖过第一圈的一半，或2/3，并且每一圈的距离应相等，压力要相同，不要过紧或过松，两圈之间不要露出敷料。包扎完毕时，在停止处再绕两圈，然后撕开绷带尾打结，或用胶布固定。

2. 绷带基本包扎法

（1）环形包扎法：即环形缠绕，一圈压一圈。在第一圈绕完时，将短头在第一圈上折一角，然后将第二圈压在其上面缠紧，第三圈压在第二圈上，这样包扎后不会滑脱。此法适用于头部和腕部。

（2）螺旋形包扎法：先将绷带在包扎部位的远端，环形环绕两圈，然后将绷带螺旋形绕肢体上行，后一圈盖住前一圈的一半或2/3。此法多用于周径相似的肢体，如前臂、大腿。

（3）“8”字形包扎法：多用于包扎关节。包法是在关节处，先绕两圈，然后绷带顺关节，由近端向远端，上下交叉绕转，并且后一圈盖住前一圈的一半，如膝关节、肘关节、踝关节和腹股沟。

（4）螺旋回返包扎法：与螺旋形包扎法基本相同，不同的是在每绕一圈时，用左手拇指按住绷带正中央，右手将绷带从该处向下反折，盖住前一圈的 1/2，如此反复缠绕。此法多用于周径不等的肢体，如前臂、大腿。

（5）回返包扎法：此法用于指端和残肢端。包扎方法是，在残肢近端先绕两圈，然后做一连串的反折。第一圈反折在中央，以后每一圈分别向左，并回返到起点，直至全部包住残端，最后再做环形包扎固定。

十、伤口换药

换药对于外科医生来说是最普通的事，然而也是最容易疏忽的事。一个无菌切口可以因为换药不当而感染；因酒精的刺激而使皮瓣坏死；更头疼的是一些皮肤坏死的创面，要经过漫长的换药才能愈合；而骨外露往往要通过皮瓣才能搞定。在绝大部分情况下，一般的伤口换药，医生根本就没有使用任何药物；也就是说，换药，其实换的不是药，更恰当的词汇，应该是更换敷料；而酒精、碘伏等清洁消毒剂，是具有一定皮肤刺激、腐蚀性的。换药确实有很多讲究，恰到好处的换药往往能事半功倍。换药目的：评估伤口情况，更换伤口敷料，保持伤口清洁，预防和控制感染，促进伤口愈合。

（一）换药流程

首先评估影响伤口愈合的相关因素，了解患者的心理状态及合作程度，了解患者对伤口愈合的认识程度；评估环境是否清洁、安静，利于伤口换药。

1. 准备

（1）操作者准备：仪表符合要求，洗手，戴口罩。

（2）用物准备：按需备齐用物（无菌换药碗或弯盘、适量无菌纱布、棉球、胶布、棉签、无菌剪刀、刀片、无菌手套、测量工具，根据评估情况备清洗液、亲水敷料、泡沫敷料等，必要时备培养管等），放置合理。

（3）患者准备：查对患者，向患者做解释工作。

（4）环境准备：光线好（必要时使用日光灯或无影灯）、保持环境整洁、安静、通风。

2. 操作步骤

（1）清除敷料：充分暴露伤口，铺治疗巾，揭开外层敷料，内层敷料用镊子揭开，如果内层敷料紧粘伤口，需用生理盐水浸湿后再揭开。

（2）伤口评估：评估伤口类型、部位、大小、伤口基底颜色、渗液量，伤口周围皮肤状况等。

（3）清洗伤口：非感染伤口清洁由内向外清洗，感染性伤口，先根据细菌培养结果选择合适的消毒、抗菌清洗液，由外向内清洗，再用生理盐水清洗干净伤口。有坏死组织的伤口，根据伤口情况，可采用外科清创或自溶清创等方法清除坏死组织后，用生理盐水清洗干净，再用无菌纱布抹干（由内向外）。

（4）观察：伤口的颜色、气味、渗液多少及周围皮肤有无浸渍，伤口进展情况（测量）等。

（5）选择敷料：根据伤口评估情况，选择合适的敷料并固定。

3. 整理

（1）病人：询问病人感觉，协助整理衣服及床单元。

（2）用物：整理用物并分类放置、清洁、浸泡、消毒用具，洗手，记录。

4. 告知

告知患者注意保护伤口，并保持伤口敷料清洁干燥，渗液多或潮湿时应及时更换。

（二）换药注意事项

（1）严格执行无菌操作技术（凡接触伤口的物品，均须无菌），防止污染及交叉感染，各种无菌敷料从容器内取出后，不得放回，污染的敷料须放入弯盘或污物桶内，不得随便乱丢。

（2）揭开污染敷料应从上至下，不可从敷料中间揭开。

（3）评估时，要观察伤口有无感染症状，伤口内有无潜行、窦道及瘘管等。

（4）根据不同的伤口类型选择不同的清洗消毒液，无菌伤口清洗消毒应从里向外，感染伤口则应从外向里（感染伤口按要求进行细菌培养及药敏试验）。如果一个人有多个伤口时，先清洗无菌伤口，后清洗感染伤口。对特异性感染伤口，如气性坏疽、破伤风、绿脓杆菌等感染伤口，应在最后换药或指定专人负责；换药时必须严格执行隔离技术，除必要物品外，不带其他物品，用过的器械要专门处理，敷料要焚毁或深埋。

（5）冲洗伤口时保持适当的压力，避免损伤组织。

（6）需做清创处理的伤口，根据伤口的分类和病情选择适宜的清创方法，注意保护重要的肌腱及血管，避免损伤。特殊伤口如肿瘤伤口等清创要谨慎。

（7）敷料要在全面评估伤口的基础上根据伤口愈合的阶段和渗液等情况下选择

（清创：无定形水凝胶，交互式清创敷料。抗菌：银敷料。渗液管理：藻酸盐，泡沫敷料。维持湿性环境：首选泡沫敷料，水胶体。干：片状水凝胶。稍湿：水胶体。较湿：泡沫敷料）。

（8）肢体伤口在包扎时，注意松紧适宜，以免影响血液循环，需使用绷带包扎时应从肢体远端向近端包扎，促进静脉回流。

（9）腹部伤口应以腹带保护，减少患者因咳嗽等动作造成伤口张力过大，使病人舒适。

（10）准确记录伤口愈合阶段、伤口内各种组织的比例、使用的敷料及注意事项。

（三）换药方法

1. 一般换药法

（1）移去外层敷料，将污敷料内面向上，放在弯盘内。

（2）用镊子或血管钳轻轻揭去内层敷料，如分泌物干结粘着，可用生理盐水润湿后揭下。

（3）一只镊子或血管钳直接用于接触伤口，另一镊子或血管钳专用于传递换药碗中物品。

（4）碘伏或 75% 酒精棉球消毒伤口周围皮肤，生理盐水棉球轻拭去伤口内脓液或分泌物，拭净后根据不同伤口选择用药或适当安放引流物。

（5）用无菌敷料覆盖并固定，贴胶布方向应与肢体或躯干长轴垂直。

2. 缝合伤口换药

（1）更换敷料：一般在缝合后第 3 日检查有无创面感染现象。如无感染，切口及周围皮肤消毒后用无菌纱布盖好。对有缝线脓液或缝线周围红肿者，应挑破脓头或拆除缝线，按感染伤口处理，定时换药。

（2）拆线（根据不同部位的拆线时间或伤口进展情况进行）。

3. 其他伤口换药

（1）浅、平、洁净伤口：用无菌盐水棉球拭去伤口渗液后，盖以凡士林纱布。

（2）肉芽过度生长伤口：正常的肉芽色鲜红、致密、洁净、表面平坦。如发现肉芽色泽淡红或灰暗，表面呈粗大颗粒状，水肿发亮高于创缘，可将其剪除，再将盐水棉球拭干，压迫止血。也可用电凝或 10% ~ 20% 硝酸银液烧灼，再用等渗盐水擦拭，若肉芽轻度水肿。可用 3% ~ 5% 高渗盐水湿敷或使用美盐敷料。

（3）脓液或分泌物较多的伤口：此类创面宜用消毒溶液湿敷，以减少脓液或分泌物。湿敷药物视创面情况而定，可用 1 ∶ 5000 呋喃西林等。每天换药 2 ~ 4 次，同时可根据创面培养的不同菌种，选用敏感的抗生素。对于有较深脓腔或窦道的伤口，可用生理盐水或各种有杀菌去腐作用的渗液进行冲洗，伤口内适当放引流物。

4. 慢性顽固性溃疡

此类创面由于局部循环不良，营养障碍或切面早期处理不当或由于特异性感染等原因，使创面长期溃烂，经久不愈。处理此类创面时，首先找出原因，改善全身状况，局部用生肌膏、青霉素等，可杀灭创面内细菌，促进肉芽生长。

参考文献：

[1] 胡爱玲，郑美春，李伟娟 . 现代伤口与肠造口临床护理实践 [M]. 北京：中国协和医科大学出版社，2015 .

[2] 王珑，陈晓欢 . 伤口造口专科护士实践手册 [M]. 北京：化学工业出版社，2016.

[3] 齐心主译，伤口护理 [M]. 北京：北京大学医学出版社，2011 .

[4] Kevin YW ,R Gary S , Karsten F, et a1. Assessment and management of persistent(chronic) and tota woundpain [J]. World Counci1 of Enterostomal Therapists Journal, 2009, 29 (2): 8 –17 .

[5] 许怀谨 . 实用小手术学 [M]. 北京：人民卫生出版社，2011 .

（安果仙　李建英）

第六节　敷料的种类与特性

一、传统敷料

传统敷料由天然植物纤维或动物毛类物质构成，如纱布、棉垫、羊毛、各类油纱布等。这类纱布只是暂时性的覆盖敷料，均需在一定时间内加以更换。如纱布、合成纤维纱布、塑料膜性不粘纱布、湿润性不粘纱布（凡士林纱布等）。传统纱布敷料对创面虽有保护作用，但一般认为它对创面愈合没有促进作用，如更换敷料不仅损伤新生肉芽组织还延迟创面愈合，纱布敷料中局部应用抗生素导致的细菌耐药更使得感染创面难以愈合。

二、新型封闭和半封闭敷料

理想敷料的特点：保持湿润环境、无菌、无残留，去除多余渗出物、无毒性、无过敏性、保护伤口防止进一步损伤、去除时不会产生创伤、保护伤口防止细菌迁移、保温、允许空气交换、舒适、经济且不需要经常更换。

新型封闭和半封闭敷料具备保持创面湿润、保持伤口周围皮肤干燥、避免伤口温度降低、预防感染、伤口内不留残余物。同时封闭环境有利于伤口愈合但在肌腱、骨骼暴露以及瘘管存在感染或严重污染时是有危险的。

1. 半渗透薄膜敷料

特性为几乎无吸收性能，对渗出物的控制是靠其对水蒸气的转运，转运速度取决于分子结构和厚度，理想的是吸收与所覆皮肤的呼吸速度相当。适用于保护已接近愈合或已经干爽的伤口，与水凝胶配合用于黑色痂壳或黄色腐肉的清创。也可作为二级敷料固定用。不适用于感染伤口。代表产品：安舒妥、妙膜等。

2. 水胶体敷料

由聚合的基材和黏接在基材上的水胶体混合物构成。主要成分为亲水胶态颗粒的明胶、果胶和羧甲基纤维素钠混合而成。其特点是靠水胶层对渗出物吸收，但可能会污染伤口。因吸收能力有限适用于表浅或部分皮层损伤的伤口，有时也作为外层敷料，代表产品：水胶体敷料、优拓、德湿可等。

3. 水凝胶敷料

由水和不溶于水的聚合物组成，其特性是分片状和胶冻状，因含水多不能吸收大量渗液，多由含高水分、高盐分及羧甲基纤维素钠颗粒和藻酸钙成分制成糊状凝胶和片状敷料。适用于部分到全层皮肤受损的伤口，有黑痂、腐肉、坏死组织的伤口，少到中量渗液的伤口，烧伤及电疗受伤组织，以及保护暴露的肌腱、骨、跟腱，代表产品：清创胶、德湿舒等。

4. 藻酸盐敷料

特性是一类从天然海藻植物提炼出来的天然纤维（多聚糖）敷料，有条状和片状。能吸收自身重量 17 ~ 20 倍的渗液，当与伤口渗液接触时，可形成一种柔软的凝胶，保持一个湿润有效的愈合环境。适用于中至大量渗液，部分或全层皮肤受伤的伤口，作用为吸收渗液、清创、止血、促进腔隙或窦道闭合的作用。代表产品：德湿康、藻酸盐颗粒等。

5. 泡沫敷料

特性是具多孔性，对液体有较大的吸收容量，氧气和二氧化碳可完全通过，目前使用最多的有聚氨酯泡沫和聚乙烯醇泡沫，对渗出物的处理是靠海绵的水蒸气转运和吸收机制来控制渗出物的，其厚度有不同，分带边和无边的（需二级敷料固定），适用范围很广，因具有高度的渗液管理能力，主要适用于部分或全层损伤的伤口，各种中至大量渗液的伤口、肉芽水肿和增生的伤口，压疮的预防等。代表产品：康惠尔渗液吸收贴、德湿肤、美皮康。

6. 亲水纤维敷料

特性是其主要成分为CMC（羧甲基纤维素钠），具有高吸收性，相当于6层纱布的4 ~ 5倍，敷料吸收/锁住渗液，形成透明柔顺的凝胶，提供伤口湿性愈合的环境。适用于中到大量渗液伤口。代表产品：爱康肤。

7. 生物活性敷料

特性是自身具有活性或能促进活性物质释放，加速创面愈合。

8.FGF 生物蛋白海绵

适用于中至大量渗液、中至深度伤口、有腔洞与窦道的伤口以及凝血功能欠佳或术后有出血的伤口，也用于止血。代表产品：生物蛋白海绵。

9. 壳聚糖敷料

适用于中等渗出的表浅伤口及有腔洞与窦道的伤口。代表产品：止血粉、几丁糖。

10. 胶原敷料

适用于新鲜缺损创面、供皮区和植皮区创面的保护。

11. 银离子敷料

由吸收性聚酯纤维和28%氯化钠组成，是中重度感染伤口清创引流的首选敷料，适用于渗液很多的伤口、黄色腐肉清创、化脓和恶臭的伤口以及深层的腔隙伤口。

（闫文华　李建英）

第二章　外科伤口

第一节　伤口总则

一、创伤概念

创伤有广义和狭义之分。广义的创伤是指机械、物理、化学或生物等因素造成的机体损伤；狭义的是指机械性致伤因子作用于机体所造成的组织结构完整性破坏或功能障碍。常见的是机械性致伤因素作用于机体所致的伤害，如交通事故、意外伤害等导致皮肤和软组织破损、出血、脏器破裂、骨折、关节脱位等。创伤是指人体受到外界各种创伤性因素作用所引起的皮肤、肌肉组织、骨、脏器等组织结构的破坏及其所带来的局部和全身的反应。

二、创伤分类

临床根据受伤原因和程度等不同而有不同的分类。

（一）按致伤原因分类

导致损伤的原因有多种，常见的有钝挫伤、挤压伤、冲击伤、切割伤、撕裂伤、火器伤等。

1. 擦伤

常因皮肤与外界硬物或毛糙摩擦而发生。

2. 刺伤

多由金属、木刺等尖锐物质所致。伤口较小而深，长度不一，有时可伤及深部器官或造成异物存留，易发生厌氧菌感染。

3. 挫伤

多为钝器所致，常为浅表软组织的挫伤。

4. 挤压伤

指机体大范围的皮下组织受巨大暴力捻挫或长时间挤压所造成的损伤。压力解除后即可出现广泛出血、血栓形成、组织坏死和严重的炎症反应。

5. 切割伤

多因锐器或边缘锐利的物体切割所致，易造成血管、神经和肌腱等深部组织损伤。

6. 撕裂伤

常由不同方向的力作用于组织而导致浅表和深部组织的撕脱与断裂，伤口多不规则。

7. 火器伤

多发生在战争时，如子弹或弹片等所致。特点是致伤因子可经皮肤或黏膜穿过深层组织，到达体腔、内脏器官或穿通后由对侧穿出。此类伤的伤口虽然较小，但常造成体腔内脏器官的严重损害，并可致体腔开放、大出血、内脏器官破裂、穿孔或异物滞留。

（二）按损伤的部位分类

可分为颅脑、颌面部、颈部、胸（背）部、腹（腰）部、骨盆、脊柱脊髓和肢体损伤等。

（三）按受伤的组织分类

可分为软组织、骨骼或内脏器官损伤等。

（四）按损伤的程度分类

可根据损伤是否影响活动、有无残疾、是否危及生命等分为轻、中、重度。

轻度：主要伤及局部软组织，大多不影响生活、学习和工作，只需局部处理或小手术治疗。

中度：伤及广泛软组织，可伴腹腔脏器损伤、上下肢骨折等复合伤，暂时丧失作业能力，需手术治疗，但一般无生命危险。

重度：指危及生命或治愈后可能留有严重残疾的损伤。

三、临床表现

因损伤的原因、部位、程度等不同，临床表现各异。

（一）症状

1. 疼痛

依据损伤程度和部位，疼痛程度不一。疼痛于活动时加剧，制动后减轻，常在受伤 2 ~ 3 日后逐渐缓解。严重损伤并发休克时，病人常不能主诉疼痛；内脏器官损伤所致的疼痛常定位不确切。

2. 发热

中、重度损伤病人常有发热，一般不超过 38.5℃，但中枢性高热体温可达到 40℃，发热时伴有脉搏和呼吸频率的增加。

3. 全身炎症反应综合征

损伤后，由于交感神经－肾上腺髓质系统兴奋，大量儿茶酚胺及其他炎症介质的释放、疼痛、精神紧张和血容量减少等因素引起体温、心血管、呼吸和血细胞等方面的异常。主要表现为：①体温 >38℃或 <36℃；②心率 >90 次 / 分；③呼吸 >20 次 / 分钟或过度通气，$PaCO_2$ <4.3kPa（32mmHg）；④血白细胞计数 $>12 \times 10^9/L$ 或 $<4 \times 10^9/L$ 或未成熟红细胞 >0.1%。

4. 其他

可伴有食欲减退、倦怠和失眠等。

（二）体征

1. 生命体征不稳定

重度损伤或伤及大血管者可发生大出血或休克。伤及重要脏器时可致呼吸、循环功能衰竭。

2. 创口和出血

开放性损伤多有创口或创面。擦伤的创口多较浅；刺伤的创口小而深；撕裂伤的创口则多不规则；切割伤的特点为创缘较整齐，周围组织损伤较少，有小动脉破裂时可喷射出血。创口和创面的出血量随受伤部位和程度而异。

3. 压痛和肿胀

损伤部位有压痛，局部组织肿胀，可伴有红、青紫、瘀斑或血肿。严重肿胀可致远端组织或肢体血供障碍。

4. 活动和功能障碍

局部疼痛常使病人活动受限，神经、肌肉、骨骼损伤时出现功能障碍。

四、非手术伤口评估

轻度及表浅的擦伤、刺伤和切割伤可做局部处理，并不一定需手术治疗。较大的开放性损伤或闭合性损伤伴严重内脏器官损伤、出血者均需手术处理。非手术处理的伤口评估，了解受伤史，了解受伤的时间、地点、部位，受伤的类型是针刺伤、擦伤、割伤、枪击伤、蚊虫叮伤还是毒蛇、犬咬伤或是冻伤等；观察伤口局部情况，大小、深度和污染程度，是否有血肿或留有异物；有无出血，出血量；有无青紫、瘀斑、肿胀、疼痛及功能障碍；有无合并伤如骨折及其他器官损伤。

五、手术伤口评估

（一）术前评估

1. 健康史及相关因素

包括病人的一般情况、受伤史、既往史等。

一般情况：病人的年龄、性别、婚姻、文化、职业、饮食及睡眠等。女病人应了解其月经史及月经量等。

受伤史：通过简单迅速地询问病人、损伤目击者或现场救护者可初步估计是否有潜在的重大伤害。了解受伤的时间、地点、部位、受伤类型是刺伤、砍伤、挤压伤、高处坠落伤还是交通事故伤等；有无危及生命的损伤，如有无心搏骤停、气道不畅或阻塞、大出血或活动性出血、胸腹部是否存在伤口，有无闭合性内脏器官损伤和颅脑损伤的迹象，现场采取过何种急救措施，创面是否得到妥善处理，输液和用药情况。不要低估任何一个小伤口。

既往史：是否存在维生素 D 缺乏、甲状腺功能亢进症、骨质疏松症、肿瘤等易致病理性骨折的疾病；有无高血压、糖尿病、肝硬化、慢性尿毒症、血液病、营养不良等慢性疾病。

2. 身体现状

局部：受伤处有无青紫、瘀斑、肿胀、疼痛及功能障碍；有无伤口、伤口大小和深度，污染程度，是否有血肿或留有异物；有无出血，出血量；有无合并伤如骨折及其他器官损伤。

全身：病人意识是否清醒，有无烦躁、神志淡漠或昏迷；有无体温升高、呼吸和脉率增快、脉压减少、尿量减少等症状；有无口唇青紫或面色苍白；皮肤温度是否湿冷；病人能否自述病史、行走和活动。

辅助检查：血常规和血细胞比容是否降低或升高，尿常规检查是否见红细胞，血或尿淀粉酶是否升高，血气分析的结果；诊断性穿刺等是否有阳性发现；心包穿刺是否穿到积液或积血；影像学检查有无异常发现。

心理和社会支持情况：病人及家属对突然受损伤打击的心理承受程度以及心理变

化，有无紧张、恐惧或焦虑等。同时了解病人对损伤的认知程度及对治疗的信心。

术后评估：有无伤口出血、感染、挤压综合征等并发症。

六、创伤处理原则

在处理复杂伤情时，优先抢救生命，待生命体征稳定后再实施其他治疗措施，包括恢复机体结构与功能的完整性。

（一）维持有效的循环血量

1. 止血

根据出血部位和性质的不同，选用指压、加压包扎、填塞、止血带或手术等方法迅速控制伤口的出血。止血带是临时控制四肢伤口出血的最有效方法，但拟作断肢再植术者不用止血带；抗休克裤有助控制下肢或骨盆大出血，同时可固定下肢骨折，但头颈和胸部有损伤时禁用抗休克裤，以免加重局部出血。

2. 体位

血压不平稳者平卧或根据受伤部位选择合适的体位，下肢未受伤者可抬高下肢，以促进静脉血液的回流。

3. 建立静脉输液通道和输液

迅速建立 2 ~ 3 条静脉输液通道；根据医嘱，给予病人输液、输血或应用血管活性药物等；根据血压、安排输液种类和调整输液、输血速度，以尽快恢复有效循环血量并维持循环的稳定。

4. 监测生命体征

对生命体征不稳定者，定期监测呼吸、血压、脉搏、中心静脉压和尿量等，并认真做好记录。经积极抗休克仍不能有效维持血压时，须在抗休克同时做好手术准备。

（二）缓解疼痛

1. 制动

骨与关节损伤时加以固定和制动可减轻疼痛刺激。

2. 体位

多取平卧位。肢体受伤时应抬高患肢，有利于伤处静脉血回流和减轻肿胀，从而减轻局部疼痛。

3. 镇静、镇痛

根据疼痛强度，遵医嘱合理使用镇静、止痛药物，同时注意观察病情变化及不良反应。

（三）创面处理

除轻度及表浅的擦伤、刺伤和切割伤仅做局部处理外，较大的开放性损伤或闭合性损伤伴严重内脏器官损伤、出血者均需手术处理。

1. 清洗去污

冲洗伤口，同时取出浅层可见异物。如擦伤多为表皮及真皮的损伤，含有大量污垢、尘粒、细菌等，要彻底冲洗，将污垢除去。检查伤口各层组织，清除血块和异物，切除坏死和已游离的组织，彻底止血。

2. 缝合和引流

伤口涉及皮肤全层时应予以缝合。清洁或已彻底清创的污染伤口可做Ⅰ期缝合；污染较重或处理时已超过 8 ~ 12 小时的伤口做Ⅱ期缝合（又称延期缝合），较深的伤口或Ⅱ期缝合的伤口内酌情放置合适的引流物，如引流条、引流管等，并予以妥善固定。

3. 包扎

清创后创面用敷料覆盖或加以包扎，目的是保护伤口、减少污染，有助于止血和固定敷料。包扎时应注意松紧度适宜，便于观察局部或肢端末梢血液循环和固定引流物。

4. 创面的观察与处理

（1）观察伤口，健康肉芽组织色泽新鲜呈粉红色、较坚实、表面呈细颗粒状、触之易出血，可用生理盐水冲洗，水胶体类敷料覆盖，3 ~ 7 天换药一次；若肉芽生长过快，突出于伤口，阻碍周围上皮生长，应予剪平后贴泡沫类敷料；若肉芽水肿，创面淡红、表面光滑、触之不易出血，可用 3% ~ 5% 的氯化钠溶液湿敷或美盐覆盖，促使水肿消退；若肉芽色苍白或暗红、质硬、表面污秽或有纤维素覆盖，可用刮搔的方法清除部分肉芽。

（2）保持引流通畅，注意观察放置引流物的伤口引流是否通畅和有效。

七、并发症的观察和处理

待病人的病情稳定后，鼓励、指导并协助病人早期活动和进行功能锻炼，以预防关节僵硬和肌肉萎缩等功能性并发症。

（一）伤处出血

指意外损伤后 48 小时内发生的继发性出血，也可发生在修复期任何时段。应严密观察：①敷料是否被血液渗透和引流液的性质和量。②病人有无面色苍白、肢端发凉、脉搏细促等表现。若发现异常应及时报告医师并立即建立静脉通道，以备快速输液、交叉配血试验等处理。

（二）伤口感染

多见于开放性损伤的病人，若伤口出现红、肿、热或已减轻的疼痛加重，体温升高，脉速，白细胞计数明显增高等，表明伤口已发生感染，应及时报告医师并协助处理。

（1）早期处理可根据医嘱予以局部理疗和应用有效抗菌药物，以促进炎症吸收。

（2）若已形成脓肿则应协助医师做好脓肿切开引流术的准备。切开脓肿或协助取脓液做细菌培养和药物敏感试验。

（三）挤压综合征

凡肢体受到重物长时间挤压致局部肌缺血、缺氧改变，继而引起肌红蛋白血症、肌红蛋白尿、高血钾和急性肾衰竭为特点的全身性改变，称为挤压综合征。当病人局部的压力解除后，出现肢体肿胀、压痛，肢体主动活动及被动牵拉活动引起疼痛、皮温下降、感觉异常、弹性减退，在24小时内出现茶褐色尿或血尿等改变时，提示可能并发了挤压综合征，应及时报告医师并协助处理。

（1）早期禁止抬高患肢和对患者进行按摩和热敷。

（2）协助医师切开减压，清除坏死组织。

（3）遵医嘱应用碳酸氢钠及利尿剂，防止肌红蛋白阻塞肾小管；对行腹膜透析或血液透析治疗的肾衰竭病人做好相应的护理。

八、健康教育

（1）换药次数：根据伤口情况而定。Ⅰ期缝合的伤口在术后2～3日换药一次，至伤口愈合时拆线；分泌物不多，肉芽组织生长良好，每日或隔日换药一次。若使用水胶体敷料，可3～7天换药一次；脓性分泌物多，感染重的伤口，每日换药一次或数次，为减少换药次数，提高疗效，可选择藻酸盐类敷料或含银敷料。

（2）换药顺序：根据伤口清洁或污染程度，先换清洁伤口，再换污染伤口、感染伤口，最后换特异性感染伤口。

（3）协助病人进行功能锻炼。

（4）宣传安全知识，加强安全防范意识。

（5）一旦受伤，无论是开放性还是闭合性损伤，都要及时到医院就诊，开放性损伤时尽早接受清创术并注射破伤风抗毒素。

（6）强调功能锻炼的重要性，督促病人积极进行身体各部分的功能锻炼。防止肌萎缩和关节僵硬等并发症的发生。

第二节 常见伤口

一、毒蛇咬伤

蛇毒的吸收量和病人的年龄及健康状况相关，儿童、老年和体弱瘦小者反应较严重。会出现疼痛、烦躁不安、头晕目眩、呼吸困难、语言不清、视物模糊、恶心呕吐、吞咽困难或全身虚弱、口周感觉异常、肢体软瘫或麻木、腱反射消失，可有寒战发热、血尿、少尿或血压下降。咬伤局部出血、压痛、红肿，并向肢体近端蔓延，周围皮肤有大片瘀斑、水疱或血疱甚至局部组织坏死；淋巴结肿大；部分病人出现皮肤黏膜出血、肺水肿、心律失常和休克体征，最后出现呼吸和循环功能衰竭。因此，应尽早自救或互救，挤出毒素，减少毒素的吸收。

（一）伤口的局部处理

1. 伤口排毒

就地用大量的清水冲洗伤口，挤出毒液；入院后用0.05%高锰酸钾溶液或3%过氧化氢溶液冲洗伤口，清除残余的毒牙及污物；伤口较深者可用尖刀在伤口周围多处切开、深入皮下，再用拔火罐或吸乳器抽吸，促使部分毒液排出。若伤口流血不止，则忌切开。

2. 局部降温

可以减轻疼痛，减少毒素吸收速度，降低毒素中酶的活力和局部代谢。方法：将伤肢浸于冷水中（4～7℃）3 ～ 4 小时，然后改用冰袋，一般维持 24 ～ 36 小时，注意防止降温所致的局部坏死。

3. 破坏蛇毒

胰蛋白酶有直接分解蛇毒作用，可用其在伤口外周或近侧作封闭。

二、犬咬伤

随着生活水平的不断提高，养宠物的人越来越多，被犬咬伤的发生率也相应增加。咬伤人的犬若感染狂犬病毒，则被咬伤者可发生狂犬病，又名恐水症；是由狂犬病病毒引起的一种以侵犯中枢神经系统为主的急性传染病。被病犬咬伤后狂犬病的发生率约为 15% ~ 20%。受染者是否发病与潜伏期的长短、咬伤部位、伤后处理及机体抵抗力有关。潜伏期短者约 l0 天，一般 30 ~ 60 天，个别的可长达数月或数年。咬伤越深、部位越接近头面部，其潜伏期越短，发病率越高。

（一）症状和体征

发病初期，伤口周围麻木、疼痛，逐渐扩散到整个肢体，继之出现发热、烦躁、全身乏力、恐水、怕风、咽喉痉挛、进行性瘫痪，最后可出现昏迷、循环衰竭而导致死亡等。有利齿造成的深而窄的伤口，出血，伤口周围组织水肿。

（二）伤口的局部处理

（1）清创：犬咬伤后伤口小而浅者，仅用碘酊、乙醇进行消毒后包扎即可；其余均应立即行清创术：用大量的生理盐水、0.1% 苯扎溴胺溶液及 3% 的过氧化氢溶液反复冲洗伤口，必要时稍扩大伤口，并用力挤出周围软组织，设法将玷污在伤口上的犬的唾液和伤口血液冲洗干净，不予缝合，以利引流。

（2）用狂犬病免疫球蛋白（20U/kg）于伤口周围作浸润注射。

（3）伤口的延迟处理：若咬伤 1 ~ 2 天或更长时间，或伤口已经结痂，也必须将结痂去掉后按上述方法处理。

三、昆虫咬伤

会导致昆虫毒液或其他毒素注进伤者的皮肤。昆虫毒液会引发过敏反应，这种过敏反应是否会很严重，则取决于伤者对毒液或其他毒素的反应。

对于处理蜜蜂、胡蜂、大黄蜂、小黄蜂和红火蚁的咬伤会特别棘手。还有蚊子、扁虱、各种小飞虫和一些蜘蛛的咬伤也会出现过敏反应，但它们普遍温和多了。用直角边的物体，比如信用卡或刀背，擦掉或刮掉毒刺。用肥皂和清水清洗被咬的部位。不要试图拔掉那些刺，这样会释放更多毒液。

减少疼痛和肿胀，用冰袋或装满冰块的衣服敷在伤口上用 0.5% 或 1% 的氢化可的松乳膏、炉甘石液或者烘烤过的苏打糊（用 1 茶匙水兑 3 茶匙烘烤过的苏打粉制作出来的糊状物），在咬伤或疼痛部位一天涂几次直至症状消退。

毒蛇咬伤服用一片抗组胺药，如可他敏。

四、冻伤

是身体遭受寒冷侵袭，引起局部血液循环障碍所造成的组织损伤。

救护原则：保温，温水浸泡，涂冻疮膏，溃烂处应包扎。严重者速到医院救治。

预防措施：经常摩擦易冻伤的部位；锻炼身体，增强耐寒能力；衣着、鞋袜穿暖和；改善饮食，加强营养。

五、手术伤口

（一）手术切口的分类

外科手术切口分为清洁、清洁污染切口、污染切口、感染切口四类。手术后切口的顺利恢复可增强患者术后康复的信心，促进其术后生活自理和尽早回归社会。不同类型的手术切口有不同的感染发生率，手术切口可分为 4 类。

（1）清洁切口：无炎症；手术无涉及消化道、呼吸道和泌尿生殖道，完全缝合的切口，或只于需要时才放置闭合性引流的切口及非穿刺性切口。

（2）清洁污染切口：手术涉及消化道、呼吸道和泌尿生殖道，但无内容物溢出的手术切口，或无感染性的胆道、阑尾、阴道、口咽等部位的手术切口，以及手术过程没有明显的污染的切口。

（3）污染切口：开放性，新形成的意外切口；手术时无菌技术有明显缺陷（如开胸心脏按压），手术过程中有空腔器官内容物溢出污染，手术时患者为急性炎症期但无脓性分泌物。

（4）感染切口：有坏死组织的陈旧外伤切口，内脏穿破或已有化脓性病灶的手术切口，感染于手术前就存在于手术部位。

（二）手术切口感染

手术切口感染是外科术后常见的并发症，是最常见的医院感染之一，占外科医院感染的 13% ~ 40%。手术切口感染可导致切口裂开、延迟愈合等，严重者可引起全身性感染、器官功能障碍，甚至死亡。因此，有必要预防术后切口感染，出现切口感染时及早采取适当的处理措施，控制切口感染，创造一个有利于切口愈合的环境，促进切口尽早康复。手术切口在术后 1 个月内出现脓性分泌物、脓肿或蜂窝织炎，即被定义为手术切口感染。手术切口按感染的轻重或范围分为浅表手术切口感染、深部手术切口感染和器官或腔隙感染 3 个层次。

1. 切口浅层感染

一般发生在术后 1 个月内，皮肤及皮下组织的感染。表现为切口局部红热、肿胀、疼痛或压痛，切口浅层有脓性分泌物，切口分泌物培养有细菌生长。

2. 切口深层感染

一般发生在术后 1 个月内（如有人工植入物则为术后1年），切口深部筋膜或肌层的感染，有时切口深部感染来自腹腔内的感染。表现为切口裂开或由医生打开，切口局部疼痛或压痛，红肿表现可不明显，有脓性分泌物，可有体温升高，经手术或影像学检查显示深部脓肿形成。

3. 器官或体腔感染

一般发生在术后 1 个月内（如有人工植入物则为术后1年），手术部位的器官或腔隙感染。表现为放置于器官或腔隙的引流管有脓性引流物，液体或组织培养发现致病菌，或手术或病理组织学或影像学诊断器官及腔隙感染。

（三）切口感染的细菌来源、传播途径及侵害程度

1. 切口感染细菌的来源

可分为内源性和外源性。内源性微生物指来自患者身体部位，如皮肤、鼻腔、胃肠道、阴道的细菌感染，一般为条件致病菌，在发生部位迁移（从正常寄生部位迁徙至切口）或机体抵抗力下降时造成感染；外源性微生物来源于患者身体之外，如手术室人员、环境、医生、仪器、设备、材料等，此类细菌多为致病菌。

引起切口感染的微生物多种多样，最常见的是金黄色葡萄球菌、白色葡萄球菌、链球菌、革兰阴性杆菌、大肠杆菌、铜绿假单胞菌等。此外，厌氧菌已成为手术切口感染的主要致病菌。

2. 手术切口感染的细菌传播途径

细菌传播途径包括直接接触传染、空气传染和自体传染。直接接触传染包括手术人员和患者皮肤上的细菌通过潮湿的衣物直接或间接传入手术区域，使用未经彻底灭菌或术中被污染的器械、敷料及用品，手术时空腔脏器的内容物溢出或经手术者的手、器械等、污染手术野。虽然目前没有证据指出，细菌最常经由何种途径进入切口，但术前和术后医护人员及切口护理人员的刷手和洗手是减少切口感染的一个重要因素。

3. 细菌切口侵袭的分期

（1）污染：切口内存在微生物，但没有复制；此阶段处于宿主控制阶段，人体通过自身防御机制可以完全抑制细菌数量和毒力。

（2）定植：切口内存在着可复制的细菌黏附在切口床上，但不会对宿主造成细胞性损害；这一阶段仍处于宿主控制中，细菌数量明确，菌群平衡。

（3）严重定植：切口中的微生物数量明确，菌群失衡，对宿主的细胞损伤增加，

引发局部免疫反应，但不是全身的反应，没有临床典型的感染体征；此阶段宿主抵抗力已减弱，如不加以治疗和干预，将很快进入感染阶段。

（4）感染：细菌大量复制，引起宿主反应，引发机体全身和局部的免疫反应，可出现各种临床症状，严重者可引起毒血症或败血症，导致生命危险；此阶段为细菌控制阶段，必须给予全身和局部的抗菌治疗。

（四）手术切口易感因素

1. 主要因素

切口的感染主要归因于两方面：一是切口局部原因，即细菌的沾染和繁殖，并发展为感染；二是机体的全身状况，即抗感染的能力和易感染因素之间的平衡关系。

（1）致病菌的数量：细菌数量的多少和被污染的组织是否发生感染有直接关系。此外，细菌和新鲜组织接触的时间越长，定植和繁殖的细菌数量越多，感染的机会就越大。

（2）环境因素：切口的异物、失活和坏死的组织、血凝块等均为细菌的滋生创造良好条件。存留在体内的异物可使切口感染，长时间不愈，即使切口已愈合，异物存留的局部仍可有细菌存在，可能在某种条件下重新化脓。另外，手术室和病房环境因素不可忽视，包括手术器械、物品的无菌控制，环境的卫生管理，严格的洗手制度，特殊感染患者的管理等，管理不善容易出现切口感染。

（3）人体的防御机制：机体的免疫防御机制包括天然免疫和获得性免疫，两者互相协调，密切配合，共同完成复杂的免疫防御功能。人体的免疫防御机制减弱无疑会增加感染的机会。

2. 相关因素

（1）患者因素年龄：老年人与儿童容易发生切口感染。高龄患者组织和器官功能退行性改变，免疫功能减退。常伴有多系统的慢性疾病，手术时间相对延长等增加切口感染机会；儿童自身免疫功能不完善增加切口感染的可能性。营养不良：低蛋白血症影响免疫细胞的生成和功能。肥胖：肥胖者除容易患糖尿病及心血管疾病外，由于脂肪肥厚，脂肪组织血循环不良，容易坏死和液化，同时易影响手术操作，使手术时间延长，感染机会明显增加。精神压力：紧张、焦虑、抑郁等不良心理可刺激交感神经系统引起血管收缩，导致切口局部缺血、缺氧，使切口愈合困难。术前全身或局部存在感染性病灶如没能控制，可增加术后切口感染的机会。住院时间与切口感染率呈正相关，住院时间长，存在交叉感染的可能，增加切口感染的机会。术前皮肤准备情况：术前没做好手术区域皮肤清洁特别是脐部清洗，备皮导致局部皮肤微小损伤甚至肉眼可见的划痕，破坏皮肤的解剖屏障，细菌容易入侵。肠道准备情况：涉及胃肠道的手术如没做好肠道清洁，可大大增加术后切口感染的机会。

（2）术者因素：如手术人员无菌观念不强、切口保护不力，切口受到污染；手术操作不熟练，使用电刀电凝时间过长及面积过大、止血不彻底形成血肿、游离脂肪颗粒未消除，液化后形成切口内积液，术中冲洗不彻底，引流不通畅，切口缝合技术欠缺等因素都影响切口的愈合，增加术后切口感染的机会。

（3）其他因素：手术时间延长 1 小时，感染率可增加 1 倍。主要原因是切口暴露时间长，增加了感染机会。此外，长时间的操作，出血量增多，且麻醉时间的相应延长，也导致机体抵抗力下降，感染机会增多。引流不畅，创腔积血、积液未能及时排出；伤口敷料沾湿或污染没有及时更换，切口脂肪液化未能及时正确处理等均可导致切口感染的发生。

（五）切口感染的临床表现

1. 局部表现

切口感染典型的局部表现为切口红、肿、热、痛、化脓。慢性切口感染表现为切口裂开，疼痛增加，切口渗液增加、有脓性分泌物、渗液有臭味，肉芽组织变色、脆弱、易出血，周围皮肤有湿疹，切口延迟愈合或不愈合或切口扩大。准确的判断方法是切口分泌物细菌培养阳性。

2. 全身症状

感染严重或合并全身感染时，可出现发热、不适、乏力等全身症状。可伴有外周血白细胞数增多、核左移等。

（六）切口感染的诊断标准

根据《医院感染诊断标准》，具备下列条件之一即可诊断：①切口有红、肿、热、痛或有脓性分泌物；深部切口引流出脓液或穿刺抽出脓液；自然裂开或由外科医师打开的切口，有脓性分泌物或伴有发热≥ 38℃，局部有压痛；再次手术探查、组织病理学发现涉及切口脓肿或其他感染证据；②临床诊断基础上，伴随病原学诊断依据，即分泌物培养阳性；③排除标准：切口脂肪液化，液体清亮；调查的资料不全者。

（七）切口感染的预防

1. 术前预防

（1）进行术前评估及充分的准备，控制基础疾病，改善全身情况，增强机体抵抗力以降低切口感染的概率。在围手术期加强患者的营养，饮食多样合理，保证蛋白质、矿物质和维生素的供给，按照其食欲情况，鼓励少量多餐，如果不能进食，可静脉给予营养，如输血、白蛋白、脂肪乳等以纠正患者营养状况。

（2）缩短患者术前住院时间，有资料表明术前住院时间越长，患者切口感染率越高，它是切口感染的联合致病因素之一。可在门诊做好术前各项检查和准备工作，既可加快病床周转及使用率，减少切口外源性感染，也可减轻患者经济负担。

（3）邹烂辉通过调查，发现未预防性使用抗生素的患者切口感染的危险是预防性使用抗生素 2.552 倍。因此术前要根据手术类型、常见致病菌与抗感染药物抗菌谱及手术部位与抗感染药物组织浓度分布特点选择，预防性应用抗生素，使手术过程中血液和组织中有足够抗生素浓度，能杀灭可能污染的细菌，达到预防目的。

（4）做好全身清洁及手术部位皮肤的准备，毛发并不比皮肤含有更多的细菌，因此在毛发稀少的部位或颈部、胸部、上腹部等无须常规剃毛。在毛发浓集的部位如阴部、腋窝等最好以剪毛代替剃毛，以避免皮肤的微小损伤，破坏皮肤的解剖屏障，便于细菌的定植和入侵。细菌在皮肤破损处的定植和入侵随着时间的推移而加重，剃不剃毛对感染无统计学意义，应该把备皮的重点放在皮肤清洁上，确需备皮者备皮时间离手术时间愈近愈好。

（5）胃肠道手术患者做好术前肠道准备工作，降低肠腔细菌密度，减少术中肠道内容物污染手术野造成切口感染的概率。

2. 术中预防

（1）提高手术者专业技术水平和手术操作的熟练程度：术中操作轻柔熟练，减轻手术的创伤程度；对脂肪层较厚者尽量不用电刀，或应用电刀时调好电刀的电流强度，缩短电刀与皮下组织接触时间；切开腹壁时止血要彻底；缝合时使切口对齐，不留无效腔，缝合间隔适当，缝线松紧适度，必要时行减张缝合。

（2）注意严格执行无菌操作和加强手术室环境管理：加强手术室手术人员、手术器械、物品及环境等管理，注意病室的通风换气及温、湿度调节，定期清洗空调及空气净化机的滤网。

（3）参与手术人员分工明确、与手术者密切配合，使手术有序进行，缩短手术时间，确保手术质量。

（4）手术中用大量的生理盐水及抗生素冲洗创腔，并注意彻底吸引干净，正确选用及放置引流管。

3. 术后预防

（1）对于肥胖患者及手术时间较长有液化倾向者，术后要注意观察，必要时切口撑开检查。

（2）术后保持引流管的通畅、固定，避免脱落，注意无菌操作，防止感染。

（3）伤口敷料有浸湿、污染时及时更换，换药时严格执行无菌操作。

（4）术后根据患者情况补充能量、白蛋白、维生素、保持水电解质平衡，尽量缩短住院时间。

（5）术后早期下床活动能促进全身血液循环，增加局部血流量，利于切口积血渗液及腹腔渗液的吸收，同时能增加切口局部白细胞数量提高抗菌能力，另外锻炼能促进肠道功能早期恢复，早期进食，增加机体能量，增强机体抵抗力。

（八）切口感染的护理

早期发现和处理切口感染是加速切口愈合的前提。因此，术后应密切观察切口情况，如出现轻度发热、切口跳痛不适、局部红肿、渗出应及时处理，以减轻感染造成的局部损害，缩短愈合时间。评估切口的部位、大小、深度、潜行，渗出液性质和量、基底组织情况和周围组织情况等，详细评估内容见伤口评估章节。

局部切口处理方法如下。

1. 引流

发现切口有感染征兆，应及时拆除缝线，充分引流是加速感染切口愈合的关键。

2. 清洗可降低细菌浓度，有效控制切口感染

（1）清洗液的选择：切口周围皮肤用安尔碘或酒精消毒，切口一般用0.9%生理盐水清洗即可，但当切口有异味或脓性分泌物较多时，可用双氧水、呋喃西林等消毒溶液清洗，但需再予0.9%生理盐水冲洗干净，以减少消毒液的毒性作用和对组织产生的不良影响。

（2）清洗方法：临床常用的清洗方法有棉球擦洗、冲洗等。对伤口较大、基底充分暴露的切口可用棉球擦洗的方法进行局部清洗；但对于外口小基底较深或潜行较深的切口，用棉球擦洗的方法较难清洗深部组织，并容易导致棉纤维残留于切口内，影响切口的愈合，故主张用冲洗的方法进行切口清洗。采用30～50ml注射器连接18～22号针头进行冲洗，产生的压力将切口表面的坏死组织与细菌代谢废物移除，并不损伤新生的肉芽组织。如切口外口更小者建议使注射器连接吸痰管或去针头的头皮针软管进行冲洗，注意避免冲洗压力过高，一方面可引起正常组织的损伤，患者疼痛增加，另一方面可将切口内的细菌冲入组织内，影响切口愈合。冲洗后可用手轻轻按压切口周围组织，使冲洗液流出，或将连接冲洗管的注射器边退出边回抽冲洗液，直至冲洗液澄清为止。

3. 彻底清创

清除积脓、积血、坏死组织、异物和无效腔，消除细菌繁殖的场所。将有活性的

组织暴露于创面，才有利于感染的控制和切口的愈合。常用的清创方法有外科清创、机械性清创和自溶性清创等。应根据切口坏死组织的性质、数量、与基底组织粘连情况和患者的具体情况灵活选择一种或两种清创方式协同进行。

（1）如坏死组织与基底组织粘连疏松，可通过外科清创的方法如手术剪除或搔刮快速清除坏死组织。

（2）如切口无渗液或有少量渗液，坏死组织量多且与基底组织粘连紧密，可用保湿敷料行自溶性清创。方法：切口上涂抹水凝胶，再用湿润的生理盐水纱布覆盖切口，外层贴上透明薄膜敷料以软化坏死组织，便于手术清创。一般 1 天更换 1 次。

（3）如切口渗出液多且有坏死组织时，可用吸收性较强的敷料（如藻酸盐敷料、亲水性纤维敷料或美盐敷料）填塞切口，以尽快清除坏死组织，外层可用泡沫敷料或棉垫类敷料，根据伤口敷料的渗液情况决定更换敷料的次数，一般 1 ~ 2 天更换 1 次。

当患者身体条件差，不宜接受外科清创时，可采用保守的外科清创或机械性清创，再选择水凝胶敷料进行自溶性清创，既可达到快速清创的目的，又能保证彻底清创的效果。

4. 选择合适引流物

切口感染时应开放切口并充分引流，可留置引流条或引流管，使切口局部减压，促进切口愈合。

（1）引流物的放置原则：引流条应放置于切口的低位，便于充分引流。并注意填塞时松紧适宜，过松容易使切口外口缩小，不利于切口换药处理；过紧会导致引流不畅，并使切口内组织受压，使局部血液供应受阻，影响切口愈合。放置引流条时注意引流条的尾端应留在切口外，便于取出。并注意清点和记录放置引流条的数量，保证安全。

（2）引流物的选择：传统常用的引流物包括胶片、胶管、油纱或碘仿纱等，传统引流物只有引流的作用，但不具有控制切口感染、吸收渗出液、促进肉芽生长等作用。随着湿性愈合理论的推广应用，许多新型的伤口敷料可作为切口引流物用于切口处理中，既能充分引流渗出液，又能促进切口愈合。如切口感染期可应用银离子敷料、美盐敷料等作切口引流；在肉芽生长期但切口渗液较多时可用藻酸盐填充条、亲水性纤维敷料、优拓等填塞引流；有些新型伤口敷料吸收渗液后形成凝胶不易取出而残留于切口内，故对于外口狭小的切口宜选用剪裁后无碎屑且吸收渗液后不残留于切口的伤口敷料作引流物，如美盐、优拓、爱银康等。

5. 根据切口情况选择合适的敷料

（1）感染期：首选抗菌敷料如银离子敷料（优拓银、爱银康、爱康肤银等）或局部使用高渗盐敷料（如美盐），也可根据切口情况选用磺胺嘧啶银、聚维酮碘软膏等局部抗菌药物，二级敷料为纱布和棉垫，根据切口外层敷料的浸湿情况决定更换次数，每日或隔日更换一次，视渗液情况更换二级敷料；局部抗菌敷料的使用时间视切口情况而定，切口感染控制后应停止应用，改用其他新型伤口敷料。一些报道提出，某些特殊切口可在切口处理时使用磺胺、庆大霉素，但极易产生耐药性，目前已不提倡在切口局部使用抗生素。

（2）增生期：当切口感染情况得到控制时，可改用常规方法（如使用藻酸盐、亲水性纤维等新型保湿敷料）进行换药；如肉芽组织生长但切口渗液多，应用既能吸收较多渗液，又能保持局部切口湿润的敷料，如藻酸盐、亲水性纤维等，以控制切口渗液，防止肉芽水肿，刺激血管再生，促进肉芽组织生长，根据切口外层敷料的浸湿情况决定更换次数，每日或隔日更换一次，并应做好切口周围皮肤的保护，防止皮肤浸渍，可使用皮肤保护粉或创口保护膜进行皮肤保护；当肉芽组织生长且切口渗液减少时选用保持切口湿润、促进肉芽组织生长的敷料，如凹陷切口可局部涂抹水胶体糊剂，外层可用片状水胶体敷料或泡沫敷料，3 ~ 5 天更换 1 次；如肉芽组织长满或接近长满切口，可直接粘贴水胶体敷料或泡沫敷料，5 ~ 7 天更换 1 次；为缩短切口愈合时间，当切口肉芽组织生长、基底 100% 红色且渗出液减少时，可用免缝胶布或蝶形胶布将切口拉合或行二期缝合。

对于经久不愈的创面，肉芽组织常过度增生或老化、纤维化，可刮除过度增生、老化的肉芽组织，高渗盐水换药，使肉芽组织转为新鲜；或切除老化、纤维化的创面后缝合。

（3）塑形期：目的是保护新生的上皮组织，促进上皮爬行可用水胶体薄膜敷料覆盖切口，5 ~ 7 天更换 1 次。

6. 必要时遵医嘱全身应用抗生素

一般轻度切口感染无须全身应用抗生素，若严重感染或为防止感染扩散，或当切口出现临床感染体征（如切口周围红肿、蜂窝织炎，疼痛、肉芽水肿、颜色改变等），应全身使用抗生素。使用之前必须进行切口分泌物或引流液的细菌培养。但以下情况需特别注意。

（1）溶血性链球菌感染一定要进行全身治疗。

（2）协同感染应联合应用抗生素治疗。

（3）骨骼和肌腱暴露时，感染的危险性增加，可预防性地全身使用抗生素，直到肉芽组织生长，完全覆盖骨骼或肌腱。

7. 积极去除易感染的诱因或治疗相关基础疾病

改善局部血液循环，控制血糖，纠正低蛋白血症等。综上所述，对感染性切口应正确评估患者全身及切口局部情况，选择有效、安全的清洗液或清洗方法，彻底清除创腔坏死组织，为切口创造良好的愈合环境，充分引流切口分泌物，根据切口不同情况、不同的愈合时期选用不同的伤口新型敷料，根据切口分泌物细菌培养和药敏结果选择抗生素控制感染，提供全身系统支持以促进切口愈合。

六、切口脂肪液化

近年来随着生活水平的提高，肥胖人群不断增多，加之手术中广泛应用高频电刀，切口脂肪液化的发生率逐年提高。手术切口的脂肪液化实质是切口处脂肪细胞无菌性变性坏死过程中细胞破裂后脂滴流出。脂滴的主要成分为甘油三酯，因含有不饱和脂肪酸较多，熔点较低且流动性大，呈液态，造成皮下积液，常伴有巨细胞反应，为无菌性炎症，故先有细胞坏死，后有液化。切口脂肪液化是腹部外科手术创口愈合过程中较为常见的并发症，如处理不当，切口脂肪液化可转化为切口感染，使切口愈合困难，愈合时间延长，增加患者的痛苦和加重患者的经济负担。因此，需根据患者的具体情况做好预防工作，减少切口脂肪液化的发生，及时发现及处理切口脂肪液化，使患者早日康复。

（一）病理机制及原因

切口脂肪液化一般多见于肥胖患者，属于切口愈合不良有关的并发症，严格来说属于是切口感染的领域。病理生理机制尚不明确，可能由于人体脂肪组织血液供应差，手术时损伤破坏大量的脂肪组织及其中的毛细血管，使其血运更加减少，术后大量脂肪组织发生无菌坏死，导致脂肪液化。我们认为脂肪液化常与下列因素有关。①术中操作不当，脂肪层与肌鞘层过度分离，缝合过紧或缝线切割脂肪组织过多，影响脂肪组织的血供，导致脂肪液化的发生；②高频电刀的广泛应用，使支配脂肪的毛细血管由于热凝固作用而栓塞，使本身血运差的脂肪组织血液供应进一步发生障碍；③术中来回移动拉钩，牵拉挤压脂肪组织，大块钳夹、结扎，止血不彻底，切口暴露时间长，可能导致脂肪组织发生氧化分解反应；④术中使用乙醇，乙醇可进入切口内，导致脂肪组织变性，而后坏死；⑤合并糖尿病、贫血、低蛋白血症的患者，血糖控制不佳，贫血、低蛋白血症未得到较好的纠正，使血运较差的脂肪组织血供进一步发生障碍。

（二）诊断

目前尚无统一的术后切口出现脂肪液化的诊断标准。一般认为具有以下表现者应诊断为切口脂肪液化：①多于术后 5 ~ 7 天出现切口渗液，大多患者无其他自觉症状，少数有切口处疼痛。挤压切口皮下有较多渗液；②切口愈合不良，皮下组织游离，渗液中可见漂浮的脂肪滴，渗出液镜检出大量的脂肪滴；③切口边缘皮下组织无坏死现象，无脓性分泌物，切口无红肿压痛，临床无炎症反应；④渗液涂片检查可见大量脂肪滴，连续 3 次培养无细菌生长。

（三）临床表现

切口脂肪液化患者表现为术后 4 ~ 7 天出现切口不同程度裂开、游离，切口内有黄色水样渗出物或血性渗出物溢出，或渗出液中有漂浮的脂肪滴，挤压时增多，无臭味，切口无明显红肿、疼痛等炎症表现，切口边缘及皮下组织无坏死现象，渗出液细菌培养呈阴性。

（四）预防

（1）术前治疗原发病：如糖尿病患者应控制血糖，高血压、冠心病患者控制血压，纠正心肌缺血，并改善局部微循环，增强组织的抵抗力。对于低蛋白血症和营养不良的患者，术前应予纠正，术后加强营养支持治疗。

（2）正确使用电刀，将电刀调到合适的电流强度，避免电刀长时间停留或反复切割，牵拉动作轻柔，避免使用暴力和反复移动拉钩，尽可能减少对组织的压榨伤。

（3）缝合切口前用大量 0.9% 生理盐水冲洗，尽可能清除坏死脂肪和彻底止血，尽量避免反复搓擦脂肪组织，缝合时不留无效腔。

（4）缝合、打结时动作轻柔，不宜结扎过紧，减少对脂肪组织的切割伤。

（5）对皮下脂肪过厚、估计有脂肪液化可能的患者，应于皮下放置引流条，术后 24 ~ 48 小时拔除。

（6）对肥胖、糖尿病、贫血、低蛋白血症的患者，而血糖控制不佳，贫血、低蛋白血症未得到较好的纠正，术后脂肪液化的可能性更大，术后查房时应每天仔细检查患者切口的情况，注意有无渗液情况，观察渗出液的性质、量，如有液化症状时要及时处理。

（7）手术后的第 1 天，应用 0.9% 生理盐水彻底清洗切口的血迹。对肥胖者术后用红外线照射切口保持切口干燥，可预防切口脂肪液化的形成。

（8）指导患者合理进餐，多进食高蛋白、高维生素、高热量等营养丰富的食物，可保证机体充足的营养，增强机体抵抗力和组织修复能力，促进切口愈合。

（五）护理

（1）及早处理和充分引流是治疗关键，处理的早晚与伤口的愈合关系密切。因为液化的脂肪堆积在切口内不易集中，可向周围脂肪组织扩散，加速液化。通畅的引流可防止脂肪液化的加重并促进肉芽组织生长。渗液较少时，按需要拆去 1 ~ 2 针缝线，或从两针缝线之间撑开，排出液化的脂肪，放置胶片引流，或应用新型伤口敷料填塞引流，如优拓或美盐引流条，根据切口渗液情况每天或隔天换药 1 次。通过换药切口一般可以一期愈合，不必敞开全部切口，否则反而使切口愈合时间延长。如渗液较多，应及时在渗液最明显处拆除部分或全部缝线以充分引流。彻底清除切口内失活的脂肪组织和异物，并应用吸收性较强的伤口敷料如藻酸盐敷料、亲水性纤维填塞引流，可起到吸收及引流渗出液的作用，使切口保持适宜的湿度，促进肉芽组织尽快生长以填充创腔，使切口快速愈合。评估渗液的多少外加纱布、棉垫或泡沫敷料作为二级伤口敷料，根据切口的渗液情况决定更换敷料次数，必要时更换二级伤口敷料。当切口渗液减少，基底 100% 红色，肉芽生长时，可根据切口的情况予以免缝拉力胶带拉合切口或行切口二期缝合，以缩短愈合时间。

（2）对切口液化范围大，渗出液多者按医嘱合理使用抗生素预防切口感染。

随着生活水平的提高，肥胖手术患者的增多，腹部切口脂肪液化在临床上也越来越多见，其发生主要原因与脂肪厚、血供差、组织受损坏死、渗液引流不畅等有关。提高手术技能、通畅引流可以有效预防切口脂肪液化的发生，切口脂肪液化发生后，应根据具体情况采取针对性处理措施，促进切口愈合。

七、体表脓肿

脓肿，是由组织或器官病变感染，造成组织坏死、液化，形成局限性脓液积聚，其周围有一完整的脓腔壁。体表脓肿是由于多个相邻的毛囊及其所属皮脂腺或汗腺的急性化脓性感染或皮脂腺囊肿感染而形成，是常见的外科急性感染。

（一）评估

对伤口局部进行全面的评估，以便确定伤口的分期和伤口的特点，有助于选择适合的伤口处理措施和相应的敷料。从切开引流后第 1 次处理伤口开始，每次处理前均按“五步法”评估伤口，即“一视二嗅三触四量五摄”。

一视：观察伤口基底的颜色（黑色、黄色、红色）、腐肉及肉芽组织所占的比例（用 25%、50%、75%、100% 表示）、渗液量（用干燥、湿润、潮湿、饱和及漏出表示）

及其性质（脓性、血性、血清性等）、伤口组织有无水肿、周围皮肤有无潮湿浸渍、伤口周围红肿消退情况等。

二嗅：距离伤口 5 ～ 10cm 辨别伤口散发的气味。

三触：触摸伤口周围组织有无疼痛、肿胀、硬块及其范围。

四量：使用专用标尺测量伤口面积（长 × 宽）和深度，测量潜行或窦道的长度。

五摄：使用同一数码相机在同一部位、同一角度、同一距离、同一光亮度摄取伤口照片，作动态对比，观察伤口处理的效果。

（二）切开引流

1. 体表脓肿切开术后换药的原则

体表脓肿手术切开引流后，伤口需经过一段时间换药才能愈合。如何缩短感染伤口的愈合时间，加速脓腔的愈合速度是整个换药过程的关键。脓肿切开术后换药三个原则：脓肿有脓液时，以通畅引流为主；脓腔无脓液或有少许分泌物时，以促进肉芽生长为主；肉芽创面，以防止肉芽水肿时间过长，促进上皮生长为主。

2. 清洗液的选择

创面的清洁对于创面愈合是至关重要的。过去多数医护人员习惯选择杀菌或抑菌的消毒液清洁伤口，如碘溶液、过氧化氢溶液等。现已证实，所有表面消毒剂都具有细胞毒性作用。生理盐水因其不含任何防腐添加剂，无毒，符合人体生理特性，是最安全的伤口清洗液。临床和实验已经表明：用生理盐水冲洗伤口，对减少伤口细菌、宏观和微观颗粒污染和降低伤口感染是有效的。脓腔大、脓液较多，尤其是坏死组织较多时，选用 3% 双氧水棉球清洗。双氧水与伤口表面接触时，会释放出气体，利用氧化作用分解黄色腐烂组织，达到清创的效果。由于 3% 双氧水被证明有潜在的细胞毒性，长时间应用则影响伤口愈合，因此使用后需用生理盐水冲洗干净，当脓性液减少或臭味减轻时，即应停止应用 3% 双氧水，仅用生理盐水冲洗即可。

3. 清洗方法

临床常用的清洁伤口方法包括擦拭、冲洗和水疗（漩涡式冲洗）。伤口周围皮肤使用 0.5% 的碘伏“由内向外”消毒 5 ～ 6cm；1992 年，Glide 报道采用棉球擦洗伤口易损伤新生的肉芽，同时棉纤维残留于伤口内引起异物反应，影响伤口愈合，因此宜采用水流冲洗伤口。特别是脓肿切开术后，往往外口较小而脓腔较深，特别适用水流冲洗法进行脓腔清洁。采用 30 ～ 50ml 注射器连接 18 ～ 22 号针头进行冲洗，将伤口表面的坏死碎屑与细菌代谢废物移除，并且不损伤新生的肉芽组织。如外口较小且脓腔较深，可采用 8 号吸痰管或去掉针头的头皮针连接注射器冲洗伤口。操作时用一手将冲洗液注入脓腔，另一手按摩脓腔周围皮肤，将冲洗液挤出，直至回流出清澈液时停止冲洗。伤口床脓液及坏死组织较多时，先用3%双氧水冲洗，使局部坏死组织软化，然后用刮匙搔刮创腔，彻底清除坏死和失活组织，再用生理盐水反复冲洗伤口，尽量把坏死组织清洗干净。

4. 脓腔清创

根据伤口床坏死组织的数量及与伤口床粘连的程度，选择使用机械清创、手术清创和自溶清创相结合的方式，分次逐步清除脓腔坏死组织和脓性分泌物。坏死组织与伤口床粘连松散时，可用刮匙搔刮创腔坏死组织；坏死组织与伤口床粘连紧密时，选择保湿敷料行自溶性清创。

5. 充分引流

（1）引流物的选择。凡士林纱条或碘仿纱用于脓肿切开术后填塞脓腔，起到压迫止血的作用。以后换药一般不用凡士林纱条或碘仿纱，因其引流作用小，达不到引流目的，甚至造成堵塞。应根据脓液性质及脓液的多少，决定选择不同的引流物。脓肿切开当天或第1～2天伤口有渗血时可选用藻酸盐填充条填塞引流，可有引流及止血的作用。脓腔无渗血，感染未控制时可选用抗菌敷料如银离子敷料或美盐（高渗性敷料）填塞引流，不但有良好的引流作用，同时还可控制创面感染，促进伤口的愈合。脓腔感染得到控制，肉芽组织开始生长但渗出液较多时可选用亲分纤维敷料或藻酸盐填充条或优拓等敷料，可达到引流渗出液及促进肉芽组织生长的作用。

（2）引流物的放置原则。引流通畅与否，引流部位相当重要，其引流口要够大，位置置于最低位。松紧适宜，过松可因外口愈合变小呈烧瓶状脓腔；过紧可使脓腔内张力增加，不但引流不通畅，更重要的是周围组织受压，血循环受阻，反而加重组织的充血、水肿、坏死，此外引流条的尾端应留在伤口外面便于引流及取出，并记录放置引流条的数量。

6. 敷料的选择与更换时机

根据伤口不同情况和愈合的不同阶段选用伤口敷料，可促进伤口的愈合。

（1）清创期：大量脓液或有臭味的伤口选择银离子敷料，如爱康肤银等，或使用条状美盐敷料，将其疏松地填入创面；如脓腔易出血，可使用藻酸盐填充条填塞，外层使用非封闭式敷料如方纱、棉垫覆盖包扎，一般每天更换1次敷料，如伤口渗液多敷料湿透时可随时更换外层敷料。银离子敷料是一种广谱抗菌敷料，在潮湿环境下释放银离子，可使细菌的DNA凝固和变性，组织不易产生耐药性，可加速伤口愈合；美盐是高渗性敷料，含钠离子浓度达28%，吸收伤口渗出物后，释放出氯化钠溶液，将坏死组织溶解、吸附，缩短炎症期，加速伤口自然愈合。并且裁剪后不会产生碎屑，防止填塞后碎屑残留，同时吸收渗液后可整体取出，不会残留于创腔而影响伤口愈合；藻酸盐是从天然海藻中提炼的一种无纺纤维，由藻酸钙纤维和水胶体颗粒组成，具有止血、清创及较强的吸收作用，吸收伤口渗液后形成凝胶状保持伤口湿润状态，以及促进伤口由炎性期向增生期转变的作用。

（2）肉芽生长期：感染控制后采用现代湿性愈合敷料调理伤口环境，保持适度湿润，利于组织生长。伤口渗出液多时选用藻酸盐或亲水纤维等吸收性强的敷料，更换频率根据渗液量决定，一般 1 ~ 2 天更换 1 次。待创腔变浅，渗液减少，改用片状水胶体或泡沫敷料覆盖，3 ~ 7 天更换 1 次至愈合。对红色肉芽但有水肿的伤口选择 28% 的高渗盐敷料（美盐），水肿明显消退、肉芽生长良好伤口选择片状水胶体或泡沫敷料覆盖创面可使伤口密闭，降低感染的机会，保持伤口低氧状态和恒定的温度和湿度，促进肉芽组织生长，利于伤口的愈合。

（3）上皮移行期：创腔被健康的肉芽组织填平，进入上皮生长期时可应用片状水胶体敷料或泡沫类敷料覆盖，无脱落或渗漏时 5 ~ 7 天更换 1 次。

目前还没有一种敷料适用于伤口愈合过程中的各个阶段，每一种敷料都有其各自的优缺点和适应证。因此，在伤口护理中必须及时评估伤口，调整伤口处理方法，选用合适的敷料。治疗初期应加强脓腔引流，控制局部感染，局部不使用抗生素；清创期选择使用机械清创和自溶清创相结合的方式，加速坏死组织的溶解及清除；在肉芽生长期应保持湿润伤口环境，促进各种生长因子的释放，刺激毛细血管再生，上皮移行期应保持伤口恒定的温度与湿度，保护新生的上皮组织，因表皮细胞在湿性环境中移行速度加快，具有修复真皮的作用。总之，在伤口治疗的每个阶段全面评估，正确判断，合理选择敷料和方法，保持伤口湿润愈合环境是促进伤口愈合的关键。

7. 心理护理、健康教育与营养支持

感染伤口愈合是一个非常复杂的过程，受到很多因素如心理因素，感染的严重程度，伤口疼痛及营养因素等方面的影响。感染伤口会给患者的工作和生活带来种种不便与折磨，精神伤害大，使患者产生厌倦心理，抵触换药治疗，不按时来门诊换药，不注意伤口的保护，加重了伤口感染，延迟了伤口的愈合。应此，应根据患者的年龄、营养状况、感染情况、心理状态以及对疼痛的耐受程度分别制定不同的伤口护理措施。同时重视患者的心理状态，及时发现患者的情绪变化并进行针对性心理护理，使其身心愉快，树立继续治疗的信心，积极配合治疗护理。指导病人注意个人卫生，保持伤口清洁，向患者解释伤口处理的目的、愈合过程及应用伤口敷料的作用；指导患者抬高患肢，促进血液循环，减轻局部肿胀；指导患者摄入营养丰富的食物，以促进伤口愈合。

8. 伤口的护理记录

记录体表脓肿的位置、手术日期、手术方式。每次换药时测量并记录伤口的大小、深度，有无潜行及其深度、伤口渗出液的性质、颜色、量、气味等，伤口基底情况、病人疼痛程度、周围皮肤红肿消退情况；记录伤口处理过程如清洗溶液、清洗方法，清创方法、应用敷料的种类、填塞引流条的数量等。记录影响伤口愈合的各种因素。具体护理记录详见伤口记录表格章节。

八、皮肤撕脱伤

皮肤撕脱伤是由于车轮或机器传动带等产生的外力作用致皮肤和皮下组织从深筋膜深面或浅面强行剥脱，同时伴有不同程度的软组织碾锉损伤。甚至出现部分或全部肢体截断，如发生手指、手、上肢、足部、下肢的截断。目前，常用的治疗方法是手术治疗，如撕脱皮瓣原位缝合、撕脱皮肤丢弃另取断层皮片移植等方法。因此，要注意做好残肢和断肢的护理。

（一）急诊残肢、断肢的处理

1. 残肢处理

可采用加压或抬高残肢止血，切勿用止血带止血；采用清水或生理盐水清洗伤口，用温生理盐水纱布湿敷创面，及时转诊骨科。

2. 断肢处理

若断肢仍在机器中，切勿强行拉出或将机器倒转，以免增加损伤，应立即停机后，再取出断肢。创面用无菌或清洁敷料包扎，若有大出血，可采用加压或抬高残肢止血；将不完全断肢放在夹板上固定，迅速送往医院（力争在伤后 6 小时内进行再植）。将离断的肢体用无菌或清洁敷料包扎后，放入塑料袋，再放入加盖的容器中。再将此容器放入另一大容器内，四周围放冰块，以防冻伤，断肢需保持低温，但切勿冰封。如冷藏措施妥善，手、足断离后 36 小时再植仍可获得成功，而指（趾）因肌肉很少，可适当延长，高位离断肢体在常温下如超过 6 小时即不宜再植。所有断肢必须标记清楚，断肢是否可以再续需由骨科医师评定。

（二）大面积皮肤撕脱伤处理

大面积皮肤撕脱伤且常合并有肌肉、肌腱、神经、血管、骨与关节等深部组织损伤，是现代创伤外科经常遇到的复杂损伤之一。这种损伤治疗的效果，取决于早期局部处理的好坏。若处理不当，常可使皮肤坏死，创面感染，加重损伤的程度，并增加晚期修复的困难，影响功能的恢复。严重感染还可导致毒血症、败血症，危及患者的生命。如果处理得当，可使损伤部位的外形与功能得到最大的保留和恢复。所以做好大面积皮肤撕脱伤的处理是非常重要的。

1. 病因与发病机制

手及上肢皮肤撕脱伤多发生于工人操作机器不慎，手指或全手乃至上肢被卷入滚轴机中碾压撕脱所致，常见于造纸、橡胶、制板等工业的工伤事故。如为带有热力的滚压机，还可能同时产生皮肤灼伤。由于压力一般较大，机器转动速度极快，受伤者又企图猛力抽回伤手，使手部皮肤受到严重挤压、碾锉而和深部组织完全分离；甚至整个手部及前臂或肘上皮肤剥脱。另外，手及上肢也常被机器的传送带或轧棉机致伤，使手和前臂皮肤撕脱。下肢的大面积皮肤撕脱伤绝大多数都是车轮碾轧损伤，如交通事故中的汽车轮碾压伤、采矿工人被有轨车碾压伤等。

大面积皮肤撕脱伤的病理损害较为复杂，大片的皮肤连带皮下组织自深筋膜的浅层撕脱，而肌肉、肌腱等深部组织可以保持完整，也可有不同程度的挫伤及外露，甚至还可有骨折及骨与关节的外露等，皮肤本身因受压轧、碾锉及抽拉等综合因素的作用，使其严重挫伤与撕裂，供应皮肤的血管亦有广泛的挫伤和断裂。四肢皮肤的血液供应来自直接皮动脉或肌皮动脉，二者均起源于深动脉干穿过深筋膜至浅筋膜进入其网状层，撕脱伤严重破坏了皮肤赖以生存的肌皮动脉或直接皮动脉。有时虽然有较宽的蒂部与正常组织相连，甚至暂时尚有血运，但随着时间的推移，亦常继发血栓形成及坏死。徐印坎等曾在显微镜下观察到撕脱皮瓣近碾轧中心部表皮多数剥脱，真皮层水肿，甚至有坏死现象，深部皮下脂肪发生外伤性出血，小血管内皮细胞肿胀，可看到血管内栓塞现象，继而形成血栓，最终导致皮肤坏死。这些表现就是此类损伤的病理特征。因此，单纯将撕脱皮瓣原位缝合是危险而有害的。

2. 分类

（1）片状撕脱伤：常见的下肢被汽车碾轧损伤多为此型，其特点为大面积的皮肤连带皮下组织自深肌膜上呈大片状撕脱，肌肉、肌腱等深部组织可保持完整，或合并有不同程度碾锉伤，有时合并有骨折。

（2）套状撕脱伤：如上肢被卷入高速转动的机器中绞轧损伤，其皮肤连带皮下组织自损伤肢体近端向远端呈“脱袖套”样撕脱，深部组织多有损伤。此种套状撕脱之皮肤受到严重挤压、碾锉，与深层组织完全分离。撕脱的层次，在前臂、腕部、手指及手背部多在深筋膜以上分离。有时也可造成肌腱腱膜的撕破而致肌腱裸露。在手掌部，由于皮下结构紧密，有坚韧的掌腱膜保护，且存在纵行纤维束与掌深筋膜紧密相连，故有时掌部皮肤可免于撕脱。但暴力巨大时，手掌皮肤常从掌腱膜的浅层被撕脱，而不致损伤下方的血管神经束。而在更严重的撕脱时，则也可连掌腱膜全部撕脱，从而造成腱膜下的血管神经束的撕裂。此外，由于在撕脱过程中，存在抽拉力量，故指血管、神经通常都被拉断，部位可达掌浅弓远侧部。撕脱的血管神经束都随同皮肤被撕下，也有的将末节指骨经远指间关节处连同皮肤一同撕脱，形成断指。这种撕脱的皮肤血运遭到严重损害，很难成活。加上挤压所致的创伤，其皮下血管网多被破坏，如将其直接缝合原处易坏死，并导致严重感染。

（3）潜行剥脱伤：临床特点是皮肤伤口很小，或完全没有伤口（闭合性），皮肤外表仍保持完整，但皮肤自皮下与深肌膜之间有广泛潜行剥脱分离，有时可使整个肢体一圈都完全剥脱分离。这种潜行剥脱的皮肤，如范围广泛，皮肤活力可因皮下血管广泛断裂，血运多受到影响，不加处理或处理不当，损伤区皮肤也可逐渐发生坏死。另外，闭合性潜行剥脱伤，由于皮肤表面仍保持完整，常易被忽略，造成漏诊，延误治疗。

3. 撕脱皮肤的血运判断

撕脱皮肤的血运判断常有困难，在急诊清创时需切除丧失血运与活力的撕脱皮肤，只有彻底切除撕脱缺血部分皮肤及一切失活组织，才能有效地防止感染。皮肤切除的准确范围，需根据损伤皮肤血运活力情况而定。在辨认皮肤活力的方法上，如观察皮肤颜色、毛细血管反应、皮肤远端出血等各项检查中，以皮肤边缘出血是否鲜红为皮肤血运好坏的主要依据。因此皮肤切除的准确范围，一定要切至皮肤边缘有鲜红色出血为止。对其活力判断有困难时，宁可多切除一点，不要遗留已丧失活力的皮肤。

4. 并发症

大面积皮肤撕脱伤是严重而复杂的损伤，常合并创伤性休克和深部组织的损伤。由于损伤面积大，出血多，有的来诊时即出现休克，有的在手术中或手术后出现休克。创伤失血性休克率可高达43.5%。因此，对这类患者要充分估计失血量，凡是大面积皮肤撕脱伤的患者来诊时就应立即做好输血输液的工作，预防休克的发生。在合并损伤中，颅脑损伤及昏迷者也较常见，骨与关节损伤者可占65.2%，肢体离断者也不少见，血管、神经伤的检查也不能遗漏。总之，对大面积皮肤撕脱伤的病人不仅要注意皮肤损伤的检查，还要注意骨与关节、肌肉，血管与神经，全身与局部的检查，只有全面的检查才能确定全面的诊断和治疗方案。

5. 处理原则

（1）在处理大面积皮肤撕脱伤之前，首先要做好生命的抢救工作，积极预防和治疗创伤失血性休克，颅脑损伤应优先处理，待生命体征平稳后，再处理局部的皮肤撕脱，否则可能危及生命。

（2）及时处理局部创面，多能获得较好的功能恢复。到目前为止，仍有不少病例由于早期处理不当造成皮肤坏死、感染，而且给患者带来极大痛苦，造成更多的功能丧失。导致失败的主要原因有：早期处理错误地将已经失去血运的撕脱皮肤又缝回原处，结果因撕脱皮肤血运不能重建，致使皮肤逐渐坏死而使治疗失败。或者清创不彻底，创面上仍残留丧失活力的组织及污染异物，虽经清创植皮，但由于失活组织坏死、液化及感染，致使植皮失败。

（3）彻底清创是预防感染，使创面顺利愈合的基础与关键。要做好清创术，除强调用大量自来水、肥皂水、生理盐水等冲洗外，应特别强调彻底去除一切污染异物，彻底切除一切丧失活力的组织，并用1‰新洁尔灭或双氧水浸泡创面10分钟，把污染的伤口转变为洁净的新鲜伤口。一定要使切除皮肤的边缘有新鲜出血为止。特别是巨大的逆行撕脱皮肤和套状撕脱的皮肤，不管当时临床印象如何，也不可直接缝回原处，将其切除另行植皮是比较安全可靠的，否则尽管当时似乎血运尚可，缝合后终因静脉回流不能重建而造成瘀血坏死。此外，对受皮区创面亦必须清除一切挫伤失活组织，决不可姑息，并仔细止血，为一期植皮闭合创面奠定良好的基础。

（4）选择合适的创面闭合方法，大面积皮肤撕脱伤，彻底清创后，必然造成大面积的皮肤缺损，除创面周边残留皮肤血运良好可以缝合外，多不能直接缝合，可采用下列方法闭合创面：①将撕脱皮肤经过处理后再植回原处，如撕脱的皮肤血运虽已丧失，但皮肤本身无明显的碾锉损伤。可将撕脱皮肤整块切取下来，反放在鼓式取皮机上，切去皮下脂肪，做成大张断层皮片，成为游离皮植回原处，并将皮片上戳多个小孔，以利引流，而不致术后皮下积血、积液，影响愈合。在将切取的皮肤植回原处前先用1‰新洁尔灭浸泡10分钟，再用庆大霉素生理盐水（500ml生理盐水内加庆大霉素16万U）清洗。植皮后肢体稍加压包扎，1周后看伤口植皮愈合情况，术后用石膏托制动；此方法的优点是不需再另外取皮，可减少患者的手术负担，有较大的实用价值，而且愈合后功能良好。研究表明，其血运建立方式与游离植皮相似，只是对创面的条件及加压包扎固定等要求更高。将单纯撕脱的、无挤压、无碾锉的皮肤修剪成带有2 ~ 3mm厚的皮下脂肪的皮片回植，修复皮肤撕脱伤创面缺损，已有不少成功的报道，成活后在皮肤的颜色、弹性、柔软性及关节功能恢复等方面，其优点也显著，但在应用时仍应慎重。②大片中厚游离植皮也是一种常用的方法，若撕脱的皮肤已有明显的碾锉伤不能利用时，可另外取皮游离移植于创面。此法对任何大小创面，除有骨、肌腱、神经、血管等组织裸露部分，一般创面均可适用。

③转移皮瓣：清创后大部分创面都可用游离植皮覆盖。对有骨、肌腱等组织外露部分，不能用游离植皮，可采用转移皮瓣修复创面。很多病例因创面过大，周围无条件做局部皮瓣转移，可将外露的骨、肌腱等组织用周围的软组织或肌瓣转移覆盖，然后再做游离植皮。如用腓肠肌或比目鱼肌移位覆盖胫骨或腘窝部血管神经等，都可取得良好的效果。也可行远位皮瓣带蒂或岛状移植。例如上臂部缺损可用侧胸部皮瓣，伴有肌肉组织缺损可用背阔肌皮瓣修复，前臂部可选用腹部皮瓣，范围广泛时，还可使用联合皮瓣修复。

（5）皮肤坏死、感染创面的处理，在许多情况下，由于延误了早期处理的机会，或早期处理失败，已经发生皮肤坏死、创面感染。这时处理的原则是尽早切除坏死组织，植皮消灭创面。最好在坏死皮肤、皮下组织尚未发生液化之前清除坏死组织，尚可在深筋膜上植大张中厚皮片，并戳洞引流，对范围较大的皮肤坏死，可尽早分期切除坏死皮肤，中厚植皮，位于关节部位宜植厚或中厚皮片或全厚皮片，以利于术后关节功能的恢复。一般清除坏死皮肤、坏死组织及失去活力的一切组织后，创面湿敷 3 ~ 4 天，即可植皮。如创面坏死组织较多，一次清除不彻底或感染严重者，则需勤更换敷料，同时每次剪去逐渐坏死的组织，并用盐水持续湿敷，利于引流。一般经上述处理后，很快会出现鲜红、结实、比较适合植皮的肉芽创面。然后进行大张游离植皮，成活后比游离植皮的功能更好。

（三）手部皮肤撕脱伤的处理

手部皮肤撕脱伤可以是单个或多个手指皮肤撕脱，也可为严重的整个手背、手掌及手指皮肤全部撕脱，成为所谓“手套式撕脱”。这类手部创伤在处理和治疗过程中，迄今仍存在很大的困难，治疗效果也不理想，常遗留畸形与功能障碍。下面介绍几种常用的修复方法。

1. 手指皮肤撕脱伤的处理

单个手指的皮肤撕脱多见于拇指和示（食）指，由于指骨末节已失去正常的血供，且缺乏良好的软组织基床，游离植皮不但难以成活，而且可导致末节指骨坏死。对于这种创伤的处理，目前较为合适的方法是将指骨末节截除缩短后包埋于对侧在肘上制备的单蒂上臂前外皮管或胸前皮管中，3 周后断蒂。如为拇指伤，还需二期用示指背侧岛状皮瓣（带血管神经蒂）转移至拇指指腹及尺侧，以恢复其感觉。用皮瓣修复拇指皮肤撕脱伤的效果比较好，只是需要有显微外科的设备和技术才能做到。

2. 两个手指以上全指皮肤撕脱伤的处理

此时很难再在上臂或胸前分别制备 3 ~ 5 个小皮管。过去通常将伤指合并埋于胸壁或腹壁袋状皮瓣内，做暂时性并指，待后期断蒂后再进行分指和削薄皮瓣等手术。但这样处理，不但手术次数多，而且手指功能差。为此，近年来有的人对腹部带蒂皮瓣移植术进行改进，将腹部皮瓣都做成轴型皮瓣，将腹壁轴型血管包括在内，即使由于各种原因的限制不能包括主要轴型血管的主要分支，亦应将蒂部尽量靠近该血管，这样做的优点是长宽比可突破传统的 1 ∶ 1，做到 2 ~ 3 ∶ 1；皮瓣血循环好，愈合快；皮瓣可修得很薄，不臃肿，且可提前断蒂（7 ~ 10 天）。利用这种方法为修复手、腕及前臂创面提供了良好的途径。

3. 全手皮肤撕脱伤的处理

这种类型创伤的治疗比较困难，应用传统的方法效果不佳。应用显微外科技术进行游离皮瓣移植给手部皮肤撕脱伤，属一种新的治疗方法。这种皮瓣的供区，目前看来以前臂皮瓣最为理想。此皮瓣不但面积大，而且皮下组织较薄而均匀，可以用来修复整个手背（或手掌）及手指而有余，使手的功能恢复较好。足背皮瓣很薄，亦可选用，只是面积较小，仅适用于部分撕脱伤，但术后功能恢复很好。此外，尚有人用带蒂胸脐皮瓣或髂腹股沟等轴型皮瓣与植皮联合应用修复手部皮肤脱套伤，此法可以覆盖全手创面，但术后手部臃肿，需再次手术修整。

（四）合并损伤的治疗

皮肤撕脱伤最常见的合并损伤是骨与关节损伤。在现代外科条件下对骨与关节伤一般均可一期处理。骨折都可采用髓内针、钢板等内固定治疗，而且骨折也都可按期愈合。也只有对骨折做好内固定后对撕脱的皮肤处理才更方便。对于肢体的重要血管和神经伤也尽可能修复，这样才能减少截肢率保存肢体，恢复功能。因此争取肢体功能的恢复就显得特别重要。应根据创面愈合的情况和其他各种损伤的恢复情况，尽早开始肢体关节的功能锻炼，配合其他治疗。

参考文献：

[1] 胡爱玲，郑美春，李伟娟 . 现代伤口与肠造口临床护理实践 [M] . 北京：中国协和医科大学出版社，2015 .

[2] 王珑，陈晓欢 . 伤口造口专科护士实践手册 [M] . 北京：化学工业出版社，2016 .

[3] 齐心 . 伤口护理 [M] . 北京：北京大学医学出版社，2011 .

[4] 许怀谨 . 实用小手术学 [M] . 北京：人民卫生出版社，2011 .

[5] 刘筱娴 . 儿童意外伤害应急健康教育画册 [M]. 北京：中国协和医科大学出版社，2006 .

[6] 曹伟新，李乐之 . 外科护理学 [M] . 北京：人民卫生出版社，2007 .

（安果仙　李建英）

第三章　特殊伤口

第一节　压疮护理

一、压疮概述

压疮（压力性损伤）是全世界一个古老又持续存在的健康问题，从古中国、古埃及、古希腊的医学典籍中都能寻找到相关记载，21 世纪的今天压疮仍然是活动障碍、慢性病、危急重症患者及老年护理机构中普遍存在的健康问题，因其牵涉到医疗、护理、公共卫生、医疗保险、社会支持等多学科、多层面工作，不仅患者要承受病痛之苦，也会增加照护机构、照顾者的负担，扩大医疗成本及支出。同时，压疮的发生率也是评价医疗机构护理管理及护理质量的敏感指标之一。

（一）压疮的流行病学特点

患病率（也称现患率）和发生率是流行病学特征的重要指标。压疮患病率也称压疮现患率，是指特定时间内新旧压疮人数所占特定人群总数的比例。压疮发生率指特定时间内压疮新发人数所占特定人群总数的比例。不同国家、不同调研时间、不同人群、不同医疗机构中压疮的现患率、发生率也不同，文献资料显示：2007 年，Capon 等对意大利罗马 10 个长期护理院的 571 例患者进行调查，发现压疮现患率为 27%；2008 年，Barrois 等报告了法国住院患者压疮现患率，对 1149 所医院，37307 名住院患者接受皮肤检查，结果显示住院患者的压疮现患率为 8.9%。高发部位为足跟和骶尾；2008 年，Gallagher 等报告了英国爱尔兰 3 所教学医院住院患者压疮现患率为 18.5%，以Ⅰ、Ⅱ期压疮为主；2011 年，Tubaishat 等采用 EPUAP 设计的调研工具对约旦 2 所医院住院患者进行调查发现压疮现患率 12%，ICU 的压疮发生率 29%；2011 年，徐玲等对我国 12 所医院进行压疮现患率和发生率的多中心联合调研，住院患者压疮发生率 0.63%，现患率 1.58%，ICU 的发生率 7.78%，以足跟、骶尾Ⅰ、Ⅱ期压疮为主。

压疮患病率和发生率的监测，帮助护理人员分析院内压疮发生的现状、趋势、特征及影响因素，为其预防、控制等管理活动提供科学依据。以进行历史性、阶段性的自身比较，或与其他国家、地区进行横向比较，并进行目标性改善。其测量方法为：

现患率 = 某一时段特定人群压疮患者总数 ÷ 某一时段调研特定人群总数 ×100%

发生率 = 某一时段特定人群压疮患者新发数 ÷ 某一时段调研特定人群总数 ×100%

院内压疮发生率 = 同期住院患者压疮新发病例数 ÷ 统计周期内住院患者总数 ×100%

（二）压疮的病因学

压疮是人体局部组织因长时间受到压力作用而影响血液循环，导致皮肤、皮下组织的损伤，进而对患者整体的健康造成广泛而深远的影响。发生压疮不仅造成患者局部不适，还增加患者全身感染等并发症的风险，同时给社会及照护者增加人力和经济负担。

压疮是由多因素共同作用引起的一系列复杂的病理生理变化过程，目前被广泛接受的压疮发生机制是持续外力作用（含压力、摩擦力、剪切力）导致的缺血缺氧性损伤。Trumble 在 1930 年就提出受压强度与受压时间的关系；1987 年，Braden 和 Bergestrom 提出压力作用与组织耐受力改变是压疮发生的重要因素。所以压力、剪切力、摩擦力等是压疮产生的最主要原因，缺血缺氧及再灌注损伤是压疮发生的重要机制。

1. 力学损伤机制

压力、剪切力、摩擦力是压疮发生的最直接原因和主要的外部因素。

压力，在 20 世纪 50 年代，研究者描述了压力与压力作用时间的关系，即高压力（66.66kpa，4 小时）引起压疮比低压长期（13.33kpa，10 小时）引起压疮所需时间短。随着压力的增加，受压局部的皮肤小血管收缩，血流减少，证明了压迫导致的损伤主要引起局部组织小血管的收缩，从而导致局部组织微循环灌注障碍，提出较大的压力产生的压疮所需时间比较小的压力所需的时间短。

剪切力，有研究报道：100g/cm 的剪切力可导致局部血管闭塞。剪切力会显著增加垂直压力的危害，局部受压外加剪切力造成的扭曲变形的血管即可发生血流阻断。剪切力的大小和患者体位密切相关，床头抬高角度超过 45° 时更易产生剪切力伤害，因此相关指南建议床头抬高的角度不超过 30°，尽量减少在压力的基础上避免剪切力带来的损害。

摩擦力，造成表皮的机械性损伤，使皮肤屏障作用受损，易受病原微生物入侵发生组织感染，另摩擦力还可使局部皮肤温度升高，机体温度每升高 1℃，组织的新陈代谢速率和耗氧量增加 10%，同时局部组织持续受压造成的皮肤血供不足使得营养物质及氧气供给难以保证，增加了压疮发生的危险性和易感性。

2. 缺血性损伤机制

压疮发生的早期当组织受压，毛细血管血流阻断导致局部组织缺血缺氧时，表现为反应性充血，即局部血管代偿性扩张，此时为可逆性损伤；当压力持续存在，组织缺血缺氧加重，进一步表现为微小血管充血、淤血、炎性浸润等，这种损伤初期尚为可逆性损伤；如果此时损伤进一步加重，则炎性反应加剧，血液浓缩，微血栓形成，导致循环障碍，组织细胞变性坏死。有学者认为持续受压时，肌肉与皮肤的缺血性损伤几乎同时发生，因为肌肉组织血管丰富，受压后肌肉组织对缺血缺氧更为敏感。

压疮是多因素共同作用的结果，对于压疮发生机制的研究国外已形成多学科合作态势，已进展和关注到缺血再灌注损伤机制、淋巴回流障碍、组织液流动、生物力学等方面。

二、压疮的定义及分期

（一）压疮定义

压疮最早称为“褥疮”，来源于拉丁文“decub”，意为“躺下”。容易使人误解为压疮是“由躺卧引起的溃疡”。随着对压疮发生力学因素的深入研究，认为压力并非形成压疮的唯一原因，还可由摩擦力、剪切力的联合作用引起。对于压疮的定义，世界各地的伤口或压疮护理组织给予并不断更新其内容。

美国国家压疮咨询委员会（简称 NPUAP）2016 年 4 月 13 日公布了一项术语更改声明：将“压力性溃疡”（pressure ulcer）更改为“压力性损伤”（pressure injury），并且更新了压力性损伤的分期系统。更新的定义为：压力性损伤是发生皮肤和 / 或潜在皮下软组织的局限性损伤，通常发生在骨隆突处或与医疗或其他医疗设备有关的损伤。表现为局部组织受损但表皮完整或开放性溃疡并可能伴有疼痛。剧烈和（或）持续存在的压力或压力联合剪切力可导致压力性损伤出现。皮下软组织对压力和剪切力的耐受性可能受微环境、营养、灌注、并发症和软组织情况的影响。

（二）压疮分期

对压力性损伤进行分期可以表示组织损伤的程度。基于临床医务人员在诊断和确定压力性损伤分期过程中所遇到的问题，2016 年 4 月 13 日 NPUAP 修订了压力性损伤分期系统。

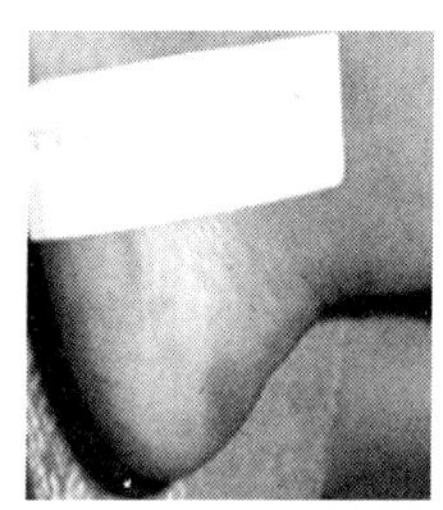
图 2-3-1　1 期表现

1 期：指压不变白红斑（非苍白性发红）。局部组织表皮完整，出现非苍白性发红，深肤色人群可能会出现不同的表现。局部呈现的红斑或感觉，温度或硬度变化的存在可能会先于视觉的变化。颜色改变不包括紫色或褐红色变化，出现这些颜色变化提示可能存在深部组织损伤。见图2-3-1。

2期：部分皮层缺损，真皮层暴露。部分皮层缺失，真皮层暴露。伤口床有活力性，基底面表现为粉红色或红色，湿润，也可能会表现完整或破裂的血清性水泡。脂肪层和深部组织未暴露。无肉芽组织、腐肉和焦痂。该期损伤往往由于骨盆和脚跟皮肤微环境破坏和受剪切力的影响。该期应与潮湿相关的皮肤损伤（MASD）如尿失禁性皮炎（IAD）、擦伤性皮炎（ITD）、医用胶粘剂相关的皮肤损伤（MARSI）或创伤性伤口（皮肤撕裂、烧伤、擦伤）区分。见图2-3-2。

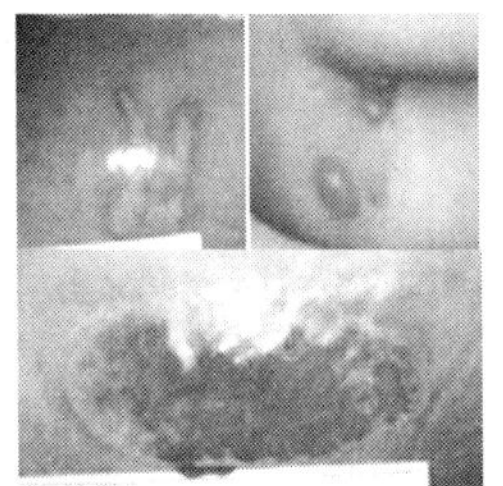
图2-3-2　2期表现

3期：全层皮肤缺损。全层皮肤缺损，常可见皮下脂肪组织、肉芽组织和伤口边缘内卷（上皮内卷）。可有腐肉和或焦痂。深度按解剖位置而异；皮下脂肪较多的部位可能会呈现较深的创面，皮下脂肪组织菲薄的部位创面是表浅的，包括鼻梁、耳朵、枕部和踝部。可能会出现潜行和窦道。无筋膜，肌肉，肌腱，韧带，软骨和骨头暴露。如果腐肉或焦痂掩盖了组织缺损的程度，即为不可分期的压力性损伤。见图2-3-3。

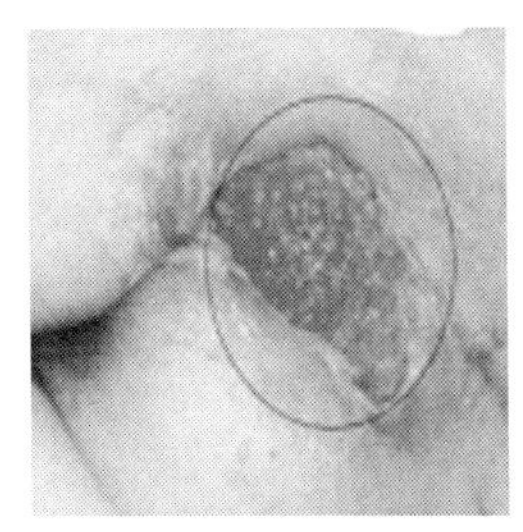
图2-3-3　3期表现

4期：全层皮肤和组织的缺损。全层皮肤和组织的损失，可见或直接触及到筋膜、肌肉、肌腱、韧带、软骨或骨头。可见腐肉或焦痂。常可见上皮内卷，潜行和或窦道。深度按解剖位置而异。如果腐肉或焦痂掩盖了组织缺损的程度，即为不可分期的压力性损伤。见图2-3-4。

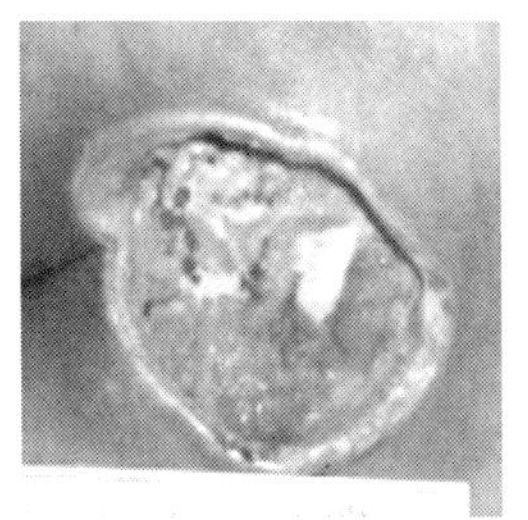
图2-3-4　4期表现

深部组织压力性损伤：局部皮肤呈持久性非苍白性发红、褐红色或紫色改变。完整或破损的皮肤局部出现持久性非苍白性发红、褐红色或紫色变化或表皮分离后现暗红色伤口床或充血性水泡。疼痛和温度变化往往先于颜色的改变。深肤色人群中颜色变化表现可能不同。此类损伤由于在骨隆突处强烈和或持续的压力和剪切力导致。伤口可能会迅速发展，暴露组织损伤的实际程度或可能自行消失而不出现组织损伤。如果出现坏死组织、皮下组织、肉芽组织、筋膜、肌肉或其他深层结构，这表明全层组织损伤（不可分期，3期或4期）。不能用于描述血管、创伤、神经性伤口或皮肤病。见图2-3-5。

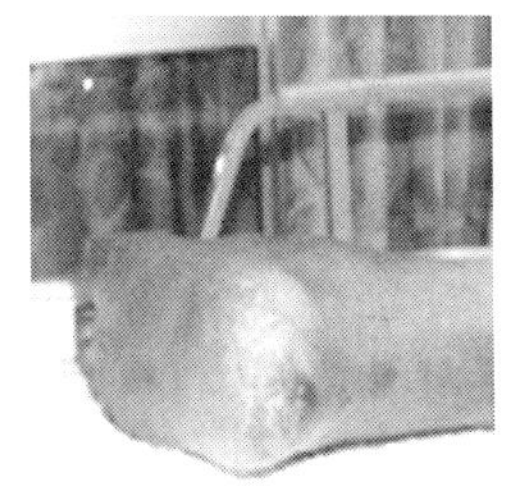
图2-3-5　深部组织损伤表现

不可分期：掩盖了全层皮肤和组织缺损的程度。全层皮肤和组织的缺损，腐肉或焦痂掩盖了组织损伤的程度。只有去除腐肉和焦痂，才能判断是3期还是4期压力性损伤。缺血性肢体或脚后跟存在稳定焦痂（即干、紧密黏附、完整无红斑或波动感）时不应去除。见图2-3-6。

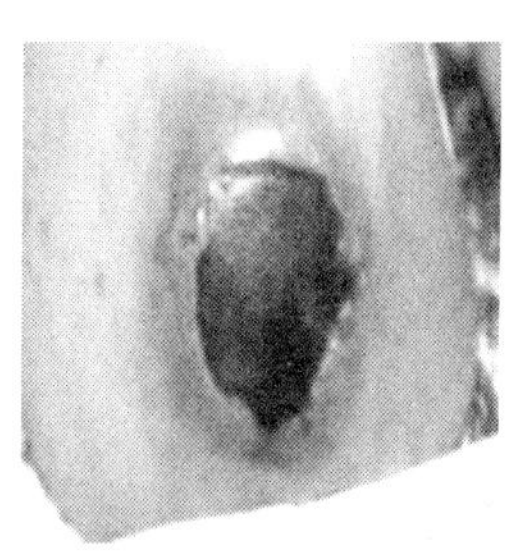

图2-3-6 不可分期表现

三、压疮风险评估

（一）压疮风险评估

压疮一旦发生，会对患者及其家庭乃至社会产生不利影响，因而预防尤为重要。压疮风险评估则是预防压疮的第一步。国内外学者一致认为对患者进行全面科学的评估是降低发生率的关键内容。压疮风险评估量表可以帮助和支持护士进行压疮风险的判断。压疮的发生是多因素共同作用的结果，主要原因为压力、剪切力和（或）摩擦力的单独或联合作用，正确评估压疮发生的危险因素、高危人群等，可以给予针对性管理，是合理使用护理资源，采取有效预防措施和治疗压疮的基础。

1. 压疮危险因素

压力、剪切力、摩擦力；潮湿、局部皮温升高；营养不良；运动障碍；体位受限（病区术前等待时间）；手术时间（术前等待时间、手术时间）；高龄；吸烟；使用医疗器具；合并心脑血管疾病。

2. 压疮高危人群

凡是存在活动能力、移动能力减退或丧失，和（或）组织耐受性降低的患者都是压疮的高危人群。如脊髓损伤患者、老年人、ICU患者（机械通气19.6%）、手术患者（时间、器具）、营养不良（消瘦、肥胖）、严重认知功能障碍的患者等。

3. 压疮易患部位

仰卧位时枕骨粗隆、肩胛部、肘、脊椎体隆突处、骶尾部、足跟、跟腱处易受压；侧卧位时耳部、肩峰、肘部、髋部、膝关节内外侧、内外踝、耳郭处易受压；俯卧位时耳、颊部、肩部、女性乳房、男性生殖器、髂骨、膝部、脚趾处易受压；坐位时坐骨结节处易受压。

4. 压疮风险评估工具

国外学者研究产出许多压疮风险评估量表，已进行过多地区不同医疗机构的相关信、效度调查，并广泛得到应用。其中我国常见的并被使用的量表有：Norton（1962，英国）、Waterlow's（1985，英国）、Braden（1987，美国）量表。Norton 压疮危险评估表，是世界上第一个用于压疮风险评估的量表，主要针对卧床老年人的压疮风险评估工具，得分越低，风险越高。Waterlow's 压疮危险评估表，此表经过多次修改，此量表适用于所有的住院患者，得分越高，风险越高。Braden 压疮预测量表，此表的设计是以压疮发生因素为架构拟定的，主要适用于老年人及内外科成年患者，得分越低，风险越高。使用 Braden、Norton、Waterlow's 量表可以提高预防措施的强度和有效性。

5. 皮肤评估

研究证明皮肤状况与压疮的发生有关。系统的皮肤评估和记录，并且采取适当的预防措施是预防压疮的有效方法。系统的皮肤评估是指通过视诊和触诊，全面评估患者的全身皮肤状况，应特别注意骨隆突部位的皮肤状况。《中国压疮护理指导意见》2013 版中皮肤评估推荐意见：①患者入院 24 小时内应进行系统的全身皮肤评估。（推荐意见 =B）；②皮肤评估的频率应据首次皮肤评估的结果及患者病情决定，可根据病情每 48 小时 1 次到每周 1 次。（推荐意见 =C）；③皮肤评估的部位应注意压疮好发部位，特别是腰部以下骨隆突处部位，同时应注意评估医疗器械与皮肤接触的相关部位。（推荐意见 =C）；④皮肤评估时应注意以下问题：指压不褪色红斑、局部过热、水肿、硬结（硬度）、疼痛、表皮干燥、浸润、皮肤含水量等。（推荐意见 =D）。以供参考。

6. 营养评估

有研究显示：对老年住院患者进行前瞻性研究，结果显示营养不良是压疮发生的危险因素，BMI ＞ 30 是压疮发生的保护性因素；血清蛋白＜ 35g/L 患者的压疮发生率是血清蛋白正常患者的 5 倍。贫血也是压疮的主要危险因素之一，血球压积＜ 0.36 和血红蛋白＜ 120g/L，对压疮发生具有良好的筛选预测作用。

营养筛查和评估是动态过程，应根据每个人的具体情况而定。如果有手术、感染等增加机体分解代谢的情况发生，筛查和评估的频次就应相应增加。《中国压疮护理指导意见》2013 版中营养评估推荐意见：①用 NRS 2002 营养评估方法进行营养评估，适用于老年压疮高危患者的营养风险筛查。（推荐意见 =D）。②住院期间对压疮高危患者的营养评估，包括：临床评估、体格测量、饮食评估、生化评估。（推荐意见 =D）。③每个卫生保健机构中，营养筛查和营养评估可以发现患者的压疮风险，营养不良是一个可逆的风险因素，早期发现和处理将有助于压疮的预防和治疗。所以评估患者的营养状况非常重要。（推荐意见 =C）。④评估患者的皮肤营养状况：包括皮肤弹性、颜色、温度、水分、感觉。（推荐意见 =D）。⑤对于压疮高危患者的营养筛查和评估是一个动态过程，建议住院期间评估营养状况每 3 天 1 次，至无风险，此后每周 1 次。（推荐意见 =D）。

（二）压疮危险评估工具介绍

1.Norton 评估量表

表 2-3-1 诺顿（Norton）压疮风险评估表

项目	4 分	3 分	2 分	1 分
身体状况	良好	尚可	虚弱	非常差
精神状况	清醒	冷漠	混淆	木僵
活动力	活动自如	扶助行走	轮椅活动	卧床不起
移动力	移动自如	轻度受限	严重受限	移动障碍
失 禁	无	偶尔	经常	二便失禁

总分 =20，评估值：≤ 14 分中度危险；≤ 12 分高度危险。

表 2-3-2 诺顿（Norton）压疮风险评估表使用说明

项目		使用说明	分
身体状况：指目前的健康状态（营养状况、组织肌肉完整性、皮肤状况）	良好	身体状况稳定，看起来很健康，营养状态很好	4
	尚可	身体状况大致稳定，看起来健康状况尚可	3
	虚弱	身体状况不稳定，看起来健康状况尚可	2
	非常差	身体状况很危险，急性病面容	1
精神状况：指意识状况和定向感	清醒	对人、事、地点认知非常清楚，对周围事物敏感	4
	冷漠	对人、事、地点认知只有 2 ~ 3 项清楚，反应迟钝、被动	3
	混淆	对人、事、地点认知只有 1 ~ 2 项清楚，经常对答不切题	2
	木僵	无感觉、麻木、没有反应、嗜睡	1
活动力：个体可行动的程度	活动自如	活动自如，能独立走动包括使用手杖和扶车	4
	扶助行走	无人协助则无法走动	3
	轮椅活动	由于病情或医嘱限制，仅能以轮椅代步	2
	卧床不起	因病情或医嘱限制而卧床不起	1
移动力：个体可以移动和控制四肢的能力	移动自如	可随意自由移动，控制四肢活动自如	4
	轻度受限	可移动、控制四肢，但需人稍微协助才能变换体位	3
	严重受限	无人协助下无法翻身，肢体轻瘫、肌肉萎缩	2
	移动障碍	无移动能力，不能翻身	1

（续表）

失禁：个体控制大小便的能力的程度	无	指大小便完全自控，或已留尿管，无大便失禁	4
	偶尔	24 小时内出现 1 ~ 2 次尿或大便失禁，使用尿套，留置尿管，但大便尚可控制	3
	经常	在过去 24 小时之内有 3 ~ 6 次小便失禁或腹泻	2
	二便失禁	无法控制大小便，24 小时之内有 7 ~ 10 次失禁发生	1

2.Braden 评估量表

表 2-3-3 Braden 压疮风险评估表及使用说明

项目	程度	分值	评分说明
感觉	没有改变	4	对讲话有反应，机体没有对疼痛或不适的感觉缺失
	轻度受限	3	不是所有时间都能用语言表达不适感。或机体一到两个肢体对疼痛或不适感感觉障碍
	大部受限	2	对疼痛刺激有反应，通过呻吟、烦躁表达机体不适。或机体一半以上的部位对疼痛或不适感感觉障碍
	完全受限	1	对疼痛刺激没有反应（没有呻吟、退缩或紧握）或者绝大部分机体对疼痛的感觉受限
潮湿	很少潮湿	4	皮肤通常是干的，只需按常规换床单即可
	偶尔潮湿	3	每天大概需要额外换一次床单
	经常潮湿	2	皮肤经常处于潮湿，至少移动体位时须换床单
	持久潮湿	1	由于出汗、尿液原因皮肤一直处于潮湿中，每次翻身或移动时都能发现患者皮肤是潮湿的
活动能力	经常步行	4	至少每天 2 次室外行走，醒时至少每 2 小时行走 1 次
	偶尔步行	3	在帮助或无须帮助的情况下偶尔可以走一段路。大部分时间在椅子或床上度过
	限于轮椅	2	行动能力严重受限或没有行走能力
	卧床不起	1	限制在床上
移动能力	不受限	4	独立完成经常性的大幅度体位改变
	轻度受限	3	独立改变躯体或肢体的位置，但变动幅度不大
	严重受限	2	能轻微移动躯体或肢体，但不能独立、经常完成显著的体位变化
	完全受限	1	没有帮助不能完成轻微躯体、四肢的位置改变

（续表）

项目	程度	分值	评分说明
营养	摄入良好	4	每餐不拒绝食物，含肉或乳制品，两餐间偶尔进食，不需其他补充食物
	摄入适当	3	摄入供给量半数以上含肉或乳制品，偶尔拒绝肉类。或管饲或肠外营养能达到营养需要
	摄入不足	2	每餐只能吃完1/2的定量，三餐中的肉或奶制品摄入不全，偶尔能摄入规定食物量进行每日外的补充
	重度不足	1	每餐很少能吃完1/3的定量，摄入蛋白量少，摄入液体量少，摄入流质饮食或者禁食和（或）清流摄入或静脉输入大于5天
摩擦力剪切力	无问题	3	可独自在床上或椅子上移动，肌肉的力量足以在移动时可完全抬起身体，在任何时候都可以在床上或椅上保持良好姿势
	潜在问题	2	可以虚弱地移动或需要小的辅助，移动时皮肤在某种程度上与床单、椅子、约束物或其他物品发生滑动，大部分时间可以在床、椅上保持相对较好的姿势，但偶尔也会滑下来
	有问题	1	移动时需中等到大量的辅助，不能抬起身体，经常在床单上滑动，常需要人帮助才能复位。大脑麻痹、挛缩、躁动不安导致不断的摩擦

3.Waterlow’s评估量表

表2-3-4 Waterlow’s压疮风险评估表（1985制定，2005修改版）

体重指数BMI		皮肤类型		性别年龄		营养筛查（MST）总分>2分应给予营养评估/干预	
中等 20～24.9	0	健康	0	男	1	是否存在体重减轻？ 是→B 否→C 不确定→C（记2分）	
超过中等 25～29.9	1	薄	1	女	2	B 体重减轻程度 0.5～5kg=1，5～10kg=2 10～15kg=3，>15kg=4 不确定=2	C 患者食欲不佳 是=1 否=0
肥胖 >30	2	干燥	1	14～49	1		
低于中等 <20	3	水肿	1	50～64	2		
		潮湿	1	65～74	3		
		颜色差	2	75～80	4		
		裂开、红斑	3	≥81	5		
失禁情况		运动能力		组织营养不良		神经功能障碍	
完全控制	0	完全	0	恶病质	8	糖尿病、中风	4～6分
偶失禁	1	烦躁不安	1	多器官衰竭	8	心脑血管疾病	4～6分
尿、便失禁	2	冷漠的	2	单器官衰竭	5	感觉受限	4～6分
大小便失禁	3	限制的	3	外周血管病	5	半身不遂、截瘫	4～6分
		迟钝	4	贫血（Hb<8）	2		
		固定	5	抽烟	1		
评分结果： 总分>10分 危险 总分>15分 高度危险 总分>20分 非常危险						大剂量类固醇、细胞毒性药物、抗生素	4
						外科、腰以下、脊柱手术	5
						手术时间>2小时	5
						手术时间>6小时	8

四、压疮预防

压疮是一个全球性的健康问题，其发生是多种因素作用下，皮肤内外环境和自身内条件改变所引起的皮肤损伤。它不仅发生于卧床病人，也可发生于坐位或使用整形外科装置的病人。国内外护理界对压疮的认识有所不同，我国在20世纪对压疮的发生还归咎于护理不当，目前国内护理界已认同国外护理的观点：认为部分压疮是可以预防的，但并非全部，护理不当可能发生压疮，但不能把所有压疮都归咎于护理不当。压疮预防护理工作的重点应在于增强护理人员及时识别压疮高危因素，准确预测危险性，以便采取相应的预防护理措施以降低压疮的发生率。

（一）压疮预防原则

（1）识别危险人群及危险因素，根据不同医疗环境，建立压疮风险评估制度、流程，选择适合的评估工具，帮助护理人员科学评判，能针对不同危险程度提出有效的预防措施。

（2）减压，避免垂直压力、摩擦力、剪切力的持续存在，要求护理人员针对评估结果制定相应的体位变更计划、体位变更频次、体位摆放方式，并选择合适的支撑面及稳定度。

（3）控制潮湿，关注二便失禁、汗渍、冲洗液等管控，针对评估结果选择合适的控便装置及皮肤保护、隔离剂等。

（4）营养支持，患者在疾病的不同阶段需要不同的营养管理方式，需及时提供营养支持，当压疮患者存在营养风险或营养不足时，需营养专科护士、营养师、医生共同会诊，给出治疗方案。

（5）健康教育，压疮预防和护理与长期照护者的预防护理能力息息相关，护理人员应随时为患者、家属或主要照护者提供压疮预防护理的健康教育。

（二）压疮患者的体位安置

（1）根据病情，摆放合适的体位，使压力、摩擦力和剪切力减到最小，同时能够维持患者适宜的活动程度。

（2）根据病情，鼓励并指导患者最大限度地活动，或间断性翻身以更换体位，必要时设定翻身频率。

（3）所有高危人群都应给予指导或定时变换体位，以减少身体易受压部位承受压力的时间和强度。

（4）体位变换的频率应该根据患者的病情、皮肤耐受程度、移动能力和所使用支撑面的材质而决定。

（5）依赖卧床或依靠轮椅活动者，指导并给予床面或椅面减压设备。

（6）非医疗条件限制外，应避免长时间摇高床头超过 30° 体位、半卧位和 90° 侧卧位。

（7）侧卧时尽量选择 30° 侧卧位，充分抬高足跟。

（8）协助患者进行体位变换和移动患者时，应抬起患者身体，避免拖、拉、拽。

（9）限制患者坐在没有支撑面椅子上的时间。

（10）指导患者坐轮椅时，采用正确的自我减压方法，应 15 ~ 30 分钟减压 15 ~ 30 秒，每 1 小时需减压 60 秒。

（11）为患者摆放体位时，压疮部位不能作为直接受力面。

（12）脊髓损伤患者使用轮椅时，应该采取多种坐姿（如：前倾、斜倚、直立等）。

（13）翻身或变更体位时，对皮肤进行观察。

（14）危重患者在体位安置与变换过程中要注意密切观察病情。

（15）对进行手术的压疮高危人群给予重点关注。

（16）对于临终关怀患者，舒适是首要的，患者的翻身和更换体位应个体化，以确保患者自身的目标和意愿、临床现状、多种疾病状况的综合情况。

（三）压疮患者的体位变更方法

（1）长期卧床患者建议并指导使用减压床垫；侧卧时使用 30° 体位垫（R 型垫）或枕头支撑；骨突处垫小枕，小腿部垫软枕。

（2）因病情需要，必须摇高床头超过 30° 体位、半卧位时，先摇高床尾至一定高度，再摇高床头，避免在骶尾部形成较大的剪切力。

（3）没有条件摇高床尾时，可在臀部下方垫一支撑物，如软枕等。

（4）如果病情允许，尽量选择 30° 侧卧位代替 90° 侧卧位。

（5）运用转运辅助设备和转运技巧来减少摩擦力和剪切力：包括使用减压床板、翻身时单双人或四人抬起等。

（6）使用靠背可以往后倾斜的椅子（向后倾 20°），将双腿平放于支撑物上，悬空足跟或双腿下垂或双足可放于支撑面上。

（7）可将座椅靠背向后倾斜 20°，或使用支撑物，在腰部使用靠垫，轮椅座位面建议使用减压垫。

（8）患者坐在没有减压装置椅子上时间，每次最长不超过 2 小时。

（9）患者骶尾部或坐骨已发生压疮时，应限制每天坐位少于 3 次，每次少于 1 小时。

（10）患者可用手撑在扶手或坐垫上，将臀部腾空；身体躯干前倾依靠在下肢上，或者斜靠在身体一边再靠在另一边相互交替；自己无法使用这些方法移动的患者可以使用电动轮椅自动改变体位。

（11）指导脊髓损伤或长时间坐轮椅患者，采用正确的自我减压方法：交替使用压力负荷较小的坐姿，例如前倾位、左或右斜倚位、后倾位等体位，小于 15 ~ 30 分钟变换一种姿势。

（12）对不能耐受经常更换体位的卧床患者来说，需更为频繁地进行小幅度体位变换，以让受压部位得到再灌注。

（四）支撑面使用原则及注意事项

（1）应用支撑面可以有效降低压疮发生率。

（2）使用荞麦皮床垫或气垫可有效预防压疮发生。

（3）使用支撑面仍需定时进行体位变换，并进行压疮预防有效的持续评估。

（4）尽量在椅子或轮椅上使用减压坐垫。

（5）避免使用环状或圈型装置、充水手套、非医用的合成羊皮垫。

（6）局部减压垫必须放在床垫之上，不能直接放于没有床垫的床架之上。

（7）压疮高危人群尽量使用支撑面，选择支撑面应根据患者病情、压疮高危因素以及医院的自身条件。

（8）压疮进展期的高危患者在充分评估后，应及时使用较高级别的支撑面代替普通床垫。

（9）每次重新变换体位或转移患者时，要检查体位的摆放是否合理，以及支撑面是否有效。

（10）对于全身或局部水肿的患者，不使用环状或圈型装置、充水手套、非医用的合成羊皮垫。

（11）使用局部减压床垫需要注意，局部减压垫会改变床的高度，同时有可能降低床栏的效果，需防范跌倒、坠床的危险。

（五）皮肤护理原则及注意事项

（1）皮肤保护可以降低压疮的发生率，在高危人群的高危部位使用软聚硅酮、泡沫、水胶体预防性使用敷料防护。

（2）压疮预防中需关注医疗器械相关性压疮，可以预防性使用敷料达到保护皮肤的作用。

（3）关注粘胶类敷料对皮肤的损害，更换、撕脱敷料注意技巧。

（4）保持皮肤适度湿润可以保护皮肤，有利于预防压疮。

（5）保持皮肤清洁有利于预防压疮。

（6）禁止对受压部位用力摩擦。

（7）保持座位和床单位表面清洁、无渣屑、平整。

（8）避免各种导管和其他医用装置对皮肤的压力，例如：梯度压力袜、护颈圈、吸氧导管、经鼻导管、桡动脉导管、气管插管及其固定支架、血氧饱和度指夹、无创面罩、便失禁控制设备、连续加压装置、夹板、支架、尿管等。

（9）运用枕头及其他体位装置时，避免皮肤褶皱形成，防止皮肤对皮肤的压力。

（10）带有拉链、纽扣、搭扣的衣服不能置于皮肤受压点。

（11）使用保护皮肤的护理产品，避免皮肤干裂。

（12）避免对压疮部位直接使用加热装置（热水瓶或袋、加热垫、床垫内置的加热器等）。

五、压疮局部处理原则

（一）压疮局部伤口床管理

压疮局部处理愈后转归的大前提是：是否实施有效的压疮预防护理措施；是否去除了压疮的致病因素。除此之外压疮局部创面处理同其他伤口处理。以下简单介绍压疮局部处理的原则。

压疮发生、发展速度快，一旦发生，愈合速度较慢，所以可以考虑使用有效的压疮愈合评估工具评估对压疮伤口的愈合情况进行监测。压疮局部伤口评估内容包括：压疮部位；伤口大小和深度、渗液（颜色、性质、量）；感染征；伤周皮肤；窦道、潜行或腔隙；伤口气味；疼痛或其他不适。压疮伤口面积测量：测量频率由伤口的类型决定，慢性伤口每 1 ～ 2 周 1 次，急性伤口每 24 小时 1 次或每次换敷料时测量：测量表面最宽最长处，纵轴为长，横为宽［线状测量工具（厘米尺）——测长宽深］。压疮局部疼痛管理可遵医嘱局部使用镇痛药以缓解疼痛（局部镇痛较全身使用镇痛药效果更佳），可通过使用接近体温的伤口清洗液减轻疼痛，尽量使用避免引起疼痛和（或）减轻疼痛的敷料，如软聚硅酮类、泡沫类，同时鼓励患者在任何引发疼痛的治疗护理过程中主动提出暂停，以缓解换药过程中的疼痛。护理人员需具备识别感染伤口症状的能力，即典型的红、肿、热、痛和蜂窝织炎。当伤口出现明显的外科感染征象及全身感染症状，或骨外露、肌腱外露、骨质粗糙或破坏时，可以选择细菌培养和药敏试验，必要时配合医生及时切开引流，并确保引流通畅，遵医嘱合理应用全身抗生素。

（二）压疮局部创面处理案例

见图 2–3–7、图 2–3–8、图 2–3–9、图 2–3–10。

孙 ××，女，81 岁，2 型糖尿病、阿尔茨海默病，诊断：骶尾部Ⅳ期压疮。

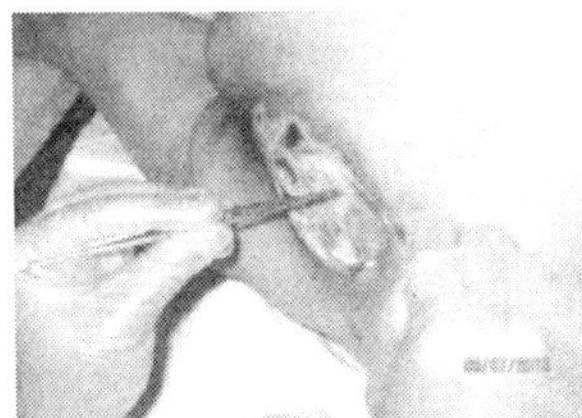

图 2–3–7　100% 黄色坏死组织　　图 2–3–8　清除坏死组织

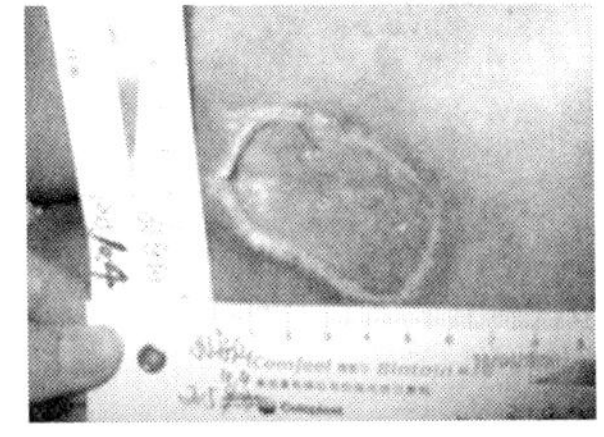

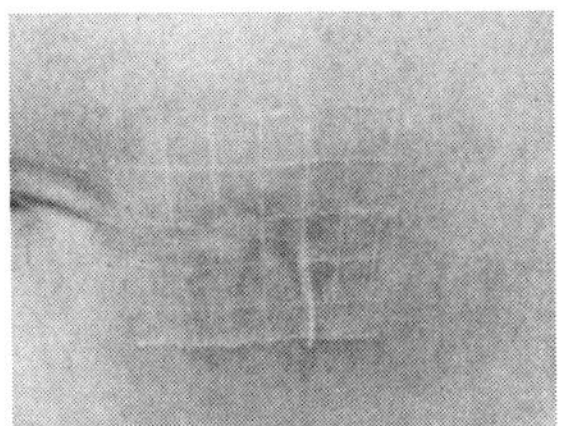

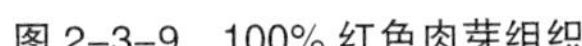

图 2–3–9　100% 红色肉芽组织　　图 2–3–10　上皮化

六、压疮管理相关概念

压疮的预防和护理是临床基础护理工作中的重要组成部分，其发生率、现患率成为评价基础护理质量的重要指标之一，而护理质量作为护理工作的基础和核心，是体现护理人员护理理论知识、技术水平、工作态度和护理效果的总和。提高护理质量是护理管理永恒的目标，质量持续改进（CQI）已被护理管理者广泛接受并应用于临床护理管理实践，护理管理者运用科学的管理工具，以循证护理为基础，选择国际上效度、信度较高的评分工具为依据，制定压疮评价上报系统；以压疮分期和压疮预防及治疗建议（指南）为基础，制定预防治疗措施及标准，建立压疮评估、预防、处置专科管理系统是非常必要的。

（一）压疮管理组织架构及 PDCA 实施方法

临床护理专科化发展是衡量护理专业化水平的重要标志。强化专业发展，需要护理管理者成为专业发展的推手，承担专业发展定位，拓展工作领域。引入磁性医院组织管理特征建设伤口（压疮）专科护理学组组织结构与模式，能够推动学组成员参与管理和临床护理决策，促进并提升专科护理行为。

PDCA 循环是 CQI 的基本模式，包括 4 个阶段 8 个步骤。4 个阶段：计划（Plan）、执行（Do）、检查（Check）、处理（Act）；8 个步骤：①分析现状找出问题；②分析各种影响因素；③找出主要因素；④采取措施，制定计划；⑤执行制定的措施计划；⑥检查结果；⑦标准化；⑧遗留下来的问题转入下一个 PDCA 循环。即计划（P）：设计制定 C 层面中要求的职责、制度、流程、常规、规范等；执行（D）：对 C 层面中各项制度、流程、措施等的落实。设计评价方式，完成 B 层面中要求的职能部门（护理部）对 C 层面中的落实内容进行督促、检查、总结、反馈；处理（A）：A 层面要求护理质量持续改进有成效，一方面通过统计数据显示护理质量成效，另一方面对现存问题找原因、找方法，重新修订计划（P），进入持续改进循环圈。通过以上的方法，对现存的护理措施、护理效果不断进行评价，并及时提出新方案，使压疮护理质量循环上升。

（二）院外压疮与医院获得性压疮概念

国内外的文献显示，针对压疮的预防、治疗管理手段等都有了长足的进步，但其发病率并没有下降的趋势。调查资料显示：我国的家庭长期卧床患者压疮发生率 20% ~ 50%；普通患者院外压疮发生率 0.95%；加拿大家庭病房和康复中心，压疮发生率 29.9%；美国老年护理院，压疮发生率 26.2%。院外压疮也逐步受到各类护理工作者的重视。院外压疮，是指患者在入院之前已有压疮形成，多见于慢性疾病或危重症患者，也被称为院外带入压疮或院前压疮。医院获得性压疮，是指患者在入院评估时皮肤完好，包括无瘀伤或发红，在调研时或出院前发现的压疮，包括瘀伤或发红。住院患者由于各种基础疾病，常伴有移动困难、营养和水分不足、循环不良、皮肤脆性增加等情况，再加上有些患者尿便失禁、认知功能不良、使用各种管道或其他医疗器材等，均易导致压疮的发生。

（三）可避免或不可避免压疮（难免）压疮概念

2004 年 10 月美国医疗保险制度和医疗保险服务中心（CMS）在《长期护理机构测量指标指南》中承认“一些压疮是不可避免的”并提出了可免压疮和难免压疮的定义及界定方法。2009 年，美国伤口造口失禁护理协会（WOCNS）发表了“难免性压疮的”立场声明，确认了 CMS 提出的难免压疮定义及其界定方法。2011 年，美国国家压疮咨询委员会（NPUAP）组织不同学科的 24 名专家会议讨论达成一致意见：大多数压疮是可避免的，但不是所有的压疮。这些情况包括：血压及生命指标不稳定而限制了身体活动、不能保持良好的营养和水分、因身体状况人为地禁食禁水，由于这些因素导致身体的外在压力即使被解除，压疮也不一定能避免。可免性压疮，是指护理机构没有做到下列措施中的一项或多项所导致的压疮：评估住院患者的临床状况和压疮风险；根据患者需求、目标和护理实践标准制定和实施预防措施；监控和评估干预措施的效果；修订干预措施使之更加合适。难免性压疮，即使护理机构做到了以下所有措施，患者仍然发生的压疮：评估住院患者的临床状况和压疮风险；根据患者需求、目标和护理实践标准制定和实施预防措施；监控和评估干预措施的效果；修订干预措施使之更加合适。因此，鉴定是否为无法避免压疮，主要基于医疗护理服务的记录。如果提供了完善的护理，但护理记录不完整，无论患者身体状况有多少不可避免的因素，压疮也不能被认为是“不可避免的”。

参考文献：

［1］幺莉 . 护理敏感质量指标使用手册（2016 版）［M］. 北京：人民卫生出版社，2016：115-137 .

［2］蒋琪霞，管晓萍，苏纯音，等 . 综合性医院压疮现患率多中心联合调研［J］. 中国护理管理，2013，13（1）：26-30 .

［3］李小寒，尚少梅 . 基础护理学（第 5 版）［M］. 北京：人民卫生出版社，2012：116 .

［4］蒋琪霞 . 压疮护理学［M］. 北京：人民卫生出版社，2015：7 .

［5］Jiang LP，Tu Q，Wang，YY，et al . Ischemia-reperfusion injury-induced histological changes affecting early stage pressure ulcer development in a rat model［J］.Ostomy Wound Manage，2011，57（2）：55-60 .

［6］BlackJ，BaharestaniM.Cuddigan J，et al.National Pressure Ulcer Advisory Panel’s updated prssure ulcer staging system［J］.Dermato Nure，2007，19（4）：343-350 .

［7］陈长英，田丽 . 护理质量持续改进的国内外实践与研究进展［J］. 中国护理管理杂志，2012，12（1）：14-16 .

［8］佟金谕，吴志萍，王丽艳 . 压疮发生高度危险者相关危险因素的单因素分析［J］. 护理研究，2011，25（5）：1289-1291 .

［9］尤黎明 . 对中国模式的护理专科化发展之路的探讨［J］. 中国护理管理，2007，7（8）：21-23 .

［10］李选 . 推进磁性护理对强化专业发展的影响［J］. 中国护理管理，2014，14（12）：1233-1235 .

[11] 佟金谕.磁性理念于伤口学组管理实践[J].中国药物与临床，2016.16(8)：1227-1229.

[12] Hajos AK，Kamble SK.Strategies for ensuring quality data from Indian investigational sites[J].Perspect Clin Res，2011，2(2)：54-58.

[13] 佟金谕，王建秀，郭婷.护理质量持续改进在我院压疮管理中的实施与体会[J].护理管理，2014.11(2)：78-80.

[14] 张素容，张妮.院外压疮的监控[J].南方护理学报，2004，11(1)：59.

[15] Joyce M，Laura E，Mona M.etc .Pressure Ulcers：Avoidable or Unavoidable? Results of the National Pressure Ulcer Advisory Panel，Consensus Conference[J].Ostomy Wound Management，2011，57(2)：24-37.

[16] UCSF . Medical . Center . Hospital-Acquired . PressureUlcers[EB/OL]. http：//www.ucsfhealth . org/about/pressure-ulcers/ . 2011/2013-03-26 .

[17] Black JM，Edsberg LE，Baharestani MM，et al . National Pressure Ulcer Advisory Panelpressure Ulcers：Avoidable or Unavoidable? Results of the National Pressure Ulcer Advisory Panel Consensus Conference[J]. Ostomy Wound Management,2011,57(2)：24-37.

（佟金谕　李建英）

第二节　糖尿病足护理

一、概念

1999年世界卫生组织（WHO）对糖尿病足的定义是：糖尿病患者由于合并神经病变及各种不同程度的下肢血管病变而导致的下肢感染，溃疡形成和（或）深部组织的破坏。糖尿病足是糖尿病患者严重的并发症，有研究显示，全世界大约1.5亿的糖尿病患者中，有超过15%的患者会发生糖尿病足。

糖尿病足是发生于糖尿病患者，与局部神经异常和下肢远端外周血管病变相关的足部感染、溃疡和（或）深层组织破坏。糖尿病感染最简单的定义是在得糖尿病的人有任何踝部以下的感染。包括甲沟炎，坏死性肌炎，脓肿，坏死性筋膜炎，化脓性关节炎，肌腱炎，骨髓炎。然而最常见的病变，是糖尿病足感染后出现穿通性溃疡。糖尿病足的深部感染是指糖尿病病人感染的足部损伤涉及深部软组织，伴有脓肿或者化脓性筋膜炎、关节炎和（或）骨髓炎，是糖尿病足感染的严重阶段，也是威胁肢体或生命的主要原因。因此糖尿病足深部感染伤口的治疗和护理显得尤为重要。

二、糖尿病足病因学

糖尿病足的病因是多因素的，糖尿病周围血管病变、周围神经病变和感染是基本原因，可单独或与其他因素合并存在，其他因素包括足部结构的畸形，趾甲、步态的异常，外伤等。这些因素互相影响而引起一系列临床症状，包括足趾疾、胼胝形成、溃疡、坏疽，最终不得不截肢。

（一）周围血管病变

与非糖尿病患者相比，糖尿病患者周围血管疾病的发病率明显增加。周围血管动脉硬化导致下肢缺血，严重者发生坏疽，而在血管病变中大、中、小血管都受累，导致局部易发生感染、坏死和溃疡并使已发生的足部溃疡长期不愈甚至加重。

（二）周围神经病变

周围神经包括躯体神经和自主神经，躯体神经病变主要是感觉神经病变，可导致痛觉、温度觉、振动觉和位置觉的减退或丧失，增加足部损伤的机会；运动神经病变导致小肌肉的废用性萎缩，屈伸肌平衡失调，致足趾呈爪状和跖骨头突出，增加皮肤擦伤的机会；自主神经病变使下肢皮肤出汗减少，皮肤干燥、干裂，动静脉短路，增加糖尿病足的危险。另外，神经病变引起的足部肌肉萎缩和压力失衡，常使身体重力集中在跖骨头、足跟和足外侧，久之易形成胼胝，胼胝又增加了压力负荷，易致溃疡形成。

（三）感染

引起感染的因素很多，创伤是常见的诱因。由于皮肤的外伤、全身和局部抵抗力降低，糖尿病足溃疡几乎都继发感染，且常为多菌种混合感染，厌氧菌十分多见。感染一旦发生，糖尿病足溃疡则会加重甚至需要截肢。

三、糖尿病足诊断

（一）糖尿病足护理评估

包括整体病史、足病史、一般病史、伤口及溃疡病史。

1. 整体病史

糖尿病患者患病时间，血糖控制情况，心血管、肾脏、眼底评估，其他伴发疾病，营养状态，社会习惯（吸烟、饮酒、药物成瘾），目前用药，过敏史，既往住院，手术史。

2. 足部一般病史

每日活动（包括工作）、鞋袜、化学物暴露、胼胝形成、足畸形、既往足感染及手术史、神经病变症状、间歇跛行或静息痛。

3. 足部伤口病史

部位、时间、创伤、复发、感染、住院、伤口护理、减压技术、伤口反应、患者主诉、伤口干预、既往足部创伤手术史、水肿（单－双侧）、Charcot 足（既往活动）、关节治疗。

4. 周围神经检查

包括针刺试验检测痛觉、温度觉的定性定量检测、10 克单尼龙丝检测保护性感觉、利用音叉或 biothesiometer 测定振动觉、跟腱反射、肌电图等。

5. 下肢血管检查

皮温测定、扪足背动脉、胫后动脉、腘动脉搏动、踝肱指数、足趾血压、跨皮氧分压、彩色多普勒超声检查、CT、磁共振血管造影、血管造影。

6.ABI（踝肱指数）：反应下肢血压和血管状态，0.9 ~ 1.3 正常，＜ 0.9 轻度缺血，0.5 ~ 0.7 中度缺血，＜ 0.5 重度缺血，但如踝动脉收缩压＞ 200mmHg 或 ABI ＞ 1.3 则高度怀疑下肢动脉钙化。

四、糖尿病足的分类、分级

糖尿病足的主要病因是血管、神经病变和感染，按病因糖尿病足溃疡可分为神经性病变、缺血性病变和神经缺血性病变。见表 2–3–5、表 2–3–6。

表 2–3–5　糖尿病足缺血性病变与神经性病变的特点

项　目	缺血性病变	神经性病变
病因	缺血性	神经性
皮肤颜色	苍白	正常
皮肤温度	凉（怕凉）	温
皮肤状况	有汗	干燥，皲裂
足背、踝动脉	无或微弱	正常
创面	有黑痂，湿，有渗出	有洞，干，边缘清晰，渗出少
感觉	疼痛	无或迟钝

（续表）

项　目	缺血性病变	神经性病变
胼胝体	无	常见
跛行	有	无
静息痛	有	无
血管B超	串珠样改变	改变不严重
肌肉	萎缩无力	正常
伤口部位	足表面	足底，足边缘

表 2-3-6　Wagner 分级法（根据病情严重程度分级）

分级	临床表现
0级	有发生溃疡危险因素的足，目前无溃疡
1级	表面溃疡，临床无感染
2级	较深的溃疡，影响到肌肉，无脓肿或骨的感染
3级	深度感染，伴有骨组织病变或脓肿
4级	局限性坏疽（趾、足跟或前足跟）
5级	全足坏疽

五、糖尿病足的外科处理

糖尿病足减压措施的实施贯穿于创面愈合的全过程，糖尿病足的治疗首先是全身治疗，即控制高血糖、血脂异常、高血压、戒烟、改善全身营养不良状态和纠正水肿，只要存在水肿和低蛋白血症，溃疡就不易愈合，只有在全身治疗基础上局部换药才会有效。每次换药应对创面充分评估，以便及时调整治疗方案。

（一）缺血性病变的处理

治疗关键是改变足部微循环，可用扩血管和改善微循环的药物，手术（支架、球囊、搭桥、截肢）；血管完全闭塞且没有流出道者，尤其是不能行血管外科手术者，可采用干细胞移植或超声消融的方法。

（二）神经性足溃疡的处理

关键是减轻原发病所造成的压力，可通过矫形鞋或矫形器改变足的压力。足溃疡创面的处理需做到彻底清创引流、保湿、减轻压力、控制感染、促进肉芽组织生长、促进上皮生长及创面愈合。在清创之前必须全面考虑病情，进行创面评估，包括血管评估及溃疡分级分类，采用“蚕食法”清除坏死组织。有严重血管病变时，清创不要太积极，视血供情况及时进行血管重建等治疗。趾端的干性坏疽暂不清创，可待其自行脱落。胼胝可能掩盖深部的溃疡，应及时去除。当有危及肢体和生命的感染时，即使是缺血的患者也要立即清创。有窦道或腔隙者可选藻酸盐类等敷料填充，注意松紧适宜。无感染者且有充足血运时，酌情使用生长因子类的敷料。有感染者局部可选抗菌敷料并取标本做培养，尤其是有骨髓炎和深部脓肿者，应根据药敏试验选用抗生素静脉滴注，并及时切开引流。严重溃疡合并感染者，特别是有坏疽者，需进行截肢。糖尿病患者由于神经病变和缺血，有时感染的症状不明显甚至不存在。

六、糖尿病足的护理与预防

糖尿病足重在预防，尽管糖尿病足的治疗困难，但其预防却十分有效。

（一）足部损伤的预防原则

定期观察、检查足以及鞋袜，识别高危人群，教育患者及其亲属和有关医务人员，采取合适的足部保护措施，对非溃疡病变进行治疗。

全面控制血糖、血脂、血压、戒烟、限酒，每年至少进行一次足部的专科检查，如：足部结构、生物力学、足部血供、皮肤完整性、保护性感觉的评估。

（二）足部的自我检查

在光线充足的情况下，眼睛不好者戴眼镜，看不清的地方请家人帮忙，看不到的地方可借助镜子。重点检查足趾、足底、足变形部位，是否有损伤、水疱，皮肤温度、颜色、是否干燥、皲裂、趾甲有无异常、鸡眼、足癣、足部动脉搏动等。

（三）足部保护性感觉的检查

保护性感觉可以提示我们疼痛或不适，避免足部受到伤害，可自行检查或请人帮忙。方法：脱下袜子，确定要检查的部位，用一根特别的10克尼龙单丝垂直于皮肤约1～2秒，加力使尼龙丝刚好弯曲，如果被测者无感觉，则视为不正常。注意不要在胼胝或有溃疡处做检查，为明确诊断可反复检查几次。

（四）足部的日常护理

（1）每日温水（35～38℃）洗脚1～2次，洗的时间控制在10分钟左右，忌用脚试水温，可用手、肘或家人代试水温，洗毕以柔软的浅色毛巾擦干，尤其脚趾间。

（2）保持皮肤柔润，双脚可涂油分适中的润肤霜，忌涂趾间及溃疡处；皮肤皲裂可涂含尿素成分的霜剂；脚汗多者注意保持足部干燥，可在鞋内置滑石粉或脚趾间擦酒精再以纱布隔开。

（3）以轻柔的动作做下肢、足部的按摩，避免搓、捏等损伤性动作。

（4）改善肢端血循环，可适当运动，避免盘腿、跷二郎腿、光脚走路。

（5）冬天防冻伤、烫伤，忌用热水袋、电热毯取暖，忌烤火、热水烫脚。夏天预防蚊虫咬伤。

（6）不要自行处理伤口，不要用鸡眼膏等化学药物处理鸡眼或胼胝。

（7）避免足部针灸，防止意外感染。

（8）穿鞋前一定要检查鞋内有否异物，以防足部损伤；忌赤脚穿鞋及穿脚趾外露的凉鞋。出现异常如水疱、陷甲、足癣、甲沟炎、鸡眼、胼胝、皮肤破损等及时就医。

（9）修剪趾甲：确保视线、视力良好，宜平着修剪，忌修剪过深，要挫圆边角尖锐部分。

（10）选择合适的袜子，宜浅色棉质柔软；袜腰要松，不能紧贴踝部以免引起缺血；及膝的长袜不宜选用；每日更换，不穿有破损的袜子。

（11）选择合适的鞋，柔软、透气、圆头、宽松、厚底、有鞋带、内部光滑平整，最好是能放下预防足病的个性化鞋垫，条件允许时建议穿特制的糖足鞋；忌穿尖头鞋、高跟鞋、凉鞋。最好下午买鞋，双脚需穿袜子试穿；新鞋穿 20 ~ 30 分钟后应脱下，检查双脚皮肤是否正常，每天逐渐增加穿鞋时间以便及时发现潜在问题。

【附】病例：见图 2–3–11、图 2–3–12、图 2–3–13、图 2–3–14、图 2–3–15、图 2–3–16。

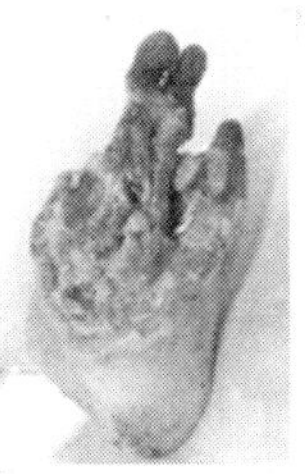

图 2–3–11　糖尿病足溃疡清创后

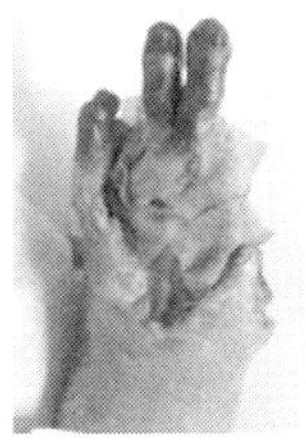

图 2–3–12　银离子敷料抗感染处理

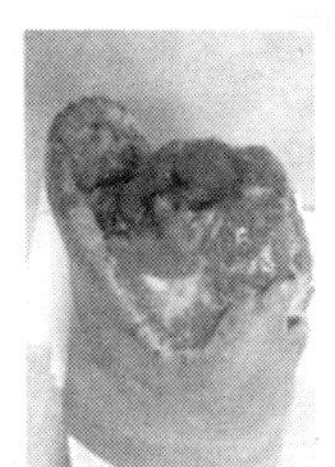

图 2–3–13　清除坏疽

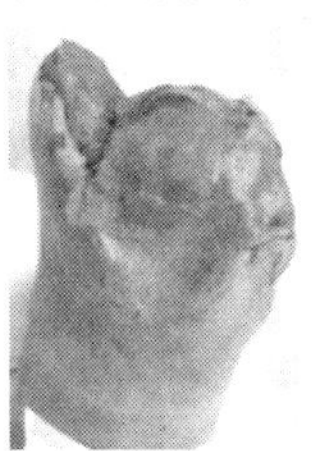

图 2–3–14　银离子敷料抗感染处理

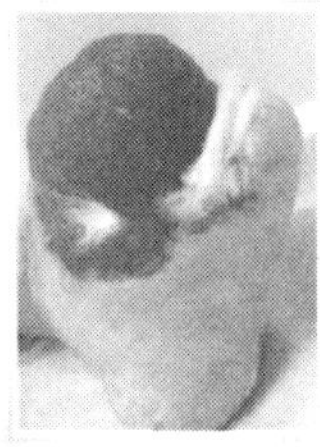

图 2–3–15　100% 红色肉芽

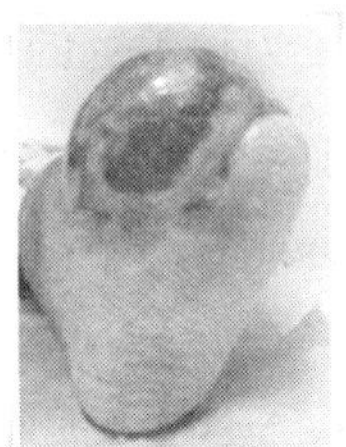

图 2–3–16　逐渐上皮化

图 2–3–11　糖尿病足溃疡清创

患者，男性，50 岁，2015 年初无明显诱因出现多尿、视物模糊、肢体麻木，双足近半年时有破溃，当地就诊尚能愈合，同年 7 月不慎摔伤骨折，就医时确诊为糖尿病，并口服降糖药物。

左足溃破范围逐渐扩大并日渐严重 11 天入院治疗，诊断为“2 型糖尿病、糖尿病足病并感染、糖尿病肾病、糖尿病酮症、重度低蛋白血症”。多学科合作治疗糖尿病足，能更快更全面地解决病人的全身与局部问题，治疗方案两难选择时，与病人及家属的良好沟通不但可以帮助病人做出决定性的选择，同时也可提高病人主动配合治疗的医从性，健康宣教贯穿于整个糖尿病足治疗过程中。

参考文献：

[1] Apelqvist J, BakkerK, van Houtum WH, et al . International consensus and practical guidelines on the management and the prevention of the diabetic foot [J] . Diabetes Metabolism Research and Reviews, 2000, 16 (1): 84 – 92 .

[2] Chiwanga FS, Njelekela MA . Diabetic foot : prevalence, knowledge, and foot self-care practices among diabetic patients in Dar es Salaam, Tanzania-a cross-sectional study [J]. J Foot Ankle Res, 2015, 8 : 20 .

[3] Ricco JB, Thanh Phong L, Schneider F, et al . The diabetic foot : a review [J] . J Cardiovasc Surg (Torino), 2013, 54 (6): 755 .

（石　雯　李建英）

第三节　下肢血管性溃疡的护理

一、概述

下肢静脉性溃疡为下肢慢性静脉功能不全（CVI）最严重和最难治的并发症，是一种多发病，因长期静脉淤血、静脉高压、营养障碍、管壁通透性增高，复加外伤感染所致，病程长，愈合慢，反复发作后迁延不愈成为难治性溃疡，这已成为临床外科中较为棘手的问题。下肢溃疡是一种多发病，尤其是年龄超过 55 周岁的人群。其病因是非常复杂的，有血管性、代谢性以及感染性等因素，其中以血管性因素居多。下肢血管性溃疡主要是因为局部血管疾病所引起。

二、评估

随着伤口护理理论和实践方法的更新，伤口不再是机体局部的病变，它与机体的全身状况息息相关，对病人进行系统的评估是非常必要的。

1. 溃疡疾病史评估

溃疡的部位、数目、持续时间；前一次发作的严重程度、持续时间、愈合时间；以前接受过的手术、弹力袜的使用过程及时间等。

2. 高危因素评估

是否深静脉血栓发生，如腿部骨折或创伤；是否刚进行手术或生产后不久；是否有血栓性静脉炎、心血管及风湿性疾病；病人的营养、活动情况、睡眠、吸烟、贫血、糖尿病、疼痛、心理因素、对疼痛的认识等。

3. 伤口评估

静脉溃疡伤口特性：下肢静脉性溃疡好发部位为小腿的下 1/3，以内外踝或胫前等足踝区为最常见；溃疡创面边缘常为不规则形状，溃疡面大小不等，溃疡易在同一部位反复发作；部分病人甚至可见条索状纤维化组织。渗液量通常中等至大量，溃疡周边皮肤易受渗液浸渍发生湿疹。下肢皮肤色素沉着明显、质硬、干燥、脱屑、瘙痒，常可见曲张的静脉，压陷性水肿。

4. 下肢血液供应情况评估

尤其要排除动脉性溃疡。静脉性溃疡的处理与动脉性溃疡是完全不同的，包括触诊双侧下肢动脉，注意皮肤颜色及温度，多普勒超声波检测，测量踝肱指数，踝－肱压力指数（ABPI）= 踝部收缩压力 mmHg/ 肱部收缩压力 mmHg，ABPI ≥ 0.9，提示下肢动脉血液供应正常，ABPI<0.9 提示下肢动脉血液供应不足，如果 ABPI<0.8，则不能使用压力疗法，当考虑可能存在动脉性疾病时，应进一步检查。

三、Widmer 分级

Ⅰ级：慢性静脉机能不全以小静脉扩张（环状静脉扩张）和足弓以上踝关节周围水肿聚集以及踝关节浮肿为特征。

Ⅱ级：表现为色素沉着、下肢水肿以及皮肤硬化。

Ⅲ级：表现为鲜红色或愈合性下肢静脉溃疡。

四、下肢静脉性溃疡创面的治疗护理

压力治疗是治疗下肢静脉性溃疡的金标准，压力疗法和锻炼的目的是使血液从浅静脉回流到深静脉，压力从腓肠肌至踝逐渐增高，可以使用弹力绷带和压力袜。弹性绷带适用于早期阶段，有些 24 小时使用，有些则晚上不用，弹性绷带最好早晨起床前使用。

1. 压力治疗的适应证

所有静脉功能不全疾病：血栓性静脉炎、静脉术后、静脉曲张、下肢静脉性溃疡、下肢沉重感、水肿、孕期、长时间站立或行走者、淋巴管炎、淋巴性水肿。

2. 工作压力与静息压力

静息压力：压力绷带或者压力袜在肌肉不收缩时外加到腿部的压力称为静息压力。压力来自绷带或压力袜的弹性回缩力；工作压力：当行走时，肌肉收缩使肌肉纤维缩短增粗，小腿周径增加，绷带对抗这种周径的增加而产生的压力即为工作压力。

弹力绷带按压力大小不同分为4种。轻度压力：踝部压力1.87 ~ 2.27kpa；中度压力：踝部压力2.4 ~ 3.2kpa；高度压力：踝部压力3.33 ~ 4.67kpa；特高压力：踝部压力达8kpa。静脉溃疡所需标准为5.33kpa，因此高压绷带比较适合。

3. 压力绷带的使用原则

根据腿部粗细选择合适尺寸的绷带；绑扎绷带时，脚踝和膝关节必须处于功能位（足背与下肢长轴夹角为90°），以确保绑扎绷带后关节保持一定的活动度；绷带必须贴近皮肤，沿着腿部形状缓慢缠绕，从而尽量使每个部位的压力一致。

4. 压力袜选择

至膝的长筒袜经常用于溃疡患者及溃疡愈合。对于患者，压力袜比绷带更容易接受，压力袜根据大小分为三级：一级，踝部压力1.87 ~ 2.27kpa；二级，踝部压力2.4 ~ 3.2kpa；三级，踝部压力3.33 ~ 4.67kpa。

五、基础护理

（1）饮食调护。根据病人营养评估，指导病人合理健康饮食，高维生素、高蛋白、高热量、低脂饮食、忌辛辣刺激性食物，宜进食含叶酸及锌高的食物，如土豆、茄子、南瓜、萝卜、白菜、肉类、肝、蛋等，以促进伤口愈合。

（2）严格戒烟。

（3）皮肤护理。每日洗脚，保持患肢皮肤清洁卫生，避免使用刺激性较强的碱性肥皂或沐浴液洗澡，自来水对大部分病人都适用，清水清洗后必须注意足部溃疡使用合适的清洗液进行清洗，小溃疡可用生理盐水或3%硼酸液湿敷，或用1 ∶ 5000高锰酸钾液浸泡患处，每天2次或3次；大溃疡按换药处理；剪指（趾）甲，避免抓破皮肤。

（4）生活起居。避免长时间站、坐或蹲位，应经常让腿做抬高、放下的运动；若病情允许，最好能小步行走；经常抬高双腿，高于心脏水平，并维持膝盖弯曲，以促进腿部血液循环；每晚检查小腿是否有肿胀情况；戒烟；保持足及腿部清洁；避免受伤；妇女经期、孕期等特殊时期多休息，按摩腿部足浴和足及腿部的按摩；轻度静脉曲张、临床症状不明显的病人，可以长期应用弹性绷带或穿弹力袜；预防或治疗便秘及肥胖。早期预防，定时复诊，防止复发。

（安俊红　李建英）

第四节　癌症伤口护理

一、概述

癌症伤口也称为恶性皮下伤口，一般定义为上皮组织的完整性被恶性癌细胞破坏；当这样的情况日益严重，促使肿瘤浸润上皮细胞及周围淋巴、血液组织时，则造成皮肤溃疡，产生蕈状物，若持续进行而导致组织坏死时，即称为恶性肿瘤蕈状伤口。恶性肿瘤的治疗仍是当今世界的一大难题，癌症伤口的处理也给医务人员带来挑战。

癌症伤口可以是来自皮肤局部的，常是因癌症的皮下转移，即癌症细胞随着淋巴、血液浸润皮肤所造成；也可以是由局部或远处转移而来。癌症伤口初始可能让人觉得不易愈合，其后逐渐产生坚硬的皮下或真皮硬块，并与其下的组织紧紧相连，病灶处最后会侵蚀到供应皮肤的淋巴及血管，甚至产生界限明显的凹洞。表现的形式：一种是恶性肿瘤穿透上皮形成突出结节状的真菌损害；另一种是恶性肿瘤浸润皮肤形成凹陷或腔穴的溃疡性损害。另外恶性肿瘤可以表现为不愈合的伤口或不断扩大的创面。当癌细胞生长速度超过其自身的血液供应能力时就可能形成溃疡，例如非黑色素瘤皮肤癌，淋巴瘤和（或）肉瘤都可能发生溃疡。另外，慢性伤口可发展成恶性肿瘤，最常见的是鳞状细胞癌。

二、伤口的特征与机制

（1）癌症伤口使皮肤功能受损，导致局部创面易于出血、渗液、有恶臭味等，此外还会产生疼痛。

（2）癌症伤口易出血，是因为恶性肿瘤细胞侵蚀至毛细血管或主要血管而引起出血；或由于患者的血小板功能下降而增加出血的危险；癌细胞不断延伸增殖形成新血管床，导致组织受压；移除敷料，清洗伤口时易出血。癌症伤口内微血管与淋巴管受侵犯，血管通透性增加；癌症细胞分泌血管通透性因子（Vascular permeability factor），使血管内血浆胶质通过血管；伤口感染的炎症反应，分泌组胺导致血管扩张，血管通透性增加；细菌蛋白酵素分解坏死组织，这些都容易导致伤口渗液增加；不仅增加患者痛苦，增加更换敷料的频次，加重患者经济负担。

（3）癌症伤口恶臭的主要原因是组织中血管阻塞伴随着血管形成之变异性，使血流供给与细胞灌流的起伏不定，导致组织的氧气灌流量降低，因而造成组织缺氧坏死；同时坏死组织为厌氧菌最理想的培养基，厌氧菌会分泌脂肪酸的代谢产物，也是形成恶臭味的来源；若伤口有瘘管的形成，又会加重恶臭的产生。产生恶臭的细菌常有金黄色葡萄球菌、大肠杆菌、铜绿假单胞菌（绿脓杆菌），没有渗液或脓液时也可能存在臭味。恶臭是癌症伤口最令人烦恼的事，大量的恶臭会导致食欲减退、恶心，使他人厌恶，影响社交，产生社交孤立感。

疼痛是令人不愉快的感觉，癌症伤口患者往往会出现疼痛不适，主要是肿瘤压迫或侵犯神经和血管，神经的损伤会产生神经痛；若真皮层组织破坏，则可能有针刺痛的情形出现；也可能由于不恰当的伤口护理技巧而导致，如不适当的移除敷料方式或不适当的伤口清洗技巧而产生创伤相关疼痛。创伤相关疼痛（Wound-related pain，WRP）是指与开放性皮肤溃疡直接相关的有害症状或不愉快经历。慢性持续性不显著WRP对日常生活的许多活动产生负面影响，会降低患者的生活质量。

三、癌症伤口的处理原则

癌症伤口护理目的并不是将癌症伤口治愈，而是减少癌症伤口恶化过程中的症状。通过护理使患者感到舒服，尽量减少并发症，支持控制患者的症状，维护患者的自尊，尽最大的可能提高患者的生活质量。癌症伤口的护理原则是减轻伤口疼痛、预防和控制伤口的出血；减少伤口异味的产生；保护伤口周围的皮肤。

癌症伤口分为治愈性治疗及缓和性治疗：①治愈性治疗包括放射线治疗、化疗或手术，其目的主要为移除、破坏、缩小肿瘤，以缓解渗液或疼痛问题，减缓肿瘤细胞的生长速度；②缓和性治疗是对伤口的症状做针对性的处理，如减轻疼痛、控制感染、止血、吸收渗液及除臭。

癌症伤口恶臭的控制：彻底清洁伤口及分泌物，选用生理盐水即为理想，可用20ml空针，距伤口3 ~ 5cm高度，低压冲洗伤口，清除坏死组织及分泌物；可选用含活性炭的伤口敷料换药；可使用空气清洁剂、电扇及香薰净化空气。

癌症伤口出血的控制：①换药时的预防，更换敷料时动作宜轻柔，不可用力强行撕除敷料，若敷料与伤口粘连，可用生理盐水浸湿伤口敷料再行揭除，可减少出血，癌症伤口的外科清创要慎重，焦痂尽量不要清除，因其可以起到保护作用，清除后可能导致感染和出血，减少对伤口的摩擦和碰撞。清洗伤口采用冲洗方式且压力不可过大，擦拭伤口尽量选用纱布轻蘸，少用棉签，以减少出血机会，同时避免棉絮残留在伤口内。选用不粘连伤口基底敷料如优拓或用藻酸盐敷料，在出血伤口床形成凝胶。但不建议使用在干燥伤口上，以防止与伤口粘连而出血，同时对于容易出血的癌症伤口尽量减少更换敷料的次数。②换药时伤口正在出血时的处理：轻微出血时可以局部适当加压或用皮肤保护粉，既可以止血，又可以保护癌症伤口周围的皮肤。也可以选择控制出血的藻酸盐敷料，藻酸盐敷料可刺激血小板的黏着、凝集及活化内在血液凝集因子，约在 1 ~ 2 分钟内可完成止血的效应，硝酸银棒可直接行局部烧灼以控制微血管的出血症状；如出血严重时，紧急情况下先用纱布直接压迫出血点，再在出血点上使用 0.1% 肾上腺素或其他局部止血药物，必要时遵医嘱给予止血药物或输血。存在出血时，需要评估出血的原因、量和可能出现的后果。止血后在移除纱布时，不可直接撕除，须先用生理盐水将纱布淋湿后再慢慢将纱布撕除，以免造成伤口再次流血。清洗伤口时尽量采用冲洗方式，减少组织受到摩擦而再次出血。

【附】：案例一，见图 2-3-17、图 2-3-18、图 2-3-19。

患者，余某，女性，56 岁，6 年前因左乳癌行左乳癌根治术。3 个月前发现左胸部原乳腺部位出现溃疡创面，检查诊断为左乳腺癌复发，无法手术治疗，需要化疗。伤口处理于造口门诊进行。初次换药时伤口大小为 12cm × 23cm，患者进入诊室时即闻到恶臭味，换药时生理盐水棉球接触伤口很容易出血。

局部伤口处理：生理盐水冲洗伤口，内层敷料使用藻酸盐敷料，外层敷料使用大棉垫，在棉垫内放 4 包茶包，以去除恶臭味，效果好。患者坚持化疗，经过 4 个多月，伤口基底红色，无恶臭味。

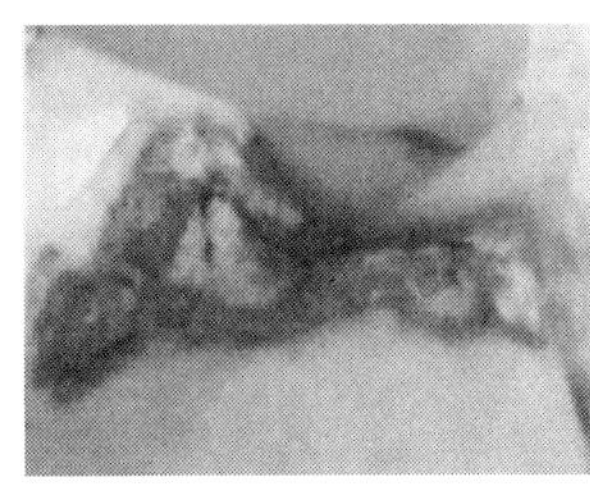

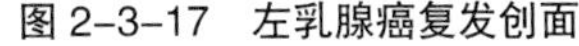

图 2-3-17　左乳腺癌复发创面

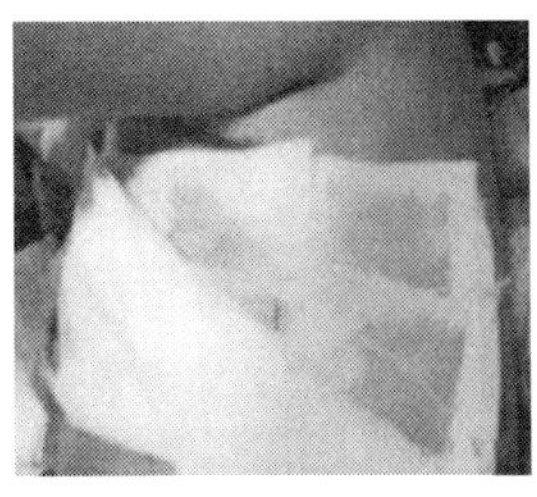

图 2-3-18　棉垫内放茶包去除异味

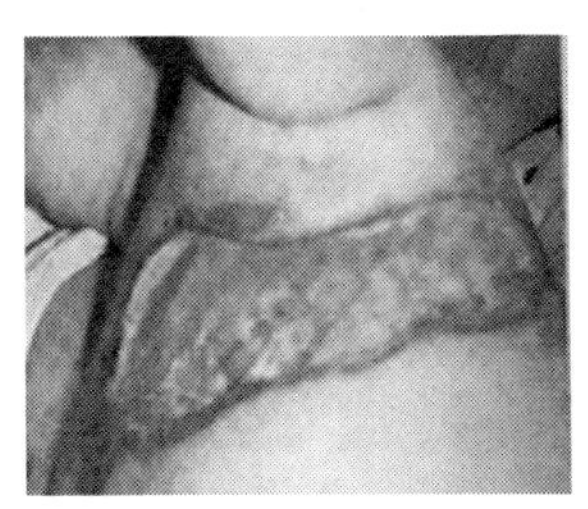

图 2-3-19　4 个月后 100% 红色基底

案例二，见图 2-3-20、图 2-3-21、图 2-3-22、图 2-3-23。

患者，女，73 岁，身高 158cm，体重 74kg，发现右乳 3 枚直径 3cm 左右的肿块儿，予全麻下行“右侧乳腺癌改良”根治，有糖尿病史。第一次化疗，于 5 月 3 日来换药室进行换药，发现皮瓣坏死。

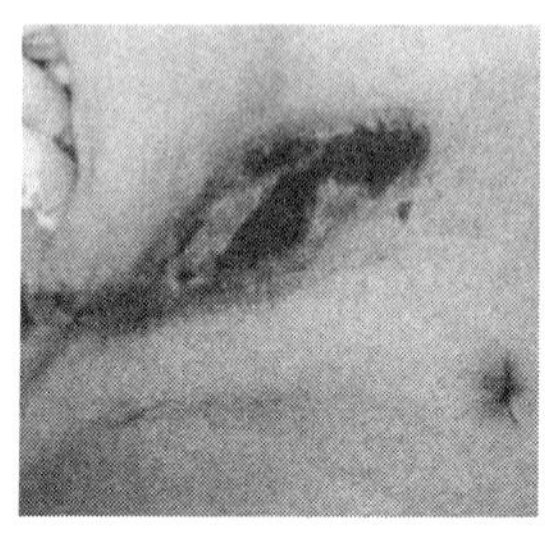
图 2-3-20 右乳腺癌根治术后皮瓣坏死

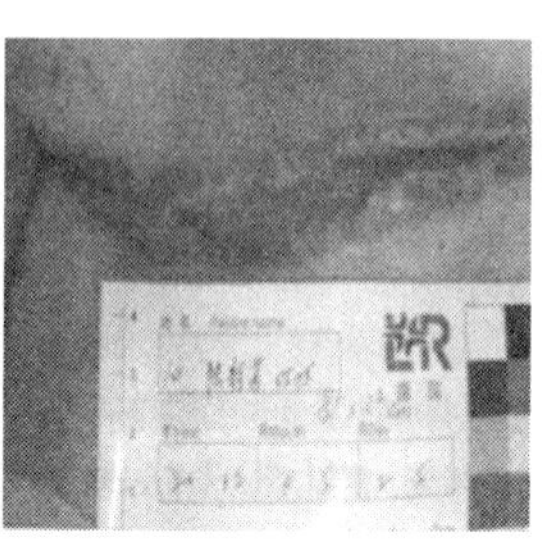
图 2-3-21 给予负压球清创引流

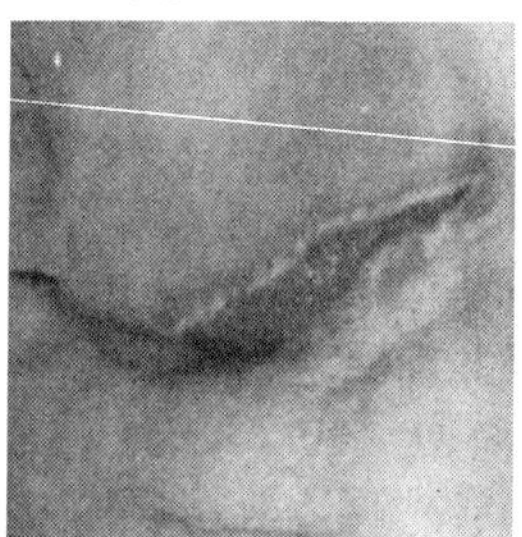
图 2-3-22 换药 18 天后红色肉芽增生良好

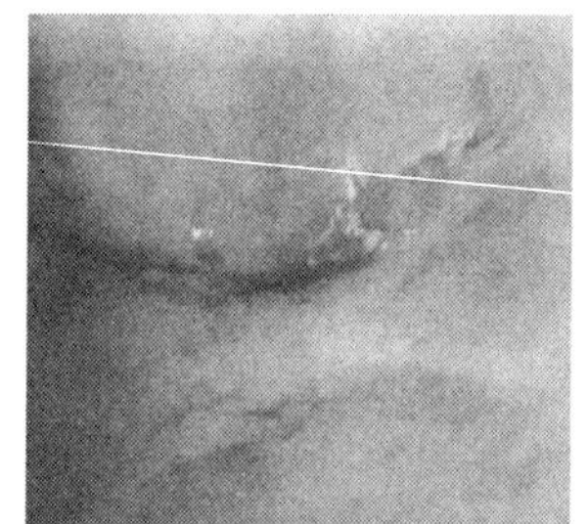
图 2-3-23 伤口愈合

参考文献：

［1］胡爱玲，郑美春，李伟娟．现代伤口与肠造口临床护理实践［M］．北京：中国协和医科大学出版社，2010：169．

［2］付小兵．慢性难愈合创面防治理论与实践［M］．上海：人民卫生出版社，2011：99．

［3］刘立，成颖．实用伤口护理手册［M］．北京：人民军医出版社，2012：40．

［4］王静．慢性伤口护理及案例分享［M］．上海：第二军医大出版社，2014：81-82．

［5］李慎秋，陈兴平，周礼义．皮肤病性病诊疗指南［M］．北京：科学出版社，2017．

（杨文琴　李建英）

第五节 放射性皮肤损伤护理

一、概述

放射治疗是恶性肿瘤治疗的主要手段之一，肿瘤放射治疗是利用各种放射线，包括X线、γ线、中子束、电子束、负介子束及其他重粒子照射肿瘤，以抑制或杀灭癌细胞的治疗方法。根据资料统计大约有70%的肿瘤患者，在病程的不同时期需要接受放射治疗（简称为放疗）。急性放射性皮肤损伤（急性放射性皮炎）是放疗早期不良反应之一，其不良反应大小（皮肤严重程度）与照射剂量大小，照射范围，总剂量，射线种类，照射方式（例如：常规照射，适形调强等）及正常组织或器官耐受程度有密切关系。

（一）放射性皮肤损伤的发生机制

放射生物学研究证实，电离辐射的生物效应主要由对DNA的损伤所致，此外，辐射可与细胞内的其他原子或分子（特别是水）相互作用产生自由基扩散到足够远，达到损伤关键靶DNA，这被称为电离辐射的间接作用。

为了便于理解，通常把正常组织的放射反应分为两种类型：早期放射反应和晚期放射反应。它们的区别在于早期放射反应发生在照射期间或治疗以后的最初几天或几周，多发生于更新快的组织，如黏膜系统，皮肤，干细胞系统。相反，晚期放射反应潜伏期长，多发生于更新慢的组织，数月或数年才表现出来。如皮肤，除了早期的上皮反应还会发生严重的晚期损伤（纤维化、萎缩和毛细血管扩张）。

（二）放射性皮肤损伤的评分标准

依据RTOG急性放射性损伤分级标准，放射性皮肤损伤分为五级。

0级：无变化。

1级：滤泡样暗色红斑，脱发，干性脱发，出汗减少。

2级：触痛性或鲜色红斑，片状湿性脱发，中度水肿。

3级：皮肤皱褶以外部位的融合的湿性脱皮，凹陷性水肿。

4级：溃疡、出血、坏死。

二、急性放射性皮肤损伤的预防管理

在放射治疗过程中，随着放射剂量的增加，患者不可避免地出现皮肤反应。依据放射治疗学和放射生物学知识对患者进行放疗相关知识教育，并给予相应的心理护理。放疗前做好皮肤清洁准备工作。放疗时取下身体上佩戴的金属物品，如耳环、项链、钥匙等。放射治疗期间，穿舒适、宽松、柔软的棉织或丝织内衣，照射野范围皮肤避免各种物理和化学刺激，例如挠、抓、摩擦、涂油膏等尽可能避免，另外放疗前用软毛巾擦干汗液；保持皮肤清洁、干燥，避免冷、热刺激。

曹继娟等报道，比亚芬在预防放射性皮炎患者护理中效果理想。李素艳等报道，预防性使用重组人表皮生长因子金因肽喷剂，预防放射性皮炎显示金因肽可降低 3、4 度放射性皮炎的发生率。运用中医药治疗和预防放射性皮肤损伤的报道也有许多，有芦荟、黄连、黄柏、黄芩为主的散、膏剂，湿润烧伤膏、京万红，还有自拟方制成的膏、散制剂。

参考文献：

[1] 殷蔚伯 . 肿瘤放射治疗学（第四版）[M]. 北京：中国协和医科大学出版社，2008.

[2] 李素艳，高黎，殷蔚伯，等 . 金因肽对急性放射性黏膜及皮炎的作用 [J]. 中华放射肿瘤学杂志，2002，11（1）：30－32.

[3] 吴艳丽，田仁娣，王芳，等 . 湿性疗法联合生长因子治疗 III 级及以上放射性皮肤损伤的临床观察 [J]. 四川医学，2016，37（8）.

[4] 冷启宁，蒋元品，宋丹，等 . 放射性皮肤损伤的中医诊治探讨 [J]. 中国中医药现代远程教育，2016，14（3）.

[5] 王芳，刘真君，姜忍 . 湿性疗法在放射性皮肤损伤患者中的应用 [J]. 中华现代护理杂志，2014，20（4）.

（程英串　李建英）

第六节　化疗药物外渗护理

一、概述

1946 年 Glimen 及 Philips 首次应用氮芥治疗恶性淋巴瘤，开创了肿瘤化疗的先

河。目前化疗已成为控制恶性肿瘤的主要有效措施之一。但是化疗药物可引起全身不良反应及局部不良反应。全身不良反应包括过敏性反应、发热、泌尿系统反应、造血系统反应、胃肠道系统反应等。局部不良反应通常是指发生于药物注射部位周围组织的反应，包括静脉炎、静脉变色、疼痛、红斑和继发于药物外渗的组织坏死，化疗药物外渗是指化疗药物输注过程中渗出或渗漏到皮下组织中。

二、化疗药物外渗损伤的相关因素

（一）药物方面的相关因素

化疗药物外渗损伤与抗肿瘤药物（种类、剂量、应用方式）及用药方案（包括药物组成、用药顺序）相关。据化疗药物外渗后对组织的损伤程度，把化疗药物分为三类：发疱性化疗药物，刺激性化疗药物，非发疱性化疗药物。发疱性化疗药物是指外渗后能引起皮肤黏膜形成水疱并可出现局部组织坏死的化疗药，如：阿霉素、表阿霉素、柔红霉素、吡柔比星、氮芥、长春新碱、长春花碱、去甲长春碱、丝裂霉素、长春花碱酰胺、更生霉素等。刺激性化疗药物是指外渗后能引起局部灼伤和轻度炎症，而不引起坏死的化疗药，如氮烯咪胺、卡氮芥、氟尿嘧啶、奥沙利铂、米托蒽醌、异环磷酰胺、紫杉醇、足叶乙苷、丙脒腙等。非发疱性化疗药物是指外渗后无明显发疱和刺激作用的化疗药物，如阿糖胞苷、健择、甲氨喋呤、环磷酰胺、顺铂等。

（二）病人方面相关因素

以往治疗情况（用药总量、治疗次数、合并放疗等）与末次治疗的间隔时间、全身状况、年龄，是否合并其他疾病或重要器官功能障碍。

（三）其他相关因素

与长期治疗反复穿刺、穿刺针类型的选择、用药输注速度、选择的静脉条件等相关。

三、化疗药物外渗损伤后的分级

美国国家癌症研究所不良事件常用术语评定标准 3.0 版，化疗药物外渗后皮肤不良反应分级：1 级，为皮肤红斑，瘙痒；2 级，疼痛或肿胀，伴炎症或静脉炎；3 级，严重溃疡或坏死；需要手术治疗。化疗药物外渗损伤早期为化学性炎症反应，并发感染时疼痛加重，体温升高，可有白细胞升高，渗液常见为脓黄色黏稠液体，或其他典型临床感染表现。

四、化疗药物外渗的处理

（一）早期处理

（1）局部封闭发现化疗药物外渗后，立即停止注射，并以一次性无菌注射器回抽渗漏于皮下的药液，然后拔出针头，再进行局部封闭治疗：用生理盐水 5ml+ 地塞米松 2.5mg 做多处皮下注射，范围须大于发生渗漏的区域。

（2）根据具体药物选用拮抗针对丝裂霉素、氮芥可用 5% ~ 10% 硫代硫酸钠溶液，8.4% 碳酸氢钠拮抗阿霉素、长春新碱等；长春碱类药物还可以配合磁疗以缓解症状。

（3）伤口肿胀、疼痛，报告医生，按医嘱定期口服止痛药，并适当抬高患肢，促进血液回流。

（二）损伤溃疡阶段的处理

（1）水疱的处理：对多发性小水疱，保持水疱的完整性，并抬高患肢，待自然吸收。对直径大于 2cm 的大水疱，严格消毒后用 5 号细针头在水疱的边缘穿刺抽吸，并使水疱皮肤贴附伤口，可以用透明敷料、海绵敷料等保护伤口。

（2）当伤口主要呈现坏死时，谨慎清创，保持伤口湿润、促进肉芽生长。临床效果显示，保湿伤口的愈合速度快，疼痛轻，瘢痕形成少，明显提升患者满意度并降低费用。施贵宝多爱肤标准型敷料属于水胶体类，可保持伤口湿润，促进自溶性清创，促进肉芽和上皮的生长、保温，避免外界污染，吸收少到中量渗液。保赫曼德湿舒敷料属片状水凝胶类，含水分丰富，可提供湿性伤口愈合环境，溶解坏死组织，促进肉芽生长，上皮爬行，吸收少量渗液，减少疼痛，可完整去除敷料，且提供保护伤口的屏障，避免伤口受外源性污染。

（3）当伤口主要呈现红色肉芽组织，并伴有组织水肿时，给予海绵敷料，如康惠尔渗液吸收贴、施乐辉痊愈妥敷料等。也可以用施贵宝的水胶体标准型敷料吸收渗液、保温、促进肉芽生长。

（4）当伤口转化为感染伤口时抗感染治疗。做好伤口的评估，明确伤口有无感染。伤口感染时，报告医生，局部使用抗感染敷料，必要时做充分引流、全身抗感染治疗。

（张　静　李建英）

第四章　伤口换药相关技术操作

第一节　操作流程及评分标准

一、换药法操作流程及评分标准

见表 2–4–1。

表2–4–1　换药法操作流程及评分标准

程序	步骤	序号	分值	备注
评估	全面评估：现病史、既往史、影响伤口愈合的全身因素	1	2	帽子先戴好
	伤口局部因素：位置、渗出、伤周皮肤	2	2	
	换药顺序：（口述）清洁伤口→污染伤口→感染伤口 特殊感染做好床旁隔离，必要时使用独立空间	3	6	
操作前准备	洗手、戴口罩	1	2	
	用物准备。方案 a：换药包（可提前开包准备好纱布、棉球等）； 方案 b：换药包（碗，弯盘，直钳，弯钳）、纱布罐、碘棉球罐、盐水棉球罐、干棉球罐、治疗巾、PE 手套、无菌手套、手消剂、胶布、绷带	2	3	
操作过程	（口述）确认患者，告知目的（保持伤口清洁、预防控制感染，促进愈合），嘱换药过程中及时反映不适	1	2	
	取合适体位（口述：大换药一般取卧位，防虚脱），铺治疗巾	2	2	
	暴露伤口：撤除绷带、敷料用 PE 手套，（亦可用持物钳或镊撤除内层敷料）	3	3	
	观察伤口愈合情况：伤口创缘、有无红肿热痛、渗液量大小等	4	3	
	洗手	5	2	
	打开换药包，用持物钳取出污物弯盘，用持物钳准备好纱布、碘棉球 5 个、盐水棉球 5 个、干棉球 5 个	6	5	
	戴手套	7	2	
	清创方法：清洁伤口（一期缝合伤口）：先从缝合处开始，纵行自上而下消毒，再由内向外左右或环绕；横行伤口先平行擦拭，再由内向外上下或环绕；碘棉球擦拭伤周皮肤（最少大于伤口边缘 3cm）一次； 盐水棉球一次；干棉球一次；伤口床无异物残留	8	40	

（续表）

程序	步骤	序号	分值	备注
操作过程	（口述）污染伤口：先从伤口边缘螺旋向外消毒；再进行伤口床擦拭。感染伤口：先从外向里螺旋消毒至伤口边缘，再进行伤口床擦拭	8		
	（口述）视伤口情况进行擦拭、冲洗频次；视伤口情况去除坏死组织或过度肉芽；视伤口情况使用促进清创、吸收、抗感染等材料。	9	5	
	覆盖伤口（3层纱布），妥善固定（胶布禁止环形缠绕，绷带不宜过紧且由远端至近端）	10	5	
	（告知）下次换药时间，保持清洁，勿湿水受潮等	11	2	
操作后	依据《消毒技术规范》和《医疗废弃物管理条例》做相应处理	1	2	
	脱手套，脱口罩，手消一次 （口罩内外均为污染面，持带弃之）	2	2	
	做换药记录	3	1	
效果评价	操作熟练、动作轻柔、未损伤局部创面	1	2	
	严格执行无菌技术操作原则	2	5	
	敷料外固定及包扎良好	3	2	

二、伤口细菌培养采样法

见表2-4-2、表2-4-3、表2-4-4。

表2-4-2　伤口培养一次性使用拭子采样法操作流程及评分标准

程序	步骤	序号	分值	备注（要点及扣分说明）
仪表	仪表端庄、着装整洁、符合职业要求	1	1	
核对	双人核对医嘱单、化验标本登记本、一次性使用拭子及一次性厌氧菌使用拭子条码信息	1	2	
评估	患者：病情、年龄、意识、生命体征	1	2	
	操作部位：伤口床、有无红肿热痛、有无渗出、分泌物（色及味）	2	2	
	心理状态：情绪反应、心理需求	3	1	
	合作程度：患者和（或）家属对此项操作的认识及配合程度	4	1	
	环境：安静、整洁、光线充足	5	1	
操作前准备	护士：洗手、戴口罩	1	2	口述或不规范视同未做
	用物 治疗车上层：化验标本登记本、标识好条码的一次性使用拭子和一次性厌氧菌使用拭子、无菌持物罐及钳、无菌罐内置0.9%氯化钠溶液棉球、无菌换药包（换药碗、弯血管钳、直血管钳）、治疗巾、一次性手套、弯盘、快速手消毒剂 治疗车下层：医用废物收集袋、生活废物收集袋、利器盒 必要时备屏风	2	5	缺1项扣0.5分
	患者：根据病情取合适体位	3	2	
	双人核对化验标本登记本与标识好条码信息的一次性使用拭子	4	2	

（续表）

程序	步骤	序号	分值	备注（要点及扣分说明）
操作过程	携用物至床旁，查对患者及腕带信息（2个以上查对点），告知患者，取得合作	1	2	
	协助患者取合适体位，暴露伤口部位	2	2	
	戴一次性手套	3	2	
	移除伤口敷料	4	2	
	（口述）观察伤口大小、颜色、渗出及伤口周围皮肤	5	3	
	脱一次性手套	6	2	
	洗手	7	2	
	检查并打开无菌换药包	8	3	
	根据伤口情况取适量0.9%氯化钠溶液棉球放入换药碗	9	4	
	铺治疗巾	10	2	
	戴一次性手套	11	2	
	用0.9%氯化钠溶液棉球清洁伤口，清除坏死组织及污物	12	4	
	（口述）清洁次数视伤口床污染程度而定	13	3	
	手持拭子培养管内的无菌棉签拭子外侧端试管塞部分，用正确的方法取拭子	14	4	
	边操作边口述：用拭子在伤口床上以“十点移动”取材法，走“之”字形，并同时旋转拭子施以一定压力挤出组织内部渗液	15	4	若触及伤口周围皮肤扣1分
	（口述）若伤口很小，无法用“十点移动”取材法，则用拭子在伤口组织上挤压并滚动蘸取组织渗液	16	3	若触及伤口周围皮肤扣1分
	（口述）疑深腔、窦道有厌氧菌感染时，取一次性厌氧菌使用拭子，尽量取深部并施以一定压力挤出组织渗液	17	2	
	（口述）拭子被污染应弃去	18	2	
	将拭子插入培养管内，塞紧培养管口	19	2	
	（口述）拭子勿触及培养管口及其他部位，避免标本被污染，影响检查结果	20	3	
	再次核对化验标本登记本、标识好条码信息的一次性使用拭子和一次性厌氧菌使用拭子及腕带信息（2个以上核对点）	21	2	
	（口述）标本及时送检	22	2	
	（口述）执行伤口护理	23	2	
	脱一次性手套	24	2	
	洗手	25	2	
	整理床单位，根据病情协助患者取合适体位	26	2	
	告知患者注意事项，进行健康指导	27	2	

（续表）

程序	步骤		序号	分值	备注（要点及扣分说明）
操作后处理	用物：依据《消毒技术规范》和《医疗废物管理条例》做相应处理		1	1	
	护士：洗手		2	1	口述或操作不规范视同未做
	记录	在化验标本登记本上打钩、记录时间、签全名 如系危重患者在危重护理记录单上按要求记录	3	1	
效果评价	查对无误		1	2	
	无菌观念强		2	2	
	操作规范熟练、安全有效		3	2	
	沟通良好，体现人文关怀		4	2	
	建议时间 8 分钟		5	1	

表 2-4-3 伤口培养液体采样法操作流程与评分标准

程序	步骤	序号	分值	备注（要点及扣分说明）
仪表	仪表端庄、着装整洁、符合职业要求	1	2	
核对	双人核对医嘱单、化验标本登记本、细菌培养瓶及条码信息	1	2	
评估	患者：病情、年龄、意识、生命体征	1	3	
	操作部位：伤口床 、有无红肿热痛 、有无渗出、分泌物（色及味）	2	4	
	心理状态：情绪反应、心理需求	3	2	
	合作程度：患者和（或）家属对此项操作的认识及配合程度	4	2	
	环境：安静、整洁、光线充足	5	2	
操作前准备	护士：洗手、戴口罩	1	3	口述或不规范视同未做
	用物 治疗车上层：化验标本登记本、标识好条码的细菌培养瓶、基础治疗盘（内有复合碘消毒液、75% 乙醇、棉签）、5ml 注射器、治疗巾、一次性手套、弯盘、快速手消毒剂 治疗车下层：医用废物收集袋、生活废物收集袋、利器盒 必要时备屏风	2	6	缺 1 项扣 0.5 分
	患者：根据病情取合适体位	3	3	
	双人核对化验标本登记本与标识好条码信息的细菌培养瓶	4	3	

（续表）

程序	步骤		序号	分值	备注（要点及扣分说明）
操作过程	携用物至床旁，查对患者及腕带信息（2 个以上查对点），告知患者，取得合作		1	3	
	协助患者取合适体位，暴露采样部位		2	3	
	铺治疗巾		3	2	
	戴一次性手套		4	2	
	以采样点为中心有效消毒皮肤 2 次，待干		5	4	
	消毒范围大于 5cm×5cm		6	4	
	检查并取出注射器，衔接紧密		7	4	
	在采样点穿刺抽取适量分泌物		8	5	
	边操作边口述：拔出注射器将抽吸物注入细菌培养瓶		9	5	
	再次核对化验标本登记本、标识好条码信息的细菌培养瓶及腕带信息（2 个以上核对点）		10	3	
	（口述）标本及时送检		11	3	
	（口述）执行伤口护理		12	4	
	脱一次性手套		13	2	
	洗手		14	2	
	整理床单位，根据病情协助患者取合适体位		15	2	
	告知患者注意事项，进行健康指导		16	2	
操作后处理	用物：依据《消毒技术规范》和《医疗废物管理条例》做相应处理		1	2	
	护士：洗手		2	2	口述或操作不规范视同未做
	记录	在化验标本登记本上打钩、记录时间、签全名	3	2	
		如系危重患者在危重护理记录单上按要求记录			
效果评价	查对无误		1	3	
	无菌观念强		2	3	
	操作规范熟练、安全有效		3	2	
	沟通良好，体现人文关怀		4	2	
	建议时间　8 分钟		5	2	

表 2-4-4　伤口培养组织采样法操作流程与评分标准

程序	步骤	序号	分值	备注（要点及扣分说明）
仪表	仪表端庄、着装整洁、符合职业要求	1	1	
核对	双人核对医嘱单、化验标本登记本、细菌培养瓶条码信息	1	2	

（续表）

程序	步骤	序号	分值	备注（要点及扣分说明）
评估	患者：病情、年龄、意识、生命体征	1	3	
	操作部位：伤口床、有无红肿热痛 、有无渗出、分泌物（色及味 ）	2	4	
	心理状态：情绪反应、心理需求	3	1	
	合作程度：患者和（或）家属对此项操作的认识及配合程度	4	1	
	环境：安静、整洁、光线充足	5	1	
操作前准备	护士：洗手、戴口罩	1	2	口述或操作不规范视同未做
	用物 治疗车上层：化验标本登记本、标识好条码的细菌培养瓶、无菌持物罐及钳、无菌罐内置0.9%氯化钠溶液棉球、治疗巾、无菌换药包（换药碗、弯血管钳、直血管钳）、一次性手套、弯盘、快速手消毒剂 治疗车下层：医用废物收集袋、生活废物收集袋 、利器盒 必要时备屏风	2	5	缺1项扣0.5分
	患者：根据病情取合适体位	3	2	
	双人核对化验标本登记本与标识好条码信息的细菌培养瓶	4	2	
操作过程	携用物至床旁，查对患者及腕带信息（2个以上查对点），告知患者，取得合作	1	3	
	协助患者取合适体位，暴露伤口床	2	2	
	戴一次性手套	3	2	
	移除伤口敷料	4	3	
	（口述）观察伤口大小、颜色、渗出及伤口周围皮肤	5	3	
	脱一次性手套	6	2	
	洗手	7	3	
	检查并打开无菌换药包	8	3	
	根据伤口情况取适量0.9%氯化钠溶液棉球放入换药碗	9	3	
	铺治疗巾	10	2	
	戴一次性手套	11	3	
	用0.9%氯化钠溶液棉球清洁伤口，清除坏死组织及污物	12	5	
	（口述）清洁次数视伤口床污染程度而定	13	3	
	用血管钳取少量伤口较深部组织置入细菌培养瓶	14	5	
	再次核对化验标本登记本、标识好条码信息的细菌培养瓶及腕带信息（2个以上核对点）	15	3	
	（口述）标本及时送检	16	2	
	（口述）执行伤口护理	17	2	

（续表）

程序	步骤		序号	分值	备注（要点及扣分说明）
操作过程	（口述）标本及时送检		16	2	
	（口述）执行伤口护理		17	2	
	脱一次性手套		18	2	
	洗手		19	2	
	整理床单位，根据病情协助患者取合适体位		20	2	
	告知患者注意事项，进行健康指导		21	2	
操作后处理	用物：依据《消毒技术规范》和《医疗废物管理条例》做相应处理		1	2	
	护士：洗手		2	2	口述或操作不规范视同未做
	记录	在化验标本登记本上打钩、记录时间、签全名	3	2	
		如系危重患者在危重护理记录单上按要求记录			
效果评价	查对无误		1	3	
	无菌观念强		2	3	
	操作规范熟练、安全有效		3	3	
	沟通良好，体现人文关怀		4	2	
	建议时间 8分钟		5	2	

第二节　相关知识

一、伤口细菌培养采样法相关知识

（一）概念

1. 伤口培养（wound culture）

是指将伤口上所采集的微生物，转移到特定环境进行繁殖培养。

2. 伤口拭子采样（Wound Swabbing）

使用棉拭子从伤口表面获取微生物的采集方法，是临床实践中最简单和最常用的伤口微生物采样方法。

3. 伤口液体采样（Wound Fluid Sampling）

在无菌技术下使用无菌针抽吸技术（Needle aspiration）进行液体分泌物采样方

法。适用于厌氧菌培养、未破溃的封闭性脓肿、也可用于存在大量渗液的深部囊袋伤口，这种方法的准确性可能不如组织采样，然而其操作简单易行，结果可靠。

4. 伤口组织采样（Woud Tissue Sampling）

在清除伤口表面腐肉或坏死组织后，进行深部组织活检是一种可靠的伤口组织采样方法。该方法包含了对活检组织培养以获得定量和定性的微生物学结果。

（二）目的

（1）通过伤口培养可以为致病菌定性、定量，为治疗提供参考。

（2）通常情况下，只有当伤口愈合不良且呈现感染迹象和症状时需进行伤口培养，或根据当地感染控制指南，需要对多重耐药微生物进行筛查时才需要进行。

（三）适应证

伤口床出现红、肿、热、痛、脓性分泌物、异味或发热、白细胞升高等感染症状时或伤口延迟愈合时，可进行伤口细菌培养。

（四）操作原则

（1）严格执行查对制度。

（2）严格遵守无菌操作原则。

（3）严格执行消毒隔离制度。

（五）注意事项

（1）应在抗生素应用前或停药1周后采集标本，如果患者局部伤口已用抗生素药物治疗，则应在培养基内加入药物拮抗剂，以免出现假阳性。

（2）当创伤出血时，敷料用药在2小时以内，以及烧伤在12小时内均不应采集标本，此时获得阳性机会少。

（3）采集标本时注意观察脓液及分泌物的性状、颜色、嗅味。如绿色可能是绿脓菌感染，恶臭可能是厌氧菌感染，为培养鉴定提供参考。

（4）送检时，尽可能多提供送检标本的背景材料，如患者近期的旅游史等流行病资料，这些信息可以帮助实验室确认最有可能的致病菌，对于存在多种微生物的伤口尤为重要。

（5）标本及时送检，常温必须1小时内送至化验室；如不能立即送检，放入4℃冰箱，不能超过6小时。

（6）对怀疑为高危传染病患者的标本，在采集、运送和处理标本时应考虑生物安全。

（六）知识链接

（1）诊断伤口感染，需要具备观察和判断伤口临床表现和症状的能力，因为所有的伤口都含有各种各样的微生物，而不能简单从微生物学检查阳性结果就判定伤口感染。因此需要掌握一些伤口感染的评估技能，对选择最佳伤口培养时机和方法至关重要。见表 2–4–5。

表 2–4–5　伤口微生物负荷程度的分级

伤口状态	定义	意义
污 染	细菌存在于伤口表面，但没有倍增	细菌污染和定植状态时，宿主没有临床表现，伤口尚属于正常状态
定 植	伤口中存在增殖的细菌，但没有宿主免疫反应，也没有临床症状和体征	
严重定植	微生物负荷超过宿主免疫系统可控的能量，没有侵入性感染，但释放的毒素会导致伤口愈合延迟或停滞，没有明显的炎症反应。常见肉芽组织的变化，伤口易出血、有异味、渗液增加	严重定植和感染状态时，可导致一系列全身或局部的感染临床症状，属于异常状态。因此需要进行伤口培养
感 染	伤口中微生物大量增殖，出现局部红、肿、热、痛或发热等全身感染临床表现和症状，致伤口愈合停滞或恶化	

（2）在期望时间内愈合，且没有显示出红、肿、热、痛等感染的临床表现的伤口，对其进行常规细菌培养是没有必要的。提高伤口感染评估的能力尤为重要。见表 2–4–6。

表 2– 4–6　伤口感染的危险因素

局部危险因素	全身危险因素
大、深的开放伤口	血管疾病
病程较久的慢性伤口	水肿
特殊解剖部位，如靠近肛门和尿道，污染风险增加	营养不良
异物	糖尿病
坏死组织	酗酒
伤口类型和污染机制，如交通事故造成的污染伤口	放射治疗
严重污染	皮质激素、其他免疫抑制剂
血流和氧气灌注不足	

（3）所有的伤口都含有各种各样的微生物，所以每周或每次更换敷料时都进行伤口细菌培养，对临床结果并无帮助，且不具性价比。然而只有当我们根据临床表现怀疑存在感染时，才需要行伤口细菌培养。见表 2–4–7。

表 2–4–7　常见伤口感染致病菌

微生物类别	致病菌
革兰氏阳性球菌	Beta 溶血性链球菌、肠球菌、葡萄球菌
革兰氏阴性需氧杆菌	绿脓杆菌
革兰氏阴性兼性杆菌	肠产气杆菌属、大肠杆菌、克雷白氏菌、变形杆菌
厌氧菌	拟杆菌属、梭菌
真菌	酵母菌、曲霉菌

（佟金谕　李建英）

第三部分

失禁护理

第一章　失禁的相关解剖和生理

失禁是指便、尿液不自主的流出。

便失禁又称肛门失禁，是指由各种原因引起的肛门功能紊乱，以致患者不能随意控制粪便和不能在适合的时间、地点排出。包括不自主地排出气体、液体粪便、固体粪便和便急等症状。大便失禁是医院、养老机构、家庭常见的护理问题。

尿失禁是指："确定构成社会和卫生问题，且客观上能证实的不自主的尿液流出。"各个年龄段和不同性别都有尿失禁的人群。由于老年人尿失禁比例更高，随着中国逐渐步入老龄化社会，受尿失禁困扰的人数将越来越多，尿失禁问题也将越来越受到社会的重视。

人体要完成正常的排尿必须具备两种功能，一是把肾脏里产生的尿液暂存在膀胱里，二是在适当的时候将尿液排出。为此，膀胱需要具有容纳和收缩能力。此外，为与膀胱的运动相配合，尿道括约肌也必须具备良好的伸缩能力。膀胱和尿道括约肌的活动是受大脑神经、脊髓神经和末梢神经支配的，所以人可以有意识地控制排尿。而当这些器官发生异常、膀胱收缩强度与尿道阻力之间的平衡被打破时，就会产生尿失禁或尿潴留。

什么叫尿失禁呢？翻开有关教科书，不难找出其中比较近似的概念："尿失禁是指积留在膀胱内的尿液在人们无意识或无法控制的状态下发生的泄漏。"这就是泌尿学教科书对尿失禁所下的定义。国际尿控协会定义尿失禁（Urinary Incontinence，UI）是指："确定构成社会和卫生问题，且客观上能证实的不自主的尿液流出。"这个概念引进了"社会性"一词，尿失禁不仅给患者带来焦虑、尴尬和沮丧等不良情绪，而且严重地影响了患者的工作和生活。

第一节　泌尿系统解剖及生理

泌尿系统是构成人体的重要系统之一，由泌尿器官（肾）、排尿管道（输尿管、膀胱和尿道）及相关的血管、淋巴管和神经组成。肾的主要功能是泌尿，通过泌尿，排出一定量的水、电解质、酸性代谢产物、终末代谢产物和代谢毒物，从而维持水、电解质平衡和酸碱平衡，维持体液量及体液中各种成分的恒定。泌尿系统由肾（左、右各一）、输尿管（左、右各一）、膀胱和尿道 4 部分组成。见（图 3–1–1）。

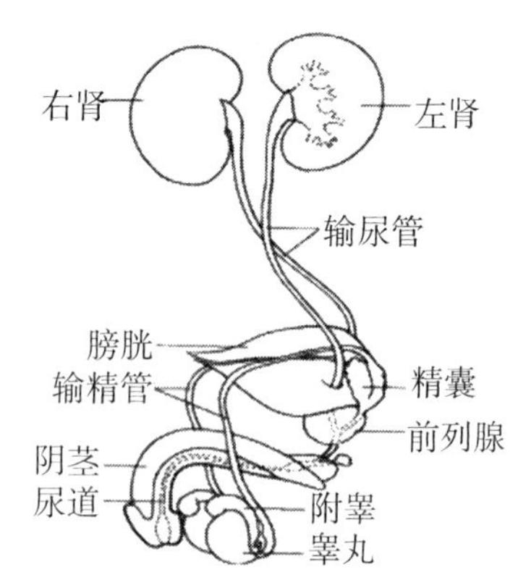

图 3–1–1　泌尿系统的组成

一、上尿路解剖

（一）肾的位置

正常成年人的肾位于脊柱两侧，腹膜后间隙内，属腹膜外位器官。见（图 3–1–2）。

左右两肾上端相距较近，下端相距较远。右肾门正对第二腰椎横突，左侧正对第一腰椎横突，右肾由于肝脏关系比左肾略低 1 ~ 2cm。正常肾脏上下移动均在 1 ~ 2cm 范围以内。肾脏在横膈之下，体检时，除右肾下极可以在肋骨下缘扪及外，左肾不易摸到。肾位于脊柱两侧，紧贴腹后壁，居腹膜后方。左肾上端平第 11 胸椎下缘，下端平第 2 腰椎下缘。右肾比左肾的位置低半个椎体。左侧第 12 肋斜过左肾后面的中部，右侧第 12 肋斜过右肾后面的上部。肾的腹侧与腹腔器官相邻，右肾的上 2/3 与肝的右叶接触，下 1/3 与结肠右曲接触，内缘接触十二指肠降部；左肾的上 1/3 与胃接触，中 1/3 接触胰体和胰尾，下 1/3 接触空肠，外缘上半部与脾相邻，下半部与结肠左曲相邻。两肾上缘是肾上腺。肾的背侧与肌腱膜、腰方肌、腰大肌和横膈相邻。

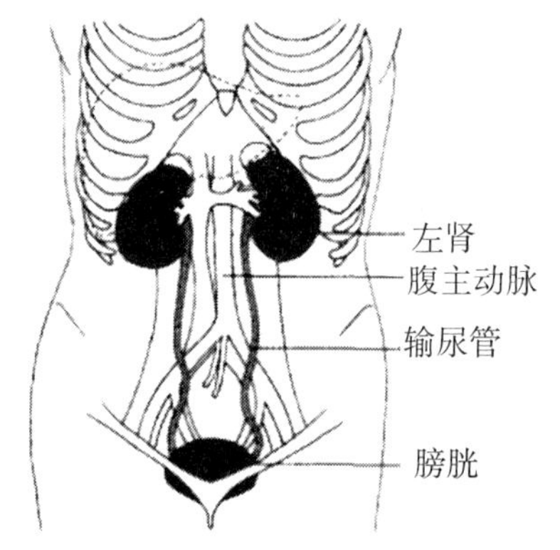

图 3–1–2　肾的位置

（二）肾的构造

1. 肾的被膜

肾的表面由内向外有 3 层被膜，即纤维囊、脂肪囊和肾筋膜。

纤维囊（fibrous capsule）为紧贴肾实质表面的薄层坚韧致密的结缔组织膜，内含少量弹性纤维。正常情况下，易与肾实质剥离，但在病理情况下，则与肾实质发生粘连。

脂肪囊（fatty renal capsule）为包裹肾的囊状脂肪层，并通过肾门与肾窦内的脂肪组织相连续，脂肪囊对肾起弹性垫样的保护作用。

肾筋膜（renal fascia）位于脂肪囊的外面，由腹膜外组织移行而来。肾筋膜分前、后两层包裹肾及肾上腺。位于肾前、后面的肾筋膜在肾上腺上方和肾外侧缘处均互相融合。在肾的下方则互相分开，其间有输尿管通过。在肾的内侧，前层延至腹主动脉和下腔静脉的前面与对侧前层相续，后层与腰大肌及其筋膜相融合。肾筋膜向深面发出许多结缔组织小束，穿过脂肪囊连于纤维囊，有固定肾的功能。

由于肾的位置较恒定，肾的正常位置除主要靠肾的被膜外，肾血管、腹膜、腹内压及邻近器官的承托也起一定的作用。

2. 肾实质

在肾的冠状切面上，肾实质可分为位于表层的肾皮质（renal cortex）和位于深层的肾髓质（renal medulla）。肾皮质厚 1 ～ 1.5cm，因富含血管，呈红褐色。伸入肾锥体之间的皮质称肾柱（renal column）。肾髓质约占肾实质厚度的 2/3，血管较少，色淡。肾髓质形成 15 ~ 20 个呈圆锥形、底朝皮质、尖向肾窦、颜色较深呈放射状条纹的肾锥体（renal pyramid）。从锥体底向皮质呈放射状行走的条纹称髓放线（medulla ray），髓放线之间的皮质称皮质迷路。每个髓放线及两侧各 1/2 个皮质迷路称肾小叶，一个肾锥体及其周围邻近的皮质构成肾叶。肾锥体的尖端圆钝，称肾乳头（renal papillae），突入肾小盏（minor renal calices）内。肾乳头上有许多小孔称乳头孔（papillary foramina），肾生成的尿液就是经乳头孔流入肾小盏内。肾窦内有 7 ～ 8 个呈漏斗形的肾小盏，其边缘包绕肾乳头。2 ～ 3 个肾小盏合成一个肾大盏（major renal calices）。每个肾有 2 ～ 3 个肾大盏，再汇合成一个前后扁平、约呈漏斗状的肾盂（renal pelvis）。肾盂离开肾门向下弯行，逐渐变细移行为输尿管。

（三）输尿管的形态和分布

输尿管（ureter）是一对细长的肌性管道，位于腹膜后方。起于肾盂，终于膀胱，长 20 ～ 30 cm。输尿管全长分为 3 段，即腹段、盆段和壁内段。

输尿管腹段位于腹膜后方，沿腰大肌前面下降，越过睾丸血管（男性）或卵巢血管（女性）前方至小骨盆入口处，左、右输尿管分别跨过左髂总动脉末端和右髂外动脉起始部的前面，进入盆腔移行于输尿管盆段。

输尿管盆段沿盆腔侧壁和髂内血管、盆内神经表面向前行，男性输尿管在输精管后方交叉后转向前内侧斜穿膀胱壁；女性输尿管入盆腔后，经子宫颈外侧约 2cm 处，从子宫后下方穿过。

输尿管壁内段为输尿管斜穿膀胱壁的部分，长 1.5 ～ 2.0cm，以输尿管口（ureter orifiee）开口于膀胱内面。当膀胱充盈时，膀胱内压增高可压迫壁内段，使管腔闭合，以阻止尿液逆流入输尿管。

1. 输尿管的狭窄处

输尿管全长有 3 处生理性狭窄。

（1）位于肾盂与输尿管移行处。

（2）位于与髂血管交叉处。

（3）在输尿管的壁内段。这些狭窄处是输尿管结石易滞留的部位。

2. 输尿管的组织结构

输尿管的黏膜形成许多纵行皱襞，管腔呈星形。变移上皮有 4 ~ 5 层细胞，固有层为结缔组织，上 2/3 段的肌层为内纵行和外环行两层平滑肌，下 1/3 段肌层增厚为内纵、中环和外纵行 3 层。在膀胱开口处黏膜折叠成瓣，膀胱充盈时，瓣膜受压封闭输尿管开口，以防止尿液倒流。外膜为疏松结缔组织，与周围结缔组织移行。

二、下尿路解剖

下尿路由膀胱、尿道及括约肌组成。

（一）膀胱

1. 膀胱的形态和位置

成年人膀胱位于骨盆内，为一暂时贮存尿液的肌性囊，膀胱的形态和位置随尿液的充盈程度的不同而变化。婴儿的膀胱较高，位于腹部，其颈部接近耻骨联合上缘；到 20 岁左右，由于耻骨的扩张，骶骨角度的变化，伴同骨盆的倾斜及深阔，膀胱即逐渐降至骨盆内；老年人膀胱位置较低。空虚的膀胱位于盆腔前下部、耻骨联合后方，其上界与骨盆入口相当，充盈时其前上部可高出耻骨联合上缘而位于下腹部。成人膀胱的容量为 300 ~ 500ml，新生儿膀胱容量为成人的 1/10，老年人膀胱容量的张力减低，容量稍增。空虚的膀胱形似四面锥体，朝向前上方的尖顶部称膀胱顶部，由此沿前腹壁内面正中至脐之间有纤维束相连称脐中韧带。中部大部分称膀胱体，膀胱体有三个面，即上面和两个外侧面。后面呈三角形，称膀胱底，膀胱底上缘两侧为后外侧角，输尿管即在其稍下方穿入膀胱。见（图 3-1-3）。

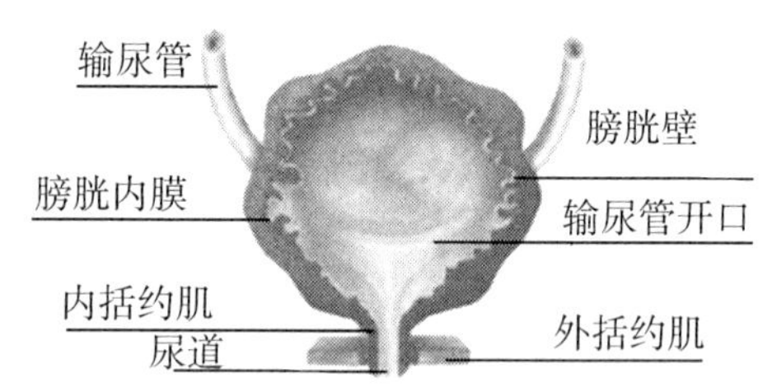

图 3-1-3　膀胱的形态

2. 膀胱的内部结构

膀胱内面为黏膜，呈淡红色，大部

分与其深层的肌肉疏松相连，故膀胱空虚时黏膜呈现许多皱襞，充盈时，皱襞消失。

膀胱内部可分为三角区、三角后区、颈部、两侧壁及前壁。

膀胱三角区是膀胱内较重要的区域，是膀胱内病变的好发部位。无论膀胱盈虚，此区皆无皱襞。膀胱三角区的界限：两侧输尿管口至膀胱颈之间的连接线为三角区的两侧缘，两输尿管口之间的连接线（输尿管间襞）为三角底线。膀胱三角底线左右朝上、朝外处条索状隆起组织为黏膜下输尿管，开口于膀胱三角的两侧角，呈半月形裂隙，裂隙外上方的黏膜皱襞为输尿管的皱襞，这种形态学的特点有防止膀胱内尿液返流入输尿管的作用。膀胱内压力越大，输尿管口压闭得越紧。两侧输尿管口之间约相距 2.5cm，膀胱三角的两侧缘为三角区和膀胱两侧壁的分界线。三角底线以外区域为三角后区，其他部分为膀胱前壁。

膀胱三角的下角处有尿道内口，呈圆形或半圆形。中年后，前列腺中叶增大而向后上突出，故尿道内后上方的黏膜隆起，称膀胱垂。老年人膀胱平滑肌张力减低，输尿管间襞后方出现一凹陷，排尿后有些剩余尿液可潴留于该处。进行膀胱镜检查时必须熟悉这些解剖，方能明确病变的部位。见（图 3-1-4）

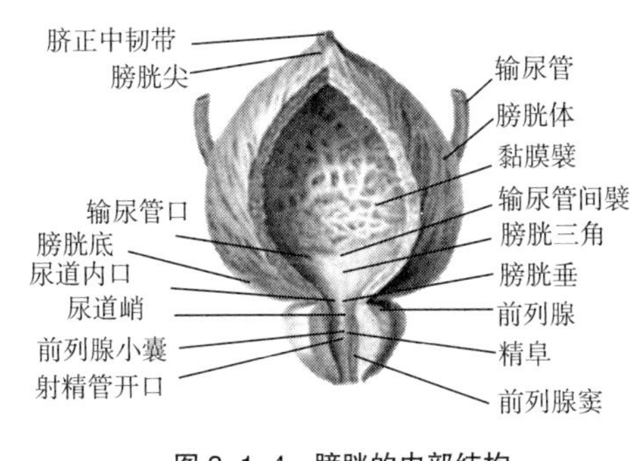

图 3-1-4　膀胱的内部结构

3. 膀胱壁的结构

膀胱的伸缩性很强，空虚时壁厚可达 15mm，充盈时可达 2 ~ 3mm。膀胱壁包括黏膜、肌层和外膜。

（1）黏膜。膀胱黏膜上皮是移行上皮，收缩时有 8 ~ 10 层细胞。上皮细胞下有固有层，由细密的结缔组织构成。

（2）肌层。①逼尿肌：逼尿肌为膀胱壁层肌肉的总称，由平滑肌构成。分为三层，内外层为纵行肌，中层为环形肌。环状肌最厚，坚强有力。②膀胱三角区肌：三角区肌是膀胱壁层以外的肌肉组织，起自输尿管纵肌纤维，向内、向下、向前扇状展开。向内伸展部分和对侧肌彼此联合形成输尿管间嵴，向下向前伸展至后尿道部分为贝氏（Bell）肌，另有一组左右肌纤维在三角区中心交叉成为三角区底面肌肉。

（3）外膜。膀胱除顶部为浆膜覆盖外，其余均为纤维膜，内有血管、神经等走行。

4. 膀胱的血管、淋巴及神经

膀胱的血液供应主要来自髂内动脉前支分出的膀胱上动脉和膀胱下动脉。膀胱上动脉主要供应上侧壁，膀胱下动脉主要供应底部、前列腺及上 1/3 尿道。另外，痔中动脉、闭孔动脉和阴部内动脉也有分支供应。

膀胱静脉呈网状分布于膀胱壁层，其主干走向膀胱底部静脉丛，在膀胱及前列腺之间静脉丛汇合成膀胱静脉。

膀胱的淋巴管集中到后外侧角附近，主要输入髂外淋巴结，也输入髂内淋巴结或髂总淋巴结。

膀胱的神经支配有自主神经和体干神经参与，这两种神经系统均含有感觉神经和运动神经纤维。自主神经包括交感和副交感神经。

体干神经来自第 2 ~ 4 骶髓，它以外阴神经为代表，分支分别支配膀胱、前列腺、会阴和尿道外括约肌。女性则支配膀胱、尿道和阴道。

副交感神经为运动神经，起控制排尿作用。交感神经为感觉神经，与排尿无关联。体干神经主要通过控制尿道外括约肌的收缩而控制排尿过程。

（二）尿道

1. 男性尿道

男性尿道兼有排尿和射精的功能，自膀胱颈部的尿道内口到阴茎头的尿道外口全长约 17 ~ 20cm，可分为三段，即贯穿尿道海绵体的尿道海绵体部，贯穿尿生殖膈的尿道膜部和贯穿前列腺的尿道前列腺部，前者为前尿道，后两者合称为后尿道。前尿道长约 14cm，外面包有尿道海绵体，附着于两个阴茎海绵体浅沟之中，这段尿道能活动，因此不易受损伤。尿道内口、尿道膜部和尿道外口是男性尿道三个狭窄处，以尿道外口最为狭窄。后尿道自尿道膜部起，止于膀胱颈部，长约 4cm，尿道膜部最短约 1cm，位于两层三角韧带之间，为外括约肌所包绕，是尿道最固定而又较为薄弱的部分。尿道前列腺部长约 2.5 ~ 3.0cm，从膀胱颈部起始，由前列腺底部中央纵行穿入前列腺，通过整个腺体，再从前列腺穿出，止于尿道外括约肌。成人正常尿道各部位的直径稍有不同，平均为 8mm，男性尿道全程有两个弯曲，呈“S”形，第一个弯曲在尿道膜部与海绵体部之间，称为耻骨下曲，其角度为 93° ，凹朝上；第二个弯曲部分在耻骨前部，阴茎可动部和固定部之间的尿道为耻骨前曲，凹朝下；当阴茎可动部提向前腹壁或阴茎勃起时耻骨前曲即消失。耻骨下曲不能人为地将其拉直，因此放入器械时，应顺此曲轻轻插入，切勿动作粗鲁，防止造成尿道损伤。

尿道壁组织由黏膜层、黏膜下层和肌层组织组成。

尿道的血液供应主要来自阴部内动脉和膀胱上动脉，静脉血流至阴部和膀胱周围静脉丛。尿道的体神经支配主要是阴部神经、生殖股神经和交感神经。见（图 3–1–5）。

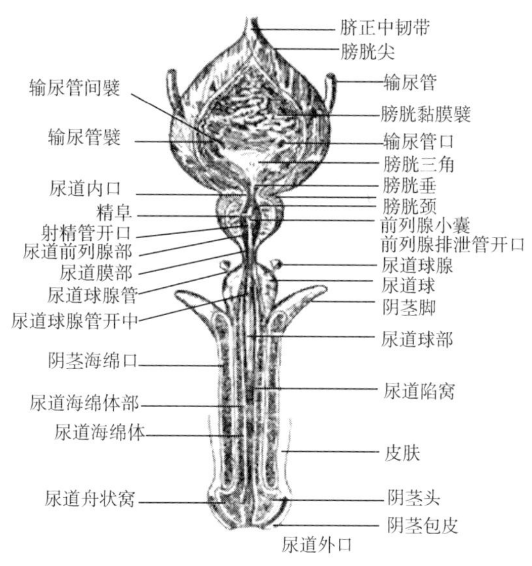

图 3–1–5 膀胱及男尿道

2. 女性尿道

女性尿道较短，在阴道之间耻骨联合之后，长 2.5 ~ 5.0cm，平均 4cm，直径约 8mm，扩张时可达 10 ~ 13mm，没有弯曲。始于尿道内口，向前下经耻骨联合后下方，穿过尿生殖膈，在该处有尿道括约肌。尿道开口于阴道前庭底前部有乳头，女性尿道后方借尿道阴道隔与阴道隔开。

女性尿道分上、中、下部，尿道上部其组织结构与膀胱颈部的结构一致。尿道上部环形肌与膀胱颈部的环形肌相连贯，在颈部明显增厚。女性内括约肌完全是由环状平滑肌围绕着整个膀胱颈部和尿道上部形成。这和男性膀胱颈的肌纤维交叉所组成的括约肌有所不同，故女性尿道内括约肌的作用较为有力。尿道中部除有平滑肌之外，还有随意环形肌，虽然很不明显，但还有一定的外括约肌的作用。尿道下部即尿道外口部，无肌肉组织，只有两层三角韧带纤维组织。此外提肛肌会阴深层的肌肉及三角韧带，均有辅助控制女性贮尿和排尿的功能。

女性尿道组织的中部和下部其黏膜上皮为复层柱状上皮，上部转变为与膀胱颈部相同的移行上皮，黏膜下层为疏松结缔组织，结缔组织之外为肌层，肌层之外为富于静脉网状组织的尿道海绵体。

尿道腺在女性尿道中是十分丰富的，最明显的是尿道旁腺（Skene's gland）。它开口于尿道外口附近，这些腺体能分泌黏液。女性尿道短而宽，因此容易导致尿路感染。

女性尿道的血液供应是上部尿道来自膀胱下动脉，中部尿道来自阴道动脉，下部尿道则由阴部内动脉供应。静脉血是由膀胱、阴道和阴部内静脉丛回流。尿道黏膜下的淋巴液回流至两侧膀胱沟及腹下淋巴结。

三、排尿生理学

正常排尿是在意志的有效控制下产生的。当有排尿冲动时，膀胱的肌肉收缩，膀胱压力升高，与此同时尿道开放，尿道阻力降低，形成一个膀胱压力大于尿道压力的状态，使尿液通过尿道向外排出。所以所有引起膀胱内压力及膀胱流出道阻力变化及影响协调活动的疾病，均可造成排尿功能障碍。

膀胱有两个主要的功能。首先，是用来暂时贮存尿液的被动容器。其次，在适当时间主动地从容器中将尿液排出体外。

（一）膀胱尿道上皮及与排尿有关的肌肉

1. 膀胱尿道上皮

膀胱黏膜上皮除膀胱三角区外有许多皱襞，膀胱扩张时会减少或消失。黏膜表面覆盖有移行上皮，其层次的多少与器官的机能状态有关，膀胱收缩时，上皮增厚，细胞可达 8 ~ 10 层；扩张时只有 2 ~ 3 层，细胞变扁。表层细胞有广泛而较深的紧密连接和桥粒，可以防止尿液在细胞间扩散和加强细胞间的连接，相邻细胞的膜形成指状相嵌和折叠，以适应膀胱的扩张和收缩活动。当膀胱扩张时，细胞伸展，细胞变扁；膀胱收缩时，细胞变高。

2. 与排尿有关的肌肉

（1）逼尿肌

膀胱的顶部、前壁和侧壁的肌肉由逼尿肌构成，是一组具有紧张性和调节性的特殊肌肉结构。当膀胱正常尿液充盈未达到饱和阶段时，能自然地调节膀胱内压，并不随着尿量的增多而逐渐上升，但当尿量达到 300 ~ 400ml 时，逼尿肌受到伸张的刺激发生收缩，上部尿道呈漏斗形开放，同时膀胱颈部拉开，膀胱出口和尿道内口相互协调，从而完成正常排尿过程。

（2）生理性内括约肌

这是一种生理内括约肌，并无实际上的解剖学上的环状括约肌结构，是由上部尿道的一部分和膀胱颈所组成的。它们富于弹力纤维和平滑肌的结构，决定尿道壁所产生的张力。贮尿时，逼尿肌松弛，膀胱颈部和上尿道保持持续的闭合状态，使尿道内压力逐渐增加，且始终高于膀胱内压，排尿得以抑制，完成贮尿过程；排尿时，逼尿肌收缩，内括约肌松弛，膀胱内压高于尿道内压，尿液得以排放。

（3）尿道外括约肌

位于尿生殖膈处，是协助排尿的另一个闸门，收缩时可终止排尿。它由横纹肌组成，包绕在尿道周围。男性位于尿道膜部，且完整的环形肌近端较为薄弱；女性位于尿道中 1/3 处，向近侧逐渐减少，后部缺如。尿道外括约肌对排尿控制很重要，但不一定需要此肌参与，有人在实验中切除尿道外括肌时，并不出现尿失禁。用箭毒使外括约肌麻痹后也不出现尿失禁。但尿道外括约肌对预防压力性尿失禁确有重要的作用，且其在病理性收缩亢进时可导致严重的排尿障碍。

（4）横膈及腹肌

它们有辅助排尿的作用，能增加膀胱内压力，促进尿液排出。当然在正常排尿时，没有膈肌和腹肌的协助也能顺利排尿。

（二）膀胱

膀胱最重要的两大生理功能是贮尿和排尿。

1. 贮尿生理与贮尿反射

贮尿功能的完成是通过膀胱解剖学特点和神经系统的共同作用来实现的。膀胱贮尿过程犹如蓄水过程，由于膀胱逼尿肌兼有内脏平滑肌和多元平滑肌的特点，它既有自主神经的依赖性，无自主收缩，几乎完全由自主神经发放冲动来控制其收缩，同时又具有内脏平滑肌的特点，有自律性和受牵拉时产生张力反应，使膀胱可以在一定的容量范围内伸缩，发挥贮尿的功能。正常情况下，膀胱逼尿肌在副交感神经的紧张冲动的影响下，处于轻度收缩状态，使膀胱内压经常保持在一定的水平，随着尿量不断增加，逼尿肌随之伸展，内压略有上升，但很快回降，使膀胱内压始终保持在低水平，以致机体不会产生频繁的尿意。当尿量达到一定的容量时，平滑肌受到明显的牵拉作用，张力明显增加，膀胱内压随之升高，当超过生理最大限度时，即产生强烈的尿意，要求把尿液排出体外。

2. 排尿生理与排尿反射

正常排尿的定义是在适当的时间和地点，主动地排空膀胱的过程。机体在两种情况下有排尿要求：一是膀胱存有大量的尿液，接近或达到膀胱的最大容量，产生强烈的尿意，这种强烈的尿意不大可能接受大脑有意识的控制，如不及时排出将出现自动溢尿、膀胱破裂或诱发急性尿潴留（急性肌源性衰竭）。另一种是随意性过程，在一定时间范围内，人体可决定是否立即排尿或再等待一段时间。

膀胱内贮尿量达到 700ml 时，膀胱内压可增至 35cmH_2O，此时逼尿肌开始出现节律性收缩，排尿欲也明显增强，但大脑还可以有意识地控制排尿，当膀胱内压达到 70cmH_2O 以上时，即可出现明显的痛感，以致出现自动溢尿。

排尿活动是一种反射活动，当膀胱贮尿容量达到 400 ~ 500ml 时，膀胱壁上的牵张感受器受到刺激而兴奋，兴奋信号沿盆神经传入到达骶髓 S2 ~ S4 的排尿反射初级中枢，同时冲动经上行脊髓束到达脑干和大脑皮层的排尿反射高级中枢并产生排尿欲。大脑皮层和脑干发出的冲动沿下行脊髓束到达骶髓，冲动沿盆神经传出到达膀胱，引起逼尿肌收缩，内括约肌松弛，尿道内压力下降，低于膀胱内压，尿液进入上部尿道。此时尿液还可以刺激尿道的感受器，产生兴奋性冲动，沿盆神经再次传到脊髓排尿中枢进一步加强其活动，同时反射性地控制阴部神经的活动，使尿道外括约肌开放，于是尿液在强大的膀胱内压力（可达 150cmH_2O）的驱使下排出膀胱。尿液刺激尿道反射性地加强排尿中枢的活动，这是一种正反射。使排尿反射得到进一步加强，直至尿液全部排空为止。在排尿过程的最后，由于尿道海绵体的收缩，可以将残余在尿道内的尿液排出尿道。排尿时，膈肌和腹肌的收缩也能产生较高的腹内压，从而增加膀胱的压力，加快尿液的排出。大脑皮层等排尿反射高级中枢通过对脊髓排尿反射低级中枢施加抑制性的影响，以控制排尿反射活动。小儿的大脑皮层尚未发育成熟，对脊髓初级中枢的控制能力较弱，所以小儿的排尿次数较多，且容易出现夜间遗尿等现象。贮尿和排尿过程中任何环节出现功能障碍均可导致排尿异常，出现相应的泌尿系统症状。

（刘艳华　张　芳）

第二节　盆底解剖及生理

一、直肠的解剖

直肠为大肠的末段，长约 12 ~ 15cm，位于小骨盆内。上端平第 3 骶椎处接续乙状结肠，沿骶骨和尾骨的前面下行，穿过盆膈，下端以肛门而终。直肠上端的大小似结肠，其下端扩大成直肠壶腹，是粪便排出前的暂存部位，最下端变细接肛管。直肠在盆腔内的位置与骶椎腹面关系密切，与骶椎有相同的曲度。直肠在额状面有向左、右方向凸出的弯曲，当行乙状结肠镜检查时，必须注意这些弯曲，以免损伤肠壁。

（一）直肠的形态

直肠在盆膈以上的部分称为直肠盆部，盆部的下段肠腔膨大，称为直肠壶腹。盆膈以下的部分缩窄称为肛管或直肠肛门部。直肠有两个弯曲：上段凸向后，与骶骨前面的曲度一致，形成骶曲；下段向后下绕过尾骨尖，形成凸向前的会阴曲。见（图 3–1–6）。

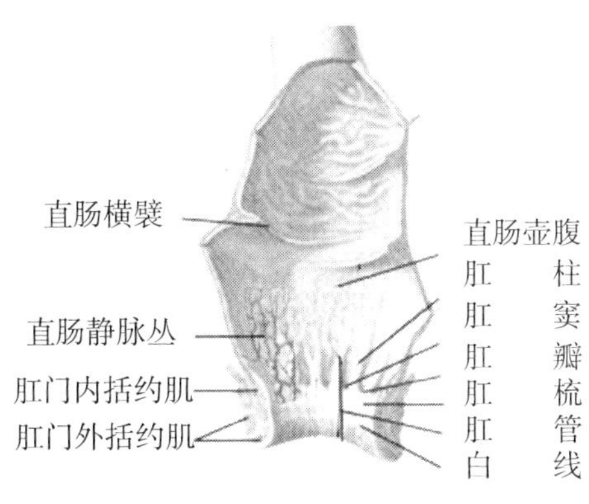

图 3–1–6　直肠解剖结构

（二）直肠的构造

直肠壶腹内面的黏膜，形成 2 ～ 3 条半月状的直肠横襞，其中位于前右侧壁的一条，大而恒定，距肛门约 7cm，相当于腹膜返折的水平。这些横襞有支持粪便的作用。

直肠周围有内、外括约肌围绕。肛门内括约肌由直肠壁环行平滑肌增厚而成，收缩时能协助排便。肛门外括约肌是位于肛门内括约肌周围的环行肌束，为骨骼肌，可随意括约肛门。

（三）直肠的血管、淋巴及神经

直肠有直肠上动脉、直肠下动脉及骶正中动脉分布，彼此间有吻合。上述各动脉皆有同名静脉伴行，在直肠肌层和黏膜下层内，吻合成丰富的静脉丛。直肠的淋巴多伴随相应的血管回流，直肠与肛管的淋巴管通过吻合支彼此相通，淋巴道转移是直肠癌主要的扩散途径，手术要求彻底清除。直肠的神经为内脏神经分布，交感神经发自肠系膜下丛和盆丛；副交感神经发自盆内脏神经，经盆丛、直肠下丛沿直肠侧韧带分布于直肠。与排便反射有关的传入纤维，也由盆内脏神经传入。

二、直肠的功能

直肠有排便、吸收和分泌功能。可吸收少量的水、盐、葡萄糖和部分药物，分泌黏液，利于排便。在正常情况下，直肠内无粪便，肛管呈关闭状态。排便时，结肠蠕动，储存于乙状结肠内的粪便下行进入直肠，使直肠壶腹膨胀，引起便意和肛管内括约肌反射性松弛，机体自主松弛肛管外括约肌，同时屏气增加腹压，粪便排出体外。

三、排便生理

排便生理过程是人体的复杂而协调的生理反射活动之一，需要有完整的肛门直肠神经结构、肛门括约肌群、排便反射的反射弧和中枢的协调控制能力，缺一不可。

（1）结肠的运动及其调控，结肠的运动功能表现为对肠内容物进行混合、搅拌使其附着于肠黏膜表面，同时储存、推送粪便并激发排便反射。

（2）参与排便控制的主要有直肠、肛门内括约肌、肛门外括约肌、耻骨直肠肌、肛提肌复合体和肛周的结缔组织系统。

（张　丽）

第二章　失禁的病因、分类、诊断及治疗

第一节　尿失禁的病因、分类、诊断

尿失禁（Urinary incontinence）是排尿障碍性疾患的常见症状，本质上是膀胱贮尿机能障碍的表现。尿失禁并非一个独立的疾病，而是某些疾患累及膀胱功能的结果。

尿失禁的病因是多方面的，而且在不同年龄、性别的人群中尿失禁发生类型的构成各有特点。例如，女性以压力性尿失禁、急迫性尿失禁最多见；男性以前列腺增生症中的急迫性尿失禁与充溢性尿失禁以及前列腺术后尿失禁最常见。

一、尿失禁的病因

下尿路的正常贮尿功能主要依赖于神经系统的影响及其控制下膀胱、尿道的协调活动来实现。从尿流动力学角度看，实现下尿路正常贮尿功能的必要条件是：膀胱内压力（正常情况下一般为 0.98 ~ 1.47kpa 或 10 ~ 15cmH_2O）低于尿道内压力（正常情况下一般为 3.92 ~ 5.88kpa 或 40 ~ 60cmH_2O）。在膀胱充盈过程中，为保持一较低压力则依赖于神经系统对逼尿肌的抑制性影响及膀胱自身良好的顺应性和稳定性（没有无抑制性收缩存在）；在尿道方面为保持一始终高于膀胱内压的阻力，取决于神经系统对逼尿肌 - 括约肌精确的协调作用，此外，还要求近侧及远侧括约肌能够保持适当的张力，并且，膀胱颈与后尿道结构完整，解剖学位置正常。一旦上述环节受到某些病理情况的影响，造成尿道内压力间断或持续低于膀胱内压的状况则会引起尿失禁。因此，根据以上尿失禁的病理生理学特点，可以将尿失禁的原因大致归纳为以下两个方面。

（一）来自膀胱方面的原因

1. 逼尿肌反射亢进及逼尿肌不稳定

此种情况可使膀胱发生突然的不可抑制的收缩，膀胱内压急剧升高，引起急迫性尿失禁，同时这种膀胱的顺应性常变小，膀胱的实际有效容量降低，因此，尿意频繁，出现尿频、尿急等症状，造成逼尿肌反射亢进的原因常为神经系统损害，如大脑

及脊髓外伤、炎症、肿瘤、退行性病变等。不稳定膀胱的原因则可以是神经性的，也可以是非神经性的，如膀胱自身的特异或非特异性感染，放射性膀胱炎、间质性膀胱炎、膀胱出口梗阻等。此外，很多不稳定膀胱患者并无神经系统损害证据，亦无解剖上的异常，急迫性尿失禁在经膀胱的训练治疗后可以完全消失。因此，有人认为，在除外器质性或解剖结构方面的病变后，80%的患者其不稳定性膀胱可能是心理性或精神性的。

2. 逼尿肌无反射或反射低下

在逼尿肌无反射或反射低下时，膀胱的顺应性大大增加，膀胱的实际容量超过其正常最大容量，由于逼尿肌的平滑肌、弹力纤维等组织极度拉长，限制了膀胱容量的无限增大，从而膀胱压力升高，超过尿道内压后自动漏出，即所谓充溢性尿失禁，是逼尿肌功能衰竭慢性尿潴留的结果。造成逼尿肌上述病理状态的原因可以是神经性的，如骶髓或周围神经系统损害（糖尿病、外伤、盆腔手术等），也可以是膀胱颈部或尿道内的严重梗阻，如膀胱颈纤维化，前列腺增生、尿道狭窄、后尿道瓣膜及外括约肌痉挛等。

（二）来自尿道方面的原因

1. 尿道括约肌功能障碍

这种功能性障碍多由神经系统损害引起，既可表现为内、外括约肌痉挛（如脊髓或周围神经损害，精神性尿潴留时可有外括约肌痉挛；胸腰段脊髓交感神经传出支以上损害或外周末梢神经丛损害可引起内括约肌呈弛缓状态），亦可表现为内、外括约肌松弛（如神经系统损害累及副交感神经和阴部神经传出支时外括约肌则呈弛缓状态，这种损害可见于严重的马尾神经综合征或盆腔广泛清扫手术之后。当交感性腹下神经或副交感性盆神经损害时膀胱颈与近侧尿道张力减退，呈弛缓状态）。前者常导致功能性梗阻，引起充溢性尿失禁，后者则常导致尿道阻力减低，发生压力性尿失禁。

除上述情形外，尿道括约肌功能障碍还有第二种表现，即它们不能与逼尿肌一起做协调性活动，出现所谓逼尿肌 – 外括约肌协同失调（常见于骶上脊髓损害病人）或逼尿肌 – 内括约肌水平的协同失调，（T6 — T12 的胸段交感神经传出支以上损害，多同时伴有全身自主神经反射障碍）。这些协同失调的结果均可产生尿道内功能性梗阻，引起充溢性尿失禁和（或）急迫性尿失禁。

2. 尿道内机械性梗阻

常见于前列腺增生，尿道狭窄，后尿道瓣膜等。均属于尿道梗阻造成急迫性尿失禁的结果，也可引起充溢性尿失禁。

3. 来自膀胱尿道周围支持组织方面的原因

膀胱尿道的正常解剖学位置，在下尿路执行贮尿排尿功能中具有一定的意义，尤其对女性更为明显。膀胱尿道正常解剖位置的维持则依赖其周围的支持组织，特别是盆腔底部肌肉组织及子宫、阴道等器官。如因子宫、直肠手术、多次分娩或内分泌改变使支持组织遭到破坏或变得薄弱，则会影响到膀胱尿道的正常位置，尤其是膀胱底部与后尿道膀胱颈的相对位置。这时如腹压突然升高，增高的压力不同时等量地传至膀胱和尿道，其结果是膀胱内压力突然升高，而尿道内压力未能相应升高，则产生压力性尿失禁。

二、尿失禁的分类

依据不同标准，尿失禁可有多种分类方案。

（一）文献中常见分类

1. 按年龄

小儿尿失禁、成年性尿失禁、老年性尿失禁。

2. 按性别

男性尿失禁，女性尿失禁。

3. 按尿失禁特点

持续性尿失禁、间断性尿失禁、完全性尿失禁、夜间性尿失禁（遗尿症）。

4. 按病因

神经源性尿失禁、梗阻性尿失禁、创伤性尿失禁、精神性尿失禁、先天性尿失禁。

5. 按尿流动力学特征

真性压力性尿失禁（尿道括约肌功能不全），逼尿肌反射亢进或不稳定［急迫性尿失禁或（和）充溢性尿失禁］，假性尿失禁（尿潴留性充溢性尿失禁），先天性异常性尿失禁。

（二）国际标准分类

1. 压力性尿失禁（Urinary stress incontinence）

压力性尿失禁指病人用力时（泛指打喷嚏、大笑、咳嗽、抬重物等使腹内压突然升高的诸种情况）发生不自主漏尿。其病因仍不清楚，然而，已有几种理论从生理学的角度来解释压力性尿失禁。①尿道长度不足；②膀胱尿道角缺陷；③腹内压增高时向近侧尿道的压力传递障碍等。由于任何管道（如尿道）的阻力在某种程度上皆与其长度成正比，因此，用手术增加尿道长度，还可以使尿道管腔直径变小，而进一步增加尿道阻力。然而，大量的临床经验表明，尿道长度小于 1cm 时，仍能保持控制排尿的能力。大多数学者认为，在不改变其功能性尿道长度的情况下，可通过手术治疗其尿失禁。此外，膀胱尿道角的改变对压力性尿失禁也有一定的治疗作用，然而，使用旨在增加近侧尿道阻力的神经药理学药物，在膀胱尿道解剖学关系无明显的改变的情况下，可成功地治疗压力性尿失禁。患有压力性尿失禁的妇女，由于其近侧尿道在腹腔外发生位移，这样，腹内压的增加不能充分地传至近侧尿道。多次分娩和盆腔手术可使尿道的解剖学位置发生变化，故承压时升高的腹内压传至膀胱，尿道有所不同，使膀胱内压力升高而尿道内压无相应的升高。因此，除非患者能够有意识地收缩其外括约肌以阻挡尿流，否则将发生尿失禁。

2. 急迫性尿失禁（Urge incontinence）

急迫性尿失禁指伴有强烈尿意的不自主性漏尿。急迫性尿失禁又可进一步分为运动急迫性尿失禁与感觉急迫性尿失禁。前者伴有逼尿肌无抑制性收缩，后者则无逼尿肌的无抑制收缩（即强烈的尿意并非由于逼尿肌无抑制性收缩，而是因局部因素引起）。急迫性尿失禁有时类似真性压力性尿失禁，其可以是神经源性的，亦可以由非神经源性原因引起，如放射性膀胱炎、间质性膀胱炎、尿道感染、原位癌或精神性疾患。真性压力性尿失禁和急迫性尿失禁的致病因素可能相同，因此，仅根据临床表现不可能做出鉴别。例如，急迫性尿失禁病人咳嗽或用力时，也可引起膀胱的反射性收缩。此种情况曾有一些不同的名称，如“不稳定性逼尿肌”或“逼尿肌协同失调”等，此时可产生短暂的尿失禁。一般急迫性尿失禁病人的漏尿量较括约肌功能不足的病人要多，且漏尿时间亦长于用力的时间。

在一些病人中，膀胱反射亢进可能与括约肌功能不是同时存在的，因此应常规做全面的尿流动力学检查。在患有括约肌功能不足的女性中，30% ~ 50%的人亦表现有尿频、尿急及急迫性尿失禁症状。此时，详细的病史加上尿流动力学检查，有助于做出较精确的诊断。然而，女性病人中伴有括约肌功能不足的某些尿频、尿急症状，在手术后也可以消失或改善。

3. 完全性尿失禁（Total incontinence）

完全性尿失禁系严重的括约肌功能不全，即在未咳嗽及不用力时亦不断漏尿。此时的尿道压力始终低于膀胱压力，故病人有持续性漏尿而残余尿量不多。仰卧位时一般排尿控制改善，而在立位或行走时漏尿加重。这类尿失禁多见于前列腺切除术后和尿道括约肌外伤后的男性。女性患者中见到的这种尿失禁，常系多次抗尿失禁手术后尿道纤维化的结果，此时尿道已成为一个无阻力的管道。继发于括约肌功能不足的压力性尿失禁亦可见于前列腺切除术后的病人。

4. 反射性尿失禁（Reflex incontinence）

在缺乏尿意情况下由于脊髓内异常反射活动引起的自发性漏尿。一般见于骶上中枢神经损害，膀胱感觉不能传向大脑，呈骶髓低级排尿中枢反射。一般无排尿感觉，伴逼尿肌反射亢进。病人无膀胱充盈感或排尿要求。另一方面，病人亦无膀胱收缩感，可在无排尿意识的情况下排出少量的尿。这类病人的残余尿量增加与否，取决于尿道括约肌状态。

5. 精神性尿失禁（Psychological incontinence）

精神性尿失禁作为精神性症状很少单独存在。其表现是，在不适当的时间和地点，病人随时排尿。其临床表现变化很大，从伴有精神紧张的轻度尿频、尿急症状到尿潴留，甚至上尿路损害。精神性尿失禁指在无神经系统疾病的患者中所出现的一种泌尿系综合征，在这些病人中，通常可以证实在精神紊乱和泌尿系统症状的发生之间有明确的关系。另外，此种精神性尿失禁对精神疗法或精神药物的治疗有良好的反应。遗尿也有精神性因素方面的问题。

6. 充溢性尿失禁（Overflow incontinence）

充溢性尿失禁指在膀胱过度充盈，无逼尿肌收缩的情况下，仅仅由于膀胱内压力升高使膀胱内压超过尿道最大压力时发生的不自主漏尿。引起无反射性膀胱的神经系统损害和造成膀胱出口梗阻的非神经系统病变常可出现充溢性尿失禁，其特点是尿液自动从高压区流向低压区，随着膀胱内压力降低与括约肌压力达到平衡而自动停止，如此周而复始。由于咳嗽用力可增加漏出尿量，故有时与压力性尿失禁相混淆，这一点临床上应予以注意。充溢性尿失禁时，查体常可扪及一有大量残余尿的胀满的膀胱，而压力性尿失禁则无此种体征。

三、尿失禁的诊断

（一）病史要点

（1）有无尿失禁，有无尿滴沥，是否做过检查和治疗。

（2）估计尿失禁的类型。国际排尿控制研究协会根据症状分类为：反射性尿失禁，压力性尿失禁，完全性尿失禁，急迫性尿失禁，充溢性尿失禁，精神性尿失禁等六个类型。

（3）由主观指标判定尿失禁的严重性和生活质量（Quality of Life，QOL）的障碍程度。国际排尿控制研究协会主要根据步行试验来判断，治疗也应根据尿失禁的严重性和 QOL 障碍的程度来决定。

（4）推断尿失禁的背景疾患，有无尿失禁的症状，进行性尿路梗阻和重症全身疾患的某一症状。对此有意识地适当问诊，才能得到正确的诊断。

（5）尿失禁严重程度判定：尿失禁严重程度判定可依靠 QOL 损害程度而定，判断其严重程度，对治疗方案的选择有一定价值。

（6）问诊病史的注意事项：由于患者害羞之心理，他们主诉的许多内容不可靠或有拒绝医师的态度，因此要求医师对这些主诉内容进行整理，掌握问诊要领，避免陷于片面性，同时，要建立良好的相互信赖的医患关系，使用正规的专业用语，问诊中言语必须平易近人，使患者容易接受。

（二）小儿尿失禁特点

小儿在 1 ~ 2 周岁白天可以控制排尿，3 ~ 6 岁夜间能进行排尿调节。小儿尿失禁多以尿床来就诊，这主要是由于贮尿机能未完全发育的原因。

1. 小儿尿失禁特有体征

（1）先天性畸形：①器质性下尿路梗阻；②腰骶椎畸形的神经源性膀胱（脊椎裂）；③输尿管异位开口。

（2）外阴部炎症。

（3）遗尿症。

（4）尿崩症，多饮时尿量增加。

（5）循环系统等引起的精神性的应激。

2. 小儿尿失禁问诊项目

（1）出现尿失禁之后是持续性或是间歇性。

（2）尿失禁白天与夜间有无差别。

（3）正常排尿与年龄是否相符。

（4）尿是否从正常尿道外口排出，排尿姿势正常否。

（5）饮水量与排尿量有否异常。

（6）身体、神经发育与年龄相符否。

（7）有无先天性疾病、精神障碍等易引起白天尿失禁的因素，此外，应注意有无尿路畸形，如输尿管开口异位，脊椎分裂等，判断是否有遗尿，应寻找家族有否类似病史，尿频、尿量增多应注意白天运动量、饮水量。

（三）成年女性尿失禁特点

1. 成年女性尿失禁特有症状

（1）压力性尿失禁。

（2）下尿路感染。

（3）生殖系统疾病：①炎症刺激；②肌瘤压迫；③膀胱阴道瘘；④子宫切除后神经源性膀胱。

（4）其他：①间质性膀胱炎；②输尿管异位开口。

2. 成年女性问诊项目

（1）身高、体重（肥胖程度）。

（2）生产次数，有无异常分娩。

（3）月经史（月经周期，闭经，绝经情况）。

（4）外部变化（炎症，膀胱肿瘤，子宫脱垂，尿瘘等）。解剖学上女性尿道短，外尿道括约肌不十分发达，加上生产引起骨盆底肌脆弱等原因易增加尿失禁发生概率。老年妇女，则以急迫性尿失禁出现的频度更高，也可能是由于膀胱和内生殖器病变引起的尿失禁。压力性尿失禁一般不伴有排尿损害，多以轻度尿失禁来就诊，多数是由于咳嗽、喷嚏、跳动等引起。易引起尿路感染，外阴部皮肤炎。

（四）成年男性尿失禁特点

男性尿失禁多由前列腺癌、前列腺增生症致尿道梗阻引起的充溢性尿失禁，伴有膀胱刺激症状者可引起急迫性尿失禁。前列腺手术后合并括约肌损伤病人也可引起尿失禁。

1. 成年男性尿失禁特有症状

（1）下尿路梗阻（前列腺增生症，前列腺癌，尿道狭窄）。

（2）下尿路感染（前列腺炎、尿道炎）。

（3）脊髓损伤引起的神经源性膀胱（椎间盘突出症）。

（4）其他：①前列腺术后尿道括约肌损伤；②膀胱肿瘤。

2. 成年男性尿失禁问诊项目

（1）一般排尿情况。

（2）前列腺增生症、前列腺术后等疾病。排尿终末滴沥，尿道残留尿，排尿不尽等为不严重的尿失禁，前列腺手术前后尿失禁应予以区别。

（五）老年性尿失禁特点

高龄者由于生理性的排尿肌收缩能力降低，大脑皮质的机能降低，神经反射速度低下等，则尿失禁出现尿频、尿意迫切相对较多。

1. 老年性尿失禁特有症状

（1）老年疾病以及治疗引起尿失禁。

（2）年龄增加，生理机能低下。①排尿、贮尿机能低下；②尿浓缩机能低下；③运动机能低下。

（3）对环境的适应能力减弱。

2. 老年性尿失禁问诊项目

（1）行走能力以及并发症。

（2）饮食的量和时间。

（3）排尿障碍。

（4）智能、意识、情绪变化。

（5）对话能力。

（6）照顾他人能力。

（7）认识能力。

（六）其他引起尿失禁因素

子宫癌、直肠癌术后引起尿失禁，以及排尿肌机能低下，膀胱收缩无力均为充溢性尿失禁，有时可与排尿困难同时存在，此外，尿道与膀胱间瘘道及憩室引起的尿失禁应注意问诊。

（七）体格检查

在体检中，重点应放在下腹部膀胱区，外生殖器与会阴部。下腹部扪及胀满的膀胱则是充溢性尿失禁的重要证据，进一步的检查需证明它的原因是神经源性抑或机械梗阻性。在男性患者，应注意包皮、龟头、会阴部皮肤有无异常，肛诊应注意前列腺大小、质地、光滑度以及肛门括约肌紧张度。女性患者，应行阴道双合诊以便了解膀胱、直肠以及子宫下垂的情况，评估盆底肌群的紧张度的程度，通过阴道镜了解阴道后壁有无压迫症状，用力咳嗽时，观察阴道前壁，可了解膀胱颈部，尿道的移动状态。如见外阴表皮被尿液浸渍，说明尿失禁病史较长，尿道瘢痕坚固，阴道缩小是过去有过阴道手术或损伤史的表现。尿道触痛表明阴道、尿道有炎症。还要识别有无先天性尿道上裂、阴道前壁脱垂、尿道憩室、囊肿等。用窥阴器检查时，如在阴道后穹窿持续流出较多的液体，且证实不是尿道外口返流者，应考虑尿瘘或输尿管开口异位。此外，女性患者应注意以下问题。

（1）诱发尿失禁的因素如咳嗽等，与尿失禁发生时间的关系、流出尿量、流尿时有无尿意。

（2）尿失禁与分娩、阴道手术、尿道手术、外伤的关系。

（3）注意尿失禁的程度，便于确定治疗方案。轻度及中度尿失禁应与逼尿肌运动失调及急迫性尿失禁相鉴别，重度者应与膀胱阴道瘘，尿道阴道瘘，异位输尿管开口相鉴别。为进一步证实尿失禁的存在，应做诱发试验、指压试验、尿道长度测定、棉签试验以及膀胱镜检查、尿道膀胱造影、尿流动力学测定等。

当病史中有明确的线索证明尿失禁伴有神经系统功能障碍时，应全面地进行神经系统检查，主要可分五个部分：①精神状态；②颅神经功能；③包括小脑在内的运动系统功能；④反射；⑤感觉功能。

（八）特殊检查

1. 残余尿测定

排尿后，将导尿管从尿道插入，将膀胱内尿液导出，引出的尿量即为残余尿量。也可用超音波检查计算出膀胱内尿液。如残余尿不足 30 ~ 50ml，则不能定为膀胱排出机能低下，如超过 300ml 残余尿量，则可推测出有充溢性尿失禁，此外，前列腺增生症，尿道狭窄患者，如导尿管插入不成功，应行超音波检查测出残余尿量。残余尿量超过 50ml 者，由于有效膀胱容量减少，可出现尿频。

2. 尿失禁负荷试验

负荷试验的具体方法为：在测定残余尿量后，再一次向膀胱内注入生理盐水，使其在膀胱内保持潴留状态，然后，让患者站立位或截石位，令其咳嗽或跳跃时引起尿失禁，再测出尿失禁尿的重量，判断尿失禁的程度。

3. 尿失禁定量试验

1 小时尿垫试验。

4. 放射学检查

男性尿失禁的放射学检查，能看到前尿道、尿道球部及膜部，应做逆行性尿道造影检查。这一检查最好放在任何尿道器械检查之前进行，因尿道黏膜的撕裂伤可能使造影剂溢出。逆行性尿道造影偶可提示尿失禁的原因如瘘管，或者可能与之有关的病理学改变，如狭窄。

女性尿失禁的放射学检查，用导尿管插入膀胱，注入造影剂，当膀胱被部分充盈时，要求病人站立，在其放松及用力的情况下，分别摄取前后位及标准的侧位片。

在立位或用力时，若发现膀胱低于耻骨联合下支，则提示膀胱突出。在正常情况下，尿道（尿道轴线）与垂线的夹角约 35°。此角度增加（大于 35° ~ 40°），在解剖学上则为尿道突出。在多数情况下，成功的膀胱颈悬吊手术，可以矫正尿道轴线。然而，尿道突出与压力性尿失禁之间的生理学关系尚不明。

尿道与膀胱基底部的关系（尿道 – 膀胱三角）正常情况下应构成一 90° ~ 100° 的角。任何可使膀胱颈开放呈漏斗形的原因皆可使此角增大或变为钝角。尿道 – 膀胱三角增大是排尿早期的正常现象，并不一定意味有括约肌功能不足。膀胱颈的漏斗形开放常见于正常人和膀胱反射亢进的病人，大多数由括约肌功能不足所引起的压力性尿失禁病人亦可有此现象。

在拔除导尿管后，在病人放松和用力的情况下分别确定病人控制排尿的部位。正常人控制排尿的部位应在膀胱颈。病人用力时可见有尿道突出或尿失禁，或者两种情况均存在。

在此项检查的排尿期，要求病人有意识地中断尿流，此时，近侧 2/3 的尿道可出现一迅速地挤奶样收缩，且持续 2 ~ 4 秒钟。括约肌功能不足的病人不能迅速地关闭后尿道，但不具有诊断意义，因为膀胱反射亢进的病人常有相同的表现。最后摄取排尿后膀胱影像，以确定有无残余尿及膀胱输尿管回流现象。

5. 内窥镜检查

膀胱镜检查：可了解膀胱内有无其他病变，如憩室、小梁、尿瘘等。测定残余尿也很重要，如有大量残余尿，则要考虑有神经原性膀胱存在。

膀胱尿道镜检查：主要意义在于排除各种并存的器质性病变，如尿道狭窄、前列腺增生、窦道、肿瘤、结石、炎症等，尤其对前列腺术后尿失禁患者，通过膀胱尿道镜可以观察是否在前列腺部位存在残留腺体或半游离的前列腺组织等，还可以观察外括约肌功能，如无随意性收缩应考虑是否因损伤形成瘢痕组织或纤维化，使外括约肌呈僵硬状态。此外，还可观察有无膀胱颈挛缩或因术中插镜或术后带管引起的尿道狭窄。

6. 神经学实验室特殊检查

应根据体检发现的体征，疾病的发病时间和严重程度确定做何种检查及在何时做这些检查。如有大脑皮层功能障碍的证据，如失语、偏瘫，则为拍摄颅骨 X 线片，做脑扫描及 CT 的指征。此外，脑电图（EEC）可能有助于大脑疾患的定位，还可以指出癫痫现象或可能是由于药物作用及电解质紊乱引起的全身中毒性代谢过程。

在有脊髓内长传导束功能障碍证据时，特别是伴有中枢神经系统多处受累表现时，应做脑脊液（CSF）检查，以除外急、慢性脑膜炎。脑脊液中蛋白质含量升高可见于脊髓肿瘤或脑膜瘤。脑脊液压力升高则可见于颅内压增高，此为脑脊液循环梗阻或颅内占位性病变的结果。

颅压正常型脑积水综合征有进行性记忆丧失，伴共济失调的痴呆及尿失禁。放射性碘标记的血清血蛋白（RISA）扫描法（nuclear cisternography，核素脑池造影术）可了解 CSF 循环和吸收情况。

伴有长期尿失禁的任何小脑或共济失调综合征，特别是这种情况如可追溯至童年时代，则提示有后颅窝的异常，如 Arnold - chiari 畸形或小脑基底部受压，此时，病人应摄颈椎及颅骨 X 线片。腰骶部 X 线片可以证实典型神经管闭合不全，如脊柱裂。

如有周围神经损害，应做肌电图及神经传导功能检查。肌电图检查可把神经损害与原发性肌病（如多发性肌病）区别开来，但这一鉴别诊断有时并非易事。神经传导功能检查除有助于了解有无神经损害及损害程度外，还可以指出是否有运动神经和（或）感觉神经受累。

在有椎间盘突出、脊髓肿瘤、脑膜瘤或蛛网膜炎等影响脊髓或马尾圆锥的体征时，则为椎管造影的指征。显然，在决定做此检查之前，应先做痛苦较小的检查，如腰椎穿刺脑脊液检查。

在疑及脑血管疾患时，如动脉瘤或动脉畸形，有必要做颈动脉造影。在 CT 扫描未能确定颅内占位病变的性质或其血管分布情况时，血管造影检查亦有指征。在某些情况下，为了解节段脊髓的情况，可做脊髓血管造影。

7. 尿流动力学检查：膀胱压力容积测定与会阴部肌电图检查

在正常情况下，膀胱充盈时盆底肌肉的肌电图呈进行性增强。受检查希望排尿时，略早于逼尿肌收缩或在逼尿肌收缩的同时盆底肌电图呈肌电活动静止。患有神经系统疾患的尿失禁，其原因既可能是膀胱功能障碍，也可能是尿道功能障碍。

膀胱压力容积测定可以证明该膀胱是正常膀胱，还是无反射性膀胱，反射亢进性膀胱或是膀胱的顺应性较差。反射亢进性膀胱常见于骶上脊髓损害的病人，但亦可能是放射线、原位癌、间质性膀胱炎或急性感染等引起的膀胱炎症性改变的结果。此外，无论何种原因引起的膀胱出口梗阻，病人皆可有膀胱反射亢进表现。此种反射亢进经过旨在降低流出阻力的治疗之后常可逆转。当膀胱压力容积测定未能证实可疑的膀胱反射亢进时，须作应力性膀胱压力容积测定，即在咳嗽、用力或直立体位时进行此项检查。这时，可能诱发出逼尿肌的不随意性收缩，从而证实逼尿肌反射亢进的诊断。

正常人会阴部肌电图检查可以证实其外括约肌有随意性收缩或松弛的能力，且在排尿前可以出现适当的反射性松弛。盆底肌肉完全性或部分性瘫痪的病人，其肌电图几乎无肌电活动，膀胱充盈时也是如此。在某些病人中，可疑的出口梗阻可能是由于盆底肌肉不能松弛的缘故，而实际上其外括约肌处于部分性麻痹状态。盆底肌肉有完全性去神经改变病人，若同时有内括约肌功能不足，则可发生尿失禁。

会阴部肌肉活动亢进的病人可能出现以下两种功能障碍：

（1）外括约肌协同失调，它发生于逼尿肌收缩时，造成梗阻及充溢性尿失禁。

（2）会阴部肌肉的反射性松弛，主要是由于膀胱收缩时盆底肌突然松弛的缘故，从功能上看这是一正常现象，但病人却不能有意识地控制它的发生。如伴有逼尿肌反射亢进，则为神经源性尿失禁的常见病因。

第二节　尿失禁的治疗

压力性尿失禁是妇女常见疾病，国内及国外的流行病学调查发现，尿失禁在妇女中的发病率高达20% ~ 40%，并且发病率随年龄的增长而增长。但是大多数患病妇女由于对疾病本身缺乏正确的认识又羞于就诊，无论国外还是国内，患病妇女的就诊率不及1/3。有的患者甚至出现了严重并发症，长期干扰和影响了广大患病妇女的身体健康和生活质量。

尿失禁的治疗选择，取决于病因诊断。除针对病因治疗外，护理也占有非常重要的地位。尿失禁的治疗首先应区分是痴呆性［日常生活自理能力（ADL）低下］尿失禁，器质性、梗阻性疾患引起的尿失禁，还是一过性尿失禁等，此外，应注意尿失禁的病因可能是多方面的。治疗上要分清主要矛盾和次要矛盾。

一、女性患者的治疗

（一）非手术治疗

（1）加强盆底锻炼：做肛门及会阴收紧后又放松的动作，也可以躺在床上弯膝或站立时手先撑在桌上使髋部倾向前方，以加强盆底肌肉及尿道肌肉的张力，使尿道伸长，尿道阻力增加，膀胱颈上升，增强控制尿液的能力，还可以在排尿时反复中断排尿，使尿道外括约肌收缩。

（2）局部注射 Teflon 膏，经会阴注射至后部尿道周围。

（3）雌激素疗法。对绝经后或雌激素水平低而出现压力性尿失禁者，可局部用雌激素膏剂或每日口服雌激素 0.5 ～ 1.0mg，也可每月服尼尔雌醇 4 ～ 5mg。

（4）对急迫性尿失禁可用抗胆碱药 654 – 2 片 10mg，每日三次，以及电气刺激。

（二）手术疗法

经过非手术治疗无效或尿失禁严重者可考虑采取手术治疗，矫正压力性尿失禁手术方式可分以下四类。

（1）阴道前壁修补术；

（2）耻骨上膀胱尿道悬吊术；

（3）经腹阴针膀胱颈悬吊术；

（4）筋膜悬吊术。

二、男性患者的治疗

（一）盆底肌肉训练

即有意识地让病人做收缩肛门括约肌的动作，由此可增强外括约肌的功能，增加盆底肌的支持力量，从而有利于尿失禁的恢复。

（二）药物治疗

1. 膀胱反射亢进（急迫性尿失禁）

（1）无残余尿时，治疗目的在于减轻或减少膀胱无抑制收缩，增加膀胱顺应性，扩大膀胱容量。

药物选择。抗胆碱能药物：普鲁本辛。抗胆碱能和直接松弛平滑肌药物：羟丁哌、盐酸双环胺、泌尿灵。

（2）伴有残余尿（逼尿肌 – 括约肌协同失调）时，目的在于降低膀胱无抑制收缩，同时减轻尿道平滑肌痉挛，以求降低尿道阻力。

药物选择。抗胆碱药物加 α – 受体阻滞剂如酚苄明；横纹肌松弛剂如硝苯呋海因钠。多突触抑制剂：安定 5mg 或 10mg，每日 3 次。

2. 膀胱颈和近侧尿道平滑肌功能障碍（压力性尿失禁）

药物治疗目的在于增加尿道阻力，可选择的药物有：麻黄素、丙咪嗪、新福林、心得安。

3. 遗尿症药物治疗

治疗目的在于增加膀胱容量，增加尿道阻力，可选择药物有：丙咪嗪、麻黄素等。

4. 医源性尿道平滑肌损害（前列腺手术后尿失禁）

药物治疗目的是增加尿道阻力，可选用药物有：麻黄素、新福林、丙咪嗪、心得安。

（三）阴茎夹与外部集尿装置

与女性相比，男性外生殖器的特点更适于使用这类装置，尤其对完全性尿失禁者外部集尿袋几乎是唯一可用的处置方法。主要有阴茎夹、阴茎尼龙扣带与外部集尿袋装置。

（四）手术治疗

（1）残留腺体电切术对所有术后尿失禁患者都应做常规膀胱尿道镜检查，以除外残存腺体或电切时残留的前列腺组织瓣的存在，一旦发现上述情况应予修整，这类病人常常在二次手术后尿失禁症状完全消失。

（2）局部 Teflon 注射疗法：主要是用 Teflon 注射到尿道膜部，通过增加尿道阻力来防治尿失禁。

（3）人工尿道括约肌植入术。

（4）其他抗尿失禁手术。①膀胱颈或近侧尿道重建术；②膀胱颈悬吊术；③尿道或膀胱颈压迫术；④后尿道延长术等。

三、治疗方法的种类和选择

（一）压力性尿失禁

1. 骨盆底肌训练

又称为 Kegel 运动，是 Dr.Arnold Kegel 在 1948 年开始提倡的。通过反复收缩肛提肌增强盆底肌肉组织的张力，减轻或防止压力性尿失禁。肛提肌对正常女性在张力下起提高和稳定膀胱尿道连接处的作用。由于盆底肌肉隐藏于骨盆腔中，从外观上既看不到也摸不到。在训练过程中需要保证患者确实是在收缩其盆底肌肉，除盆底肌群外，腹部、大腿、臀部的肌肉均不需用力。把两指放入阴道内 5cm 左右，肛提肌位于处女膜上方 5 点和 7 点处，以此指导患者收缩这些肌群。盆底肌肉的正确收缩能使会阴和肛门向患者头侧提起，阴蒂向后转位，检查指向前移位。开始每次收缩尿道、肛门和会阴 5 ~ 10 秒后放松，间隔 5 ~ 10 秒重复上述动作，连续 5 分钟，每日 2 次。以后逐渐增加训练量。在多年的临床实践中，Kegel 运动被证实是一种简单、易行、无痛苦和有效的方法，因损伤最小、风险最低而作为轻中度女性尿失禁初次治疗的首选方案。

2. 行为疗法

通过制订饮水计划、定期排尿、训练膀胱功能如盆底肌张力的训练、腹式呼吸、膀胱区按摩等，对部分尿失禁病人可收到很好的治疗效果。通过尿失禁问卷表了解患者尿失禁的发生率及其影响，给予正确的膀胱训练。膀胱训练是指通过对自身排尿行为的修正改变，使自己重新获得控尿或部分控尿的功能。这种行为修正性治疗是依靠“教育”患者重新获得对膀胱及括约肌的控制这个基本原理。其目的在于延长排尿的时间间隔，要求患者记录排尿日记，根据饮水量按照时间表而不是急迫程度进行排尿。最初的排尿间期通常为0.5 ~ 1小时，随着耐受能力的增强，排尿的间隔时间逐渐延长，直到达到设定的目标间隔时间。在努力训练膀胱防止尿失禁时，如果患者在按原定计划的两次排尿过程中出现尿急症状，可以建议患者进行盆底肌肉收缩锻炼。

3. 生物反馈治疗

利用生物反馈治疗仪指导病人，根据生物反馈所提示的信息进行提肛肌收缩及放松，并借助放置于阴道内的生物反馈电极探测肌肉收缩信号，采取计算机辅助分析系统，精确测量和分析盆底肌表面的电信号和压力，再以趋势线形式在显示器上描记出来。医生根据检测结果，为每个患者制定个性化的治疗程序，指导患者进行正确的Kegel训练。避免腹肌、臀肌等不该用力的肌肉收缩，以达到主动、正确收缩骨盆底肌肉的目的。

4. 盆底电刺激治疗

是用电流刺激盆腔脏器或者是其所支配的神经，直接诱导盆底肌肉收缩，加强肌肉力量。

5. 积极治疗各种慢性疾病

肺气肿、哮喘、支气管炎、肥胖等，都可引起腹压增高而导致尿失禁，应积极治疗这些慢性疾病，改善全身营养状况。同时要进行适当的体育锻炼。

6. 治疗便秘引起的腹压增高

（1）培养定时排便的习惯。

（2）保证饮食中纤维素的含量和充足的水分摄入。

（3）进行适当的运动。

（4）提供隐蔽环境。

（5）协助病人采取最佳的排便姿势，合理地利用重力和腹内压。

（6）进行适当的腹部按摩，顺结肠走行方向做环行按摩，刺激肠蠕动，帮助排便。

（7）指导或协助病人正确使用简易通便法，如使用开塞露、甘油栓等。

（8）指导病人正确使用缓泻剂，但应告知病人长期使用缓泻剂的危害，即会使肠道失去自行排便的功能，甚至造成病人对药物生理、心理上的依赖。

（9）必要时予以灌肠。

7. 药物治疗

包括3类药物，α－肾上腺素能受体激动剂、抗胆碱能药物、胆碱酯酶抑制剂和雌激素。

（1）α－肾上腺素能受体激动剂：α－肾上腺素能受体激动剂（盐酸米多君）的活性物质选择性地刺激外周α－肾上腺素受体，刺激膀胱颈部。导致膀胱出口阻力增加，治疗压力性尿失禁。对正常人的心血管系统影响不明显。

（2）抗胆碱能药物：可采用抗胆碱能药物治疗，例如：溴化丙胺太林、丙咪嗪、盐酸羟叮咛。丙咪嗪具有抗胆碱能作用，使膀胱容量增大，抑制收缩，增加膀胱储尿功能，使用丙咪嗪排尿症状能明显改善。

（3）胆碱酯酶抑制剂石杉碱甲是一种对真性胆碱酯酶具有高度选择性的可逆性胆碱酯酶抑制剂，可以增加神经元兴奋传导，改善皮质功能低下，提高患者的认知、记忆功能，从而改善尿失禁。雌激素可用于治疗绝经后妇女的压力性尿失禁。雌激素具有增加尿道括约肌的张力和血供作用，进而改善尿失禁症状。另外，有乳腺癌、宫颈癌、子宫癌的压力性尿失禁患者不应接受雌激素药物治疗。轻度压力性尿失禁的药物疗法是有效的，膀胱颈部、三角部、近侧尿道都有丰富的α－受体，因此，使用α－肾上腺素能药物可使平滑肌紧张、尿道阻力增加。但不良反应大，如血压升高、头痛、精神不佳等，老年患者应慎用。可用三环类抗抑郁药，其增加尿道压力的作用比α－肾上腺素能作用稍差，但对膀胱平滑肌收缩效果尚可，对混合性压力性尿失禁和急迫性尿失禁治疗有效。绝经后的妇女，可加服用雌激素。

8. 电气刺激

如强化训练和药物不能治愈尿失禁时，可单独或合用药物进行电气刺激，欧美等地区已普及使用阴道和肛门电极和可携带式脉冲器。阴道、肛门、阴茎以及会阴部的阴部神经刺激可使骨盆底肌群和尿道括约肌收缩，尿滴可以立即停止，但必须坚持一天中数小时，3个月以上为一疗程，才可得到治愈。

9. 阴道内塞阴道栓（剂）

适用于对药物和手术治疗无效者，阴道内塞阴道栓剂使用简单、方便。

10. 各种手术疗法

保守疗法无效者，可行手术治疗，手术治疗大约 20% 左右失败或有并发症。在发病一年内约 90% 能治愈。术式应根据引起尿失禁的疾病而定，常用的手术方式有：膀胱颈部悬吊术，膀胱颈部重建术，人工括约肌植入术及尿道周围注入硬化剂的局部注射疗法。

（二）急迫性尿失禁

急迫性尿失禁常发生膀胱反射亢进、尿意亢进、顺应性低下等，因此，不能选择出适当的针对性治疗方案，目前，对膀胱过度活动的治疗主要是行动疗法和药物疗法。

1. 行动疗法

试行规定时间内排尿以及持续性进行提肛肌收缩和松弛交替训练。如尿意急迫感消失，排尿基本可以恢复正常。

2. 药物疗法

药物治疗作用最有效，但同时也最容易产生尿失禁。主要药物选择有：

（1）抗胆碱能制剂普鲁本辛，口服每次 15 ~ 30mg，每日 2 ~ 4 次，用于逼尿肌痉挛。

（2）肾上腺素能制剂：盐酸丙咪嗪，为三环类抑制剂和二苯氮杂革类化合物，该制剂在节后交感神经末梢处有阻滞去甲肾上腺素的重吸收作用，故有肾上腺素能作用，通过其 α－肾上腺素能兴奋作用增加尿道压力，通过对膀胱的 α－受体兴奋作用而增加膀胱的容量。剂量：6 岁或 6 岁以上儿童，每日睡前口服 25mg，可增至 75mg；成人每日 100 ~ 200mg，分次口服。

（3）直接平滑肌松弛药：泌尿灵，为一直接的平滑肌松弛剂，无胆碱能和肾上腺素能受体作用，不是一个强效的药物。适用于由神经源性或非神经源性因素引起的逼尿肌痉挛。剂量：每次 100 ~ 200mg，每日 3 ~ 4 次。

（4）乙酰胆碱能受体阻滞剂：羟丁酸（尿多灵），对膀胱逼尿肌有松弛及麻醉作用，具有缓解膀胱痉挛作用并有良好止痛效果，药物作用时间较长，能增加膀胱容量，延迟初尿感，有效阻断膀胱无抑制性收缩，从而缓解尿急、尿频、疼痛及尿失禁等症状。适用于骶髓以上损伤，逼尿肌反射亢进患者。1/3 患者可出现口干，一过性视力模糊、排尿困难等不良反应。

对残余尿量不多，且伴有排尿障碍者，可合用 α－受体阻滞剂，用药时应考虑药物的作用强度、作用时间、不良反应。对神经性病变引起的尿失禁，应合用脑代谢激活剂，神经递质改善剂。由炎症、结石、浸润性肿瘤、前列腺增生症和膀胱颈部硬化症等引起的膀胱和尿道的刺激性病变的急迫性尿失禁，应从病因上治疗。梗阻性病变可用 α－受体阻滞剂和合用抗胆碱药物，对神经经路病变时，治疗较为复杂，伴有排尿障碍，膀胱痛、前列腺痛可合用抗胆碱药、消炎镇痛药。

3. 电气刺激

行动疗法和药物治疗无效者，可进行经皮电气刺激治疗，表面电极安放在阴部神经走行区域，另一极插入肛门内，以耐受限度为准，每次刺激 15 ~ 20 分钟，每周 1 ~ 2 次，10 次为一疗程，可反复多次刺激。

4. 神经阻滞

非手术疗法无效者，伴有膀胱痛、重度尿频的急迫性尿失禁，可进行骶椎骨（硬膜外阻滞麻醉）阻滞，可用局部麻醉剂 5 ~ 10ml 和氢化可的松 20 ~ 50mg，一次阻滞效果可持续数小时，反复多次治疗可得到改善，有学者在膀胱三角部用苯酚阻滞，方法是在内窥镜下，用 2.5% 苯酚分次注入膀胱三角区黏膜下和肌层。该浓度对组织腐蚀性较少，对骨盆神经丛的末梢组织进行注射。

5. 膀胱扩大术

对低容量、低伸缩性膀胱的尿失禁，可进行膀胱扩大手术，其基本原理为增加膀胱功能性容量。缺点是由于肠蠕动的存在而仍可产生高压，出现尿急和尿失禁，肠襻也可成为膀胱憩室，影响排空，继发感染或结石。

此外也可进行膀胱颈部悬吊术和一侧阴部神经阻滞治疗等，关键是保持膀胱和尿道抵抗力的平衡，最后的治疗手段是间歇性导尿术。

（三）反射性尿失禁

从骶椎骨以上的脊髓损伤和一部分脑损伤的反射性尿失禁的治疗按膀胱反射亢进进行治疗。对膀胱外括约肌协调紊乱可进行间歇性导尿，同时抗胆碱药物注入膀胱腔内。对抗胆碱药物不能抑制者可行完全性麻醉反射性膀胱，骶椎孔内神经阻滞。尿道阻力降低的手术（TUR－P）后，再用抗胆碱药。

（四）充溢性尿失禁

子宫癌、直肠癌根治术后，膀胱收缩能力减弱，尿道内外括约肌收缩机能受到损害，可用 α－受体阻滞剂和肌松弛剂，排尿障碍可以改善。当然，药物疗法是有限的，可结合腹压和手压等辅助手段。对药物治疗无效者可行间歇性导尿术。老年男性下尿路梗阻如前列腺增生，手术治疗是最佳的疗法，但应注意膀胱反射低下的可能性存在，因此，术前要认真检查膀胱收缩功能。

（五）完全性尿失禁

与重度压力性尿失禁的治疗方法相同。

附一　间歇性导尿术

（一）无菌性间歇性导尿术

截瘫和四肢瘫痪者处于脊髓休克期，神经性、梗阻性或麻醉后的种种原因所引起的尿潴留或排空不完全者可行无菌性间歇性导尿术。

操作方法：导尿术的操作前，应告诉患者插管的过程及目的，并应严格遵守无菌操作技术，应强调操作的全部过程均宜轻柔以避免损伤尿道。

（1）需用一经过彻底消毒的导尿包。

（2）用肥皂和水彻底洗手，并按规定要求戴手套。

（3）男性：以一手握住阴茎，翻开包皮，用钳子夹持棉球，蘸以抗菌溶液清洁尿道口和阴茎头。

女性：用一手分开阴唇，用钳子夹持棉球清洁会阴部，从阴蒂开始，由前向后擦拭，然后掷掉棉球，如此重复 3 次。

（4）男性：向尿道内注入少许水溶性润滑剂。

（5）一手持导尿管，使其充分润滑后，轻柔地插入尿道，取尿标本供化验和细菌培养，将膀胱内尿液放出。

（6）做留置导尿时，用无菌盐水充盈导尿管的气囊，将导尿管固定于前腹壁（男性）或大腿上部（女性）。

（7）导尿管插入困难者可用弯头导尿管或丝状探条，注意不要使用金属导尿管探子。

患者每天液体入量应严格控制在 1500 ~ 1800ml，以防止膀胱过度充盈，患者出现自发性排尿前，每 6 小时导尿 1 次，每次插管前用各种辅助方法，促使患者排尿。当出现自发性排尿和残余尿减少时，导尿次数可减至每 9 小时 1 次，以后为 12 小时一次。残余尿少于 100ml 时，可停止导尿。尿化验和尿培养每周 1 次。

（二）清洁间歇性自行导尿术

操作方法：女性患者用肥皂及水洗手和阴部，在检查台上取半卧位，大腿弯曲，双膝外展以暴露阴道口和尿道口，检查台头端摇高数尺，使患者能从放于检查台脚端的镜子中看见自己的会阴，分开阴唇，向患者指出阴蒂、尿道口及阴道口的位置。给患者一根 14F 塑料或橡皮导尿管，指导患者将其放入尿道口，进而送入膀胱内。患者了解了这种导尿技术后，应让她反复练习这一操作，然后令患者去厕所或坐于马桶上或站在马桶前将一脚踏在马桶上进行练习。如此，插管数次直至感到已掌握为止。

对男性自行导尿的指导较为简单，患者取坐或站位，须用水溶性润滑剂润滑导尿管，若患者未曾施行过包皮环切术，则一手将包皮翻起，用另一手将导尿管插入尿道口，直至有尿液流出。

附二 排尿的训练方法

（一）“扳机点”排尿

为诱导膀胱反射亢进患者出现反射性排尿，需寻找最佳扳机点部位。此方法包括用手轻叩耻骨弓上区、牵拉阴毛、叩击龟头、摩擦大腿和扩张肛门。应吩咐患者在行扳机点排尿时找出其排尿的最佳姿势和用 Valsalva 氏法帮助排尿时的适当强度和时机。

（二）Credfi 氏手法

对膀胱反射减退者，扳机点排尿是无效的。这些患者须人为地用手压迫膀胱（Credfi 氏手法）才能排空膀胱。嘱患者取端坐位，以一手或二手之四指压迫耻骨上区，同时做 Valsalva 动作（指用力呼气时关闭声门，增加肺内压的动作）。通过此法，膀胱体被挤压入耻骨后区，膀胱内压增加使膀胱颈开放，只要持续压迫膀胱，即可出现排尿。此手法应反复施行，直至膀胱排空。

应指导患者避免腹肌收缩。膀胱反射亢进（不管是否伴有尿道平滑肌或外括约肌痉挛）患者禁忌使用此方法，因有发生膀胱输尿管返流和肾积水的危险。

尿道外括约肌的再训练已用于前列腺摘除术后尿失禁患者。将要施行前列腺摘除术的患者，应在术前两天教会他做会阴体操，嘱患者放松全身，收缩肛门括约肌，像一个人在急于大便时用力憋住那样。在开始训练时，医生可将一戴手套的手指插入其直肠，指导患者如何收缩手指周围的括约肌，鼓励患者每小时做 20 ~ 30 次练习，并应用多种正向心理学强化方法。应用此种方法对前列腺摘除术后尿失禁患者可获得良好的疗效。在术后，指导患者每日练习排尿过程中突然中断尿流和重新开始排尿数次。

对截瘫者，用手指扩张肛门括约肌加上 Valsalva 动作，有助于膀胱得到满意的排空。

（三）Kegel 训练

设计 Kegel 训练的目的在于增强耻骨尾骨肌的功能，对患者做如下指导：

（1）收缩阴道肌挤压触诊示指。

（2）会阴部收缩或放松。

（3）直肠收缩，如同在抑制排大便。

（4）如同在排尿时突然中断排尿那样收缩其外括约肌。Kegel 训练的适应证为女性压力性尿失禁，嘱患者反复练习，部分患者在学习和做此训练时有困难，对这些患者应用会阴收缩压力计（Perineometer）有很大帮助。除可通过压力计的读数进行监督外，尚可根据测压计插入阴道阻力的大小估计阴道周围肌的收缩力。

对膀胱收缩和括约肌松弛之间不协调的小儿已见有应用再教育或再训练的方法进行治疗的报告。膀胱训练的方法是指导儿童松弛会阴和在不用力情况下维持尿流的连续性。通过观察尿流，患儿可以正确学会这一方法。

附三　小儿膀胱功能训练

对于残余尿量较多的儿童，可采取膀胱功能训练的方法：①首先建立膀胱通路，如：开放导尿管或膀胱造瘘术，持续开放引流尿液 3 ~ 6 个月，使过于膨胀的膀胱缩小，恢复到正常膀胱容量。②此后改为定时开放导尿管或造瘘管，3 小时开放 1 次，夜间仍为持续引流，训练 6 个月，使膀胱形成有规律的扩张及收缩。③定时自行排尿，3 小时 1 次，观察 3 个月，注意膀胱的容量变化及残余尿量，必要时需重复前一阶段的训练。经膀胱功能训练，可使一部分患儿的膀胱功能得到好转。

附四　国际尿控周

为了在世界范围内提高尿失禁的疾病意识，2009 年，国际尿控协会 ICS（International Continence Society）发起世界尿失禁周（WCW，World Continence Week），并在此期间进行世界范围内的尿失禁知识推广。尿失禁发病率高，我国部分地区开展的流行病学调查显示，尿失禁发病率为 18% ~ 53% 不等，老年妇女的发病率高达 70%。美国泌尿学会的统计显示，有一半以上的女性都面临着尿失禁的困扰。尿失禁不仅给患者带来焦虑、尴尬和沮丧等不良情绪，而且严重地影响了患者的工作和生活。但日常生活中，很多人认为尿失禁是因为年龄增大而发生的自然现象而选择默默忍受。这是一种十分错误的观点，及时向专业人士寻求治疗就能帮患者摆脱尿失禁的困扰与尴尬。

为了在世界范围内提高对尿失禁的疾病认知，国际尿控协会（ICS）将每年 6 月的最后一周定为国际尿失禁周，在此期间将展开各种活动进行尿失禁的疾病宣传，旨在为尿失禁患者提供专业的帮助。2010 年，中国也加入世界尿失禁周的宣传行列。

参考文献：

[1] 程荣，郭静，王晶心．女性压力性尿失禁患者的心理特点及护理观察［J］．世界临床医学，2016，10（17）．

[2] 田永丽．行为干预对宫颈癌根治术后尿失禁患者生活质量的影响［J］．实用妇科内分泌电子杂志，2015，1（6）：64–65．

[3] 冯芳，蒋芙蓉．系统护理干预对脊髓损伤后尿失禁患者心理状况的影响［J］．齐鲁护理杂志，2015，21（1）：95–97．

[4] 黎敏，梁成霞，莫春梅，等．医护一体化服务模式在压力性尿失禁 48 例中的应用［J］．中国民族民间医药杂志，2015，24（14）：128–129．

[5] 刘会范，王爱花，刘春雷，等．认知行为干预对老年女性压力性尿失禁患者生活质量的影响［J］．中国老年学杂志，2014，34（18）：5214–5215．

[6] 李辉，白枫．TVT–O 手术治疗女性压力性尿失禁方法探讨［J］．中国保健营养（上旬刊），2014，24（7）．

[7] 张平，王秀华．老年尿失禁患者的心理状况［J］．中国老年学杂志，2014，34（2）：558–560．

[8] 崔仁善，王智杰，王玉凤．自我效能增强干预对女性压力性尿失禁及生活质量的影响［J］．中国实用医药，2014，9（17）：239–240．

[9] 杨娟．功能训练对女性压力性尿失禁患者的影响［J］．护士进修杂志，2014，29（15）：1431–1432．

[10] 刘会范，王爱花，刘春雷，等．认知行为干预对老年女性压力性尿失禁患者生活质量的影响［J］．中国老年学杂志，2014，34（18）．

[11] 宋宝林，刘平辉．女性尿失禁流行病学研究进展［J］．中外医学研究，2013，11（27）：152–153．

[12] 王昕，李治钢，王威，等．吉林市城区老年女性尿失禁患病率、生活质量及危险

因素［J］. 中国老年学杂志，2013，33（21）：5422–5423 .
［13］那彦群，叶章群，孙颖浩，等 . 中国泌尿外科疾病诊断治疗指南（2014 版）［M］. 北京：人民卫生出版社，2013：13–14 .
［14］朱红艳，熊永红 . 女性压力性尿失禁患者生活质量的影响因素分析［J］. 护士进修杂志，2012，26（15）：1416–1417 .
［15］张艳玲 . 心理护理对慢性心力衰竭患者抑郁症状的研究［J］. 中国社区医师（医学专业），2012，26（14）：356–357 .
［16］朱红艳，熊永红 . 女性压力性尿失禁患者生活质量的影响因素分析［J］. 护士进修杂志，2012，27（15）.
［17］白冰，雷弋，王岭，等 . TVT–O 治疗女性压力性尿失禁 38 例临床分析［J］. 临床医学工程，2012，19（12）.
［18］谢海鲲，段英伟 . 中老年女性压力性尿失禁盆底肌肉（体操）锻炼的干预效果评价［J］. 中国全科医学，2012，15（7）：2340–2341 .
［19］张玲华，王君俏，白姣姣 . 社区压力性尿失禁行为管理方案对中老年女性患者认知水平及症状的影响［J］. 护理学杂志，2011，26（15）：1–4 .
［20］马凤清，王惠珍 . 行为干预对成年女性压力性尿失禁患者生活质量的影响［J］. 护理学报，2011，18（8）：5–8 .
［21］中华医学会妇产科学分会妇科盆底学组 . 女性压力性尿失禁诊断和治疗指南（试行）［J］. 中华妇产科杂志，2011，46（10）：796–798 .

（刘艳华　张　芳）

第三节　便失禁病因、分类、诊断及治疗

正常排便过程是在粪便充盈直肠，引起直肠排便感觉，经大脑神经系统调节，令耻骨直肠肌松弛，肛门内、外括约肌张开，腹压增加，粪便排出。如果其中某一个环节出现问题，就可能出现便失禁。大便失禁（ fecal incontinence ），因肛门部位或其相关神经损伤而不能自主控制粪便和气体排出的一种病理现象。又称排便失禁或肛门失禁。

一、便失禁的病因

维持排便自制力的因素有：精神状况、粪便量及稀浓度、结直肠功能、肛门括约肌功能、肛直肠反射能力。

（一）导致便失禁的因素

1. 肛门先天发育畸形

（1）神经系统发育缺陷：先天性腰骶部脊膜膨出或脊椎裂可伴肛门失禁。病人外括约肌和耻骨直肠肌失去正常神经支配，无收缩功能，处于弛缓状态。同时，由于感觉和运动系统均受影响，直肠黏膜在粪便充盈时缺乏膨胀感，不能引起便意及发动排便动作，直肠内粪便随时排出。此种病也往往伴有尿失禁。

（2）肛门直肠畸形：肛门直肠本身及盆腔结构均发生改变，且直肠盲端越高，改变越明显，越复杂。高位畸形时直肠盲端位于盆膈之上，耻骨直肠肌短缩，明显向前上方移位；内括约肌缺如或仅处于雏形状态；外括约肌多处于松散状态，其间充满脂肪组织，肌纤维走行异常紊乱。据报道，畸形位置越高，失禁发生率也越高。其病因主要与畸形伴有感觉和运动神经组织结构的缺陷有关，也与手术损伤、手术错误有明显关系。过去治疗高位畸形行腹会阴肛门成形术时，直肠未通过耻骨直肠肌环，而在其后面下降。肛门直肠畸形，特别是高位畸形伴有骶骨畸形，致神经功能缺陷者也不少见，术后肛门失禁者约10%属此原因。中、低位畸形术后的肛门失禁，主要原因为手术损伤、感染等因素。如泄殖腔畸形，主要为女婴的直肠肛管、尿道、阴道共合一穴，以及高位无肛婴儿术后常有大便失禁。先天性痴呆、脑脊膜膨出、多发性硬皮病等均可发生大便失禁。

2. 外伤

因外伤损伤肛管直肠环，使括约肌失去了括约功能而致大便失禁。如刺伤、割伤、灼伤、冻伤及撕裂伤（主要为产妇分娩时的会阴撕裂），以及肛管直肠手术的损伤，如肛瘘、痔、直肠脱垂、直肠癌等手术损伤了肛门括约肌致大便失禁。

3. 神经系统病变

常见于脑外伤、脑肿瘤、脑梗死、脊髓肿瘤、脊髓结核、马尾神经损伤等。

4. 肛管直肠疾病

最多见的是肛管直肠肿瘤，如直肠癌、肛管癌，克罗恩病侵犯到肛管直肠并累及到肛门括约肌时，或溃疡性结肠炎长期腹泻引起肛管炎时，或直肠脱垂引起的肛门松弛，以及肛周的严重瘢痕影响到肛门括约肌，使肛门闭锁不全时均可引起大便失禁。

二、便失禁的分类

1. 根据大便失禁的不同程度

可分为完全性和不完全性肛门失禁 2 种。①不完全性肛门失禁：稀大便及气体不能控制，但干大便可以控制。②完全性肛门失禁：干大便、稀便和气体均不能控制。

2. 根据肛门失禁的性质

分为感觉性失禁和运动性失禁。

（1）感觉性肛门失禁：肛管括约肌的形态正常，但直肠下段感觉缺失，如脊髓或大脑中枢神经功能障碍而致的肛门失禁；或因直肠顺应性过低、大便次数严重增多所引起的肛门失禁。

（2）运动性肛门失禁：主要为肛管外括约肌的损伤破坏了肛管直肠环，导致患者不能随意控制大便而致的肛门失禁。

三、便失禁的诊断

1. 鉴别诊断

与急性细菌性痢疾及急性肠炎等腹泻患者偶尔出现的大便失控相鉴别，此类患者的大便多数情况下能随意控制，且多有腹痛及脓血便或水样便，经对症治疗，偶发大便失禁。大便失禁主要是病因之间的鉴别，包括神经障碍和损伤、肌肉功能障碍和受损、先天性疾病等。

2. 便失禁的检查方法

（1）实验室检查。①盐水滴注试验：用等渗盐水经细导管恒速滴入直肠，嘱受试者尽力收缩肛门保留。大便失禁时，注入盐水不足 500ml 时将漏出 10ml，而且总量只能保留大约 700ml。②肛门、直肠感知性试验：是通过直肠感知阈值和最大耐受量来评估。用直径为 5cm 的直肠扩张囊，从小剂量开始，逐渐加至 20ml、40ml、80ml……受检者感到直肠被扩张时的最小充气量即为感知的最低阈值。最大充气量（MTV）男性成年人为 140 ~ 320ml，女性为 170 ~ 440ml。大便失禁病人感觉力下降，阈值增高，当感觉到气囊存在时气囊容量已达到 40% 以上。

（2）其他辅助检查。①直肠指诊：检查者感觉到肛门无紧迫感呈松弛状态。嘱患者收缩肛门时，肛管括约肌收缩不明显或完全无收缩力；如肛门有损伤史者，可扪及瘢痕，有的患者可触及肛管的一侧有收缩感，而另一侧则无收缩感。并注意肛管直肠内是否有肿块、压痛等，手指退出肛门后观察指套是否带黏液及血。②内镜检查：观察肛门直肠或结肠有无畸形、瘢痕，肛管皮肤及直肠黏膜有无糜烂、溃疡，直肠黏膜有无充血、水肿、直肠息肉、直肠癌及肛管直肠癌等。③排粪造影检查：通过对用力排粪、提肛、静息等动态观察，了解肛门括约肌的功能。如灌入直肠的钡剂通过提肛可以保留，说明肛门括约肌有一定功能；如灌入直肠的钡剂不由自主地流出，说明肛门失禁。④肛管直肠压力测定：大便失禁患者表现出肛管直肠内的压力降低，频率减慢或消失；肛管收缩压下降；直肠肛管抑制反射消失。如溃疡性结肠炎致大便失禁患者直肠顺应性明显下降。⑤直肠感觉测定：是将 4cm × 6cm 带有导管的球囊置入直肠，然后向球囊内注入水或空气，正常直肠的感觉阈值是 45ml ± 5ml，如为神经性的大便失禁患者，其直肠感觉阈值消失。⑥球囊逼出试验：如直肠感觉迟钝，正常容量不能引起排便反射，不能将球囊排出。此检查既可用来判断直肠的感觉是否正常，又可判断肛门括约肌的功能。如肛门括约肌受损无括约功能，而球囊可自行滑出肛门，或轻微的增加腹压后即可将球囊排出。⑦盆底肌电图检查：该检查可以了解括约肌缺损的部位及范围。⑧肛管直肠内超声检查：通过肛管直肠内超声可以清楚地显示肛管直肠的各个层次，内括约肌及其周围的组织结构，可以协助肛门失禁的诊断。如观察内括约肌是否完整，外括约肌是否有缺损，以及缺损的部位及范围。该检查不但可以协助诊断，而且为手术切口的选择提供一定的依据。

三、便失禁的治疗

（一）非手术治疗

1. 饮食

治疗肛管直肠的炎症，可对症服用抗生素，使大便成形；腹泻时，避免进食刺激性饮食，适当限制纤维素摄入；便秘时增加纤维素摄入，常用的方法是多吃含纤维素高的及富有营养的食物，避免进食刺激性食物。避免腹泻及便秘、消除肛管直肠炎症刺激的不适感。

2. 肛门括约肌锻炼

嘱患者收缩肛门（提肛），提肛 500 次 / 日左右，每次坚持数秒钟，可增强肛门括约肌的功能。

3. 刺激肛门括约肌收缩

对神经性肛门失禁者，可采用电刺激疗法和针灸疗法。电刺激疗法是将刺激电极置于外括约肌内，用电刺激肛门括约肌及肛提肌使之产生有规律的收缩，部分可以得到改善；针灸疗法，常用穴位是长强、百会、承山等，对有些患者有很好的疗效。

4. 排便训练

利用起卧反射、胃结肠反射养成定时排便的习惯，可减少便失禁的发生。

5. 药物治疗

腹泻患者使用止泻剂；如果为便秘导致的满溢性便失禁，酌情使用粪便软化剂导泻。

（二）手术治疗

肛门失禁手术主要用于肛管括约肌损伤及先天性高位肛门闭锁术后的肛门失禁。手术方式包括括约肌修复、人工肛门括约肌、自体脂肪注入肛周、胶原植入内括约肌或填补缺损，在都失败的情况下选择结肠造口术。

肛管括约肌修补术：适用于外伤所致的肛管括约肌损伤的患者。该手术后 90% 患者能达到大便基本自控的目的。

Parks 肛管后方盆底修补术：适用于严重的神经性肛门失禁及直肠脱垂固定术后仍有较重的肛门失禁者。该手术后 72% 的患者大便能基本达到自控。

肛管前方括约肌折叠术：适用于括约肌松弛的患者。

经阴道括约肌折叠术：适用于括约肌松弛的患者。

皮片移植肛管成形术：适用于肛管皮肤缺损和黏膜外翻引起肛门失禁者。

带蒂股薄肌移植括约肌成形术：适用于括约肌不能修补的肛门失禁的患者。

臀大肌移植括约肌成形术：应用带蒂臀大肌束围绕肛管替代括约肌，效果不甚满意。

对于便失禁的治疗，国外学者的研究结论如下（仅供参考）：便失禁是一种常见的和痛苦的问题，对病人的生存质量有重大的负面影响。而保守措施，如生活方式的改变和止泻的药物，则被认为是一线治疗便失禁的管理手段，< 25% 的病人通常是有效的。生物反馈疗法，结合盆底肌锻炼，可以让 75% 的患者得到短期的症状缓解，但生物反馈疗法缺乏标准化，并未普及。虽然微创手术 SNS 可能是有用的（例如：可将 54% 到 86% 的便失禁患者，每周减少低于基线水平的 50%），它一直伴随着并发症和大约 15% 的失败率。侵入性的手术，如肛门括约肌成形术，开始是有效的，但他们可能并不能长久受益。外科括约肌替换方法的成功率，如 graciloplasty 和 ABS，可能被并发症发生率所限制，包括替换物的脱出。MAS 可能更优于 ABS，有广阔前景。但要受

控制，充分的研究和长期随访是必要的。注射膨胀剂，如 NASHA Dx，对于那些保守治疗无效的患者来说，可以是一个替代疗法。

参考文献：

[1] Satish S.C.Rao . Current and Emerging Treatment Options for Fecal Incontinence [J] . J Clin Gastroenterol，2014，48（9）：752 - 764 .

（张　丽）

第三章　失禁病人的评估

第一节　尿失禁病人的评估

一、症状评估

尿失禁不是疾病，而是一种症状，要有效控制这种症状，首先要做好评估，这是制定失禁护理计划的关键。

（一）评估目的

为明确诊断，找出现存或潜在的神经系统和（或）泌尿系统的病变，以确定适宜的治疗、护理计划，并建立合适的训练计划。

病人主诉尿失禁时，首先应询问尿失禁发生的频率，一生中偶尔数次尿失禁并无多大临床意义。同时要了解尿失禁发生时伴随的症状、平时的下尿路症状。是否为日间或夜间尿失禁，两次尿失禁之间有多长时间，是否有一定的规律。如果患者伴随尿频症状，应了解导致患者排尿的原因，是急迫排尿或憋尿痛，或者仅仅因为担心溢尿而频繁排尿等。了解有无泌尿系统其他症状也很必要，如是否有泌尿系统感染，有无排尿困难症状等。

女性压力性尿失禁还应了解有无盆腔器官膨出病史。由于患者很难准确表述有关尿失禁对其影响的严重程度，因此国际尿失禁咨询委员会提供有关尿失禁症状评分表用于量化和准确评估尿失禁患者的症状。排尿日记是目前临床中最为常用的评估方法之一，通过记录患者的每次排尿时间、排尿量、饮水时间、饮水量、尿失禁时间和量及相应的伴随症状，医生可基本了解尿失禁对患者影响的严重程度。

（二）具体评估内容

1. 个人资料

体重、婚姻状况、居住条件、照顾者情况等。

2. 既往病史

详细了解有无影响膀胱尿道功能的神经系统疾病，如脊髓损伤、多发性结节硬化病、骶裂、糖尿病、帕金森病等。了解有无前列腺疾病、有无接受尿道扩张术、前列腺电切术、膀胱手术或阴道手术史。直肠癌根治性切除术和盆腔放疗史均可影响膀胱、尿道的功能，导致尿失禁。如直肠根治性切除术损伤膀胱神经，造成逼尿肌收缩无力，可出现严重的排尿困难甚至充溢性尿失禁。放疗对膀胱的破坏也可产生相应的症状。

3. 产育史

孕产次数、是否为阴道分娩、产程等情况。女性的压力性尿失禁与生育过程盆底肌损伤和绝经后雌激素下降密切相关。

4. 服药史

多种药物会引起尿失禁，尤其利尿剂，会导致尿频症状。其他药物的不良反应，如镇痛药会引起便秘，镇静药则影响膀胱的排空。各种药物是引起老年人暂时性尿失禁或尿失禁症状加重的常见原因。如受体阻滞药，如酚苄明、哌唑嗪、特拉唑嗪、坦索罗辛等，可能加重压力性尿失禁的症状。

5. 发病时期

先天性还是后天性，有无外伤、手术、分娩后而发病。

6. 手术史

男性压力性尿失禁多与前列腺手术有关。而盆腔器官根治性切除术因破坏盆腔神经，不但可造成逼尿肌收缩无力，出现排尿困难甚至充盈性尿失禁，也可因破坏盆底支撑结构造成女性压力性尿失禁。

7. 排尿情况

了解患者以下资料可协助分析导致尿失禁的影响因素。

（1）排尿症状：排尿症状是判断潜在排尿功能障碍的非特异性症状。尽管单凭症状不能确立排尿功能障碍的诊断，但可提供进行诊断的线索。然而，当与详细的病史资料及全面的检查相结合时，这些症状则可协助确立排泄功能失调的诊断。在询问病史及初步的体格检查后，减轻症状的保守性治疗措施即应立即施行。若症状无缓解或考虑手术处理时，进一步的尿动力学检查则非常必要。对于尿道症状较为复杂的患者，尿动力学检查应作为评估失禁情况的首选手段。①排尿频次：记录过往一天内自早晨起床后至睡觉前的时间内排尿的次数、量以及如厕的情况。多数人排尿次数为 3 ~ 6 次 / 天，排尿频密者超过 7 次 / 天或每次小便时间间隔约 2 小时或更短。②夜尿：夜间感觉有强烈尿意，导致睡眠被迫中断如厕，平均每晚 1 ~ 2 次夜尿属正常，夜间因有强烈尿意被唤醒超过 2 次则属异常，此现象多见于老年人，应找出发生原因。③尿意急迫：指有强烈的排尿意愿，膀胱充盈的初次感觉至有强烈的排尿意愿间的时间间隔缩短。正常此时间间隔约为 1 小时或更长，伴有尿意急迫的患者将缩短至 0 ~ 10 分钟。此症状常会导致正常日常活动被迫中断以尽快如厕。④排出困难：常由于膀胱逼尿肌功能减退或膀胱排出位置受到梗阻引起。包括迟疑：需等待几秒至几分钟后才能排出，患者通常伴有尿流压力的降低。男性患者较女性患者易察觉此症状。部分患者主诉在排尿时需用手辅助以排空膀胱，有相当部分的患者尤其是儿童，会忽略此症状，将其认为是一种排尿习惯；尿线性状：让患者描述尿线形状并分类为弱、间断性、正常情况。⑤排尿后滴尿：指患者完成排尿后仍有少量的尿液从尿道漏出，部分患者主诉有排尿不尽感。

（2）各类型尿失禁症状。①急迫性尿失禁：患者有强烈的尿意，难以控制，如厕不及时则有小便漏出。②压力性尿失禁：当腹压突然增高时，尿液不自主从尿道口流出。如咳嗽、大笑、打喷嚏、站立、奔跑等情况，成年女性常见。程度分级由轻度至严重，轻者在进行增大腹压的动作时仅有少量尿液漏出，严重者稍微用力，即有大量尿液漏出。盆底肌松弛及尿道周围肌肉功能减退均可引起压力性尿失禁。③充溢性尿失禁：好发于男性，一般与前列腺增生导致的尿道梗阻有关，其次与尿道狭窄、糖尿病性神经病变、神经损伤及部分药物作用有关。在各种尿失禁中，以充溢性尿失禁对人体的危害性最大。患者表现为不计其数地如厕，甚至昼夜不间断地漏尿，急性期可有强烈的尿意和小腹胀痛。④功能性尿失禁：由非泌尿系统受损引起，多与认知功能受损有关。

（3）泌尿系统感染症状：排尿困难、血尿、异味、尿频等。①排尿困难：指尿液排出不畅，伴有疼痛、烧灼感，常由尿道或膀胱炎症引起。②血尿：提示泌尿道存在病变，肉眼可见的血尿提示膀胱肿瘤或严重的感染，应立即进一步检查，以明确病变。

8. 排便习惯

良好的排便习惯对患者至关重要；不良的排便习惯有可能引起大便嵌塞，影响正常排尿。

9. 饮水习惯

尿失禁患者常因惧怕失禁而拒绝喝水或进流食，这种患者需做饮水日记，记录摄入流质饮食的种类及量。部分患者摄入特定类型的饮料后会加重失禁症状，如茶、咖啡、含酒精的饮料。

10. 如厕条件

厕所的位置、高低、周围环境。评估是否存在不利于如厕的环境条件。

11. 心理状况

患者是否情绪低落，是否存在遇到家庭或社会问题，精神创伤也会影响到尿失禁。

12. 评估患者 3 天的排尿日记

排尿日记也称为排尿频次（尿量）记录表，被广泛用于评估一些下尿路症状，如尿频、夜尿、尿失禁等。一般包括患者排尿次数、排尿量、失禁次数、饮水量、尿急感等。

评估排尿日记的目的：测量每次排尿的量，可确定功能性膀胱容量；计算早晚排尿次数，可得知尿频情况；记录漏尿次数（量），可确认失禁及其严重性；综合每天总摄水量及排尿量，可分析出入量均衡情况。如果患者正规地记录，排尿日记是非常有用的，也可以是准确的，但很大程度上取决于患者记录日记的志愿程度，回忆性记录方式是不可取的。集合以上的评估，将资料汇总，详见表 3-3-1。

表 3-3-1　排尿日记

日期	导尿时间	饮水量	漏尿	自解尿量	导尿量	其他

【说明】

（1）饮水量包括水、汤、果汁、粥、麦片等所有饮品及静脉输液量，每日总量不超过 2000ml。

（2）睡前 3 小时不饮水。

（3）漏尿指尿湿裤子、尿湿床单、尿湿尿片，可分别填上“+”“++”“+++”。

（4）其他包括尿中带血（▼）、尿有臭味（※）、浑浊（●）、有沉淀物（◆）、插尿管有困难（⊙）、发热（×）等，请填上对应的症状符号。

二、排尿生理体格检查

（一）一般体格检查

生命体征、步态及身体活动能力、精细程度及对事物的认知能力。神经系统检查包括下肢肌力、会阴部感觉、肛门括约肌张力及病理征等；腹部检查注意有无尿潴留体征；一般泌尿外科体检、直肠指诊（男性）和盆腔脏器或盆底的检查（女性）。

1. 机体功能及认知程度

检查患者的四肢活动能力、视力、生命体征、手的灵活性、语言表达能力及对事物的认知能力。肢体活动和视力受限会影响患者到达厕所的时间；手的灵活性差会使解开衣服困难而影响排尿时间；语言表达能力差会使照顾者无法知晓患者的需要而无法帮助及时排尿。可进行简易记忆测试来了解患者的认知程度。

2. 身体检查

（1）腹部检查：视诊腹部形状，膀胱区是否明显膨隆，是否触及膀胱或腹部包块。

（2）检查外生殖器和会阴部：会阴部皮肤有无破损、红斑或其他皮肤疾病；男性有无尿道口狭窄，女性有无阴道下垂、膀胱阴道膨出、直肠阴道膨出或子宫下垂。

（3）直肠检查：检查肛周皮肤，直肠指检了解大便是否干结、男性患者是否前列腺肥大、肛门括约肌的紧张度、直肠肿瘤等。

（4）骨盆底肌的评估：骨盆底肌又称为会阴肌。位于骨盆的底部，由多层肌肉组成，前面连接着耻骨，后面连接着尾骨。对于女性来说，有3个出口经过，由前至后是尿道口、阴道口和肛门。骨盆底肌从骶尾骨到耻骨，像吊床一样承托着尿道、阴道和直肠的一组肌肉群。评估骨盆底肌的收缩力和提升力时，对于已婚女性使用骨盆底肌测量仪或使用右手并排的示指和中指从阴道伸入（未婚女性或男性患者，从肛门伸入检查），了解骨盆底肌的收缩力情况。并使用5度评分法来确定骨盆底肌的情况。5度评分法：第一度，没有收缩；第二度，软弱，肌肉微震动；第三度，有轻微收缩力，无法抵抗对抗力；第四度，有中度收缩力，感觉到有对抗力；第五度，有强的收缩力，有好提升力。

（二）特殊检查

1. 尿垫试验

一般采用1小时尿垫试验，国际尿控协会提倡，对尿失禁的严重程度进行定量化而做的测试。

（1）步骤。①试验持续1小时，从试验0时间开始患者不再排尿。②时间0，预先放置经称重的吸收尿垫于内裤内。③试验前15分钟：患者饮500ml白开水，卧床休息。④之后的30分钟，患者行走，上下台阶。⑤最后15分钟，患者应坐立10次，用力咳嗽10次，跑步1分钟，抬起地面5个小物体，再用白开水洗手1分钟。⑥在试验60分钟结束时，将吸收物品称重，要求排尿并对尿量进行测量。该试验主要用于压力性尿失禁的评估，可了解患者压力性尿失禁的严重程度。如试验过程中患者出现急迫性尿失禁，则应重新开始。

（2）结果判断。①尿垫增重 >1g 为阳性。②尿垫增重 <2g 时，注意有无称重误

差、出汗和阴道分泌物。③尿垫增重 <1g，提示基本干燥或试验误差。

（3）严重程度判断。①轻度：1 小时漏尿 2g。②中度：2g<1 小时漏尿 <10g。③重度：10g<1 小时漏尿 <50g。④极重度：1 小时漏尿 >50g。

2. 压力诱发试验

患者仰卧，双腿屈曲外展，观察尿道口，咳嗽或用力增加腹压的同时是否有尿液漏出，腹压消失后漏尿也同时消失则为阳性。阴性者站立位再行检查，检查时同时询问漏尿时或之前是否有尿急和排尿感，若有则可能为急迫性尿失禁或合并有急迫性尿失禁。

3. 膀胱颈抬举试验

患者憋尿，截石位，检查者两手指放在近子宫颈处阴道壁尿道两侧，嘱患者做增加腹压的动作，如两手指上抬。尿流停止，则膀胱颈抬举试验阳性，否则为阴性。还可以通过阴道双合诊，了解先前手术的瘢痕范围，以便于确定进一步治疗方案。提示：压力性尿失禁的发病机制与膀胱颈和近端尿道明显下移有关。注意，试验时不要压迫尿道，否则会出现假阳性。如咳嗽后出现排尿，同时伴有尿频、尿急，可能为膀胱过度活动所致，检查时应加以鉴别。

三、辅助检查

通过基本的体格检查，对患者尿失禁的状况有了初步的判断后，借助一些必要的辅助检查，包括实验室检查及影像学检查，能更清楚地了解患者尿失禁的类型、严重程度及可能的原因推断，从而为确立针对性、个体化的治疗方案提供依据。

（一）实验室检查

血常规、尿液分析。尿液分析：包括尿常规检查和中段尿检查。排除尿路感染。尿常规异常者应进一步行尿培养加药敏试验。

（二）影像学检查

1. B 超检查

了解双肾功能、膀胱残余尿量、前列腺大小。观察残余尿：成年人每次多于 60ml。

2. 下腹部 X 线检查

检查是否存在大便嵌塞、尿道结石等。

3. 静脉肾盂造影

对伴有尿频、尿急症状，或怀疑有上尿路损害者可以排除是否存在泌尿系结核或评估上尿路的排泄情况。

4. 膀胱尿道造影

膀胱内注满造影剂后正侧位摄片，膀胱底部切线和尿道轴线所成的角度为膀胱尿道后角，该角度正常人在 90° 以内，而伴有膀胱颈后尿道下移者则超过 110° 。

5. 脊髓磁共振

主要了解有无脊髓病变，尤其对不明原因出现尿失禁伴排尿困难的年轻患者。6 岁以上儿童仍有夜间遗尿者也应排除神经系统病变，尤其对可疑患有脊髓发育不良等先天性脊髓疾病的患者。

6. 尿动力学检查

尿动力学测定（Urodynamics）是神经泌尿学领域的重要检查方法，是尿失禁评估中一项重要的检查手段。其适用范围广，但并非每一个患者都要做复杂检查，泌尿外科医生要对下尿路功能（lower urinary tract function）紊乱患者选择最合适的检查。最需要全面尿动力学检查的下尿路功能紊乱有：尿失禁、膀胱出口梗阻、神经性膀胱炎、儿童排尿功能紊乱及尿失禁。其目的在于：①诊断储尿及排尿功能异常的原因；②诊断患者膀胱在储尿期间的顺应性，是否出现不稳定收缩所致的急迫性尿失禁；③诊断患者尿潴留的原因，如是否伴有膀胱逼尿肌压力异常；④评估患者膀胱储尿量及其感觉；⑤分辨尿失禁的种类等。不同类型的尿失禁尿动力学的检查项目有所不同。

急迫性尿失禁：尿动力学检查项目包括尿流率和完全性膀胱测压。目的是证实有无尿失禁及其发生机制。压力性尿失禁：检查目的是判断逼尿肌的排尿功能，通过腹部漏尿点压力或尿道压力描记测定了解尿道固有括约肌张力。充盈性尿失禁：常表现为最大尿流率明显减低，大量残余尿量。尿动力学检查可发现逼尿肌收缩低下或压力流率分析显示严重的下尿路梗阻。

第二节 大便失禁病人的评估

大便失禁（fecal incontinence，FI）是反复发生的不能随意控制大便和气体且症状持续至少 3 个月的情况。大便失禁是排便功能紊乱的一种，虽然不直接致命，但能造成患者身体上和精神上的痛苦，甚至人格改变。临床上对于神经发育尚未健全、偶然出现稀便和气体失控、肛门仅有黏液溢出或肛肠术后近期肛门不洁的情况，均不视为大便失禁。

大便失禁是医院、护理和家庭病床护理中常遇到的问题，尤其在老年人、重症病人及瘫痪卧床病人中其发病率居高不下。大便失禁易造成多种并发症，严重影响病人的生活质量，不仅给病人造成了极大的痛苦，而且也给护理工作造成诸多困难。

要护理好大便失禁的病人，首先要对引起大便失禁的因素进行正确评估。能否正确评估，有赖于最先接触病人的护士对病人失禁问题的认识程度。

一、评估目的

判断病人有无大便失禁；评估大便失禁的诱因及类型；为治疗和护理计划提供依据；准确评价治疗护理的效果。

二、评估内容

（一）询问病史了解症状

有助于明确失禁的病因和病理机制从而进行针对性的检查和治疗。观察病人排便的性质、规律和习惯。在病史评估中，应首先了解有无大便失禁的危险因素。包括年老体弱、腹泻患者、近期产妇、神经系统和脊髓疾病损伤者、严重认知障碍或学习障碍者、尿失禁、盆腔脏器或直肠脱垂、肛门疼痛或瘙痒者、结肠切除术、肛门手术或盆腔放疗者。不同的患者大便失禁的原因不同，有的患者由于卒中、休克、惊吓后引起暂时性大便失禁；有的由于瘫痪引起；有的由于肌肉功能障碍和损伤引起；手术损伤和分娩时外阴破裂引起括约肌局部缺陷也可造成大便失禁。

（二）体格检查

会阴部检查和肛门直肠指诊，内镜检查。

1. 会阴部检查

检查会阴部有无瘘管、皮炎、瘢痕、皮肤抓痕、痔、肛裂等，上述情况常提示括约肌功能异常。

2. 肛门直肠指诊

可在患者做缩肛和排便动作时进行，应了解有无粪便潴留和括约肌松弛或不协调性收缩。检查者感觉到肛门无紧迫感呈松弛状态。如肛门有损伤史者，可扪及瘢痕，有的患者可触及肛管的一侧有收缩感，而另一侧则无收缩感。另需注意肛管直肠内是否有肿块、压痛等，手指退出肛门后观察指套是否带黏液及血。

3. 内镜检查

观察肛门直肠或结肠有无畸形、瘢痕、肛管皮肤及直肠黏膜有无糜烂、溃疡，直肠黏膜有无充血水肿、直肠息肉、直肠癌及肛管直肠癌等。

（三）辅助检查

1. 肛门直肠测压

对评估肛门直肠的生理反射、感觉功能节制功能、内外括约肌功能等有重要价值，是检测肛门直肠动力和感觉功能的首选方法。

2. 肛管内镜超声（EUS）

判断肛门括约肌功能的作用较好，是检查患者肛门括约肌功能的首选方法。此检查可以清楚地显示肛管直肠的各个层次、内括约肌及其周围的组织结构，可以协助肛门失禁的诊断。如观察内括约肌是否完整，外括约肌是否有缺损、缺损的部位及范围。该检查不但可以协助诊断，而且可以为手术切口的选择提供一定的依据。

3. 盆底磁共振成像（MRI）

可实时显示括约肌解剖结构和盆底运动情况，无放射性损伤。

4. 排粪造影

通过放射学造影技术观察排便时肛门、直肠的解剖学结构和盆底运动情况，通过肛门直肠角的改变，推测耻骨直肠肌的状态和损伤程度。主要用于诊断隐匿性直肠脱垂和其他盆底畸形。通过对用力排粪、提肛、静息等动态观察，了解肛门括约肌的功能。如灌入直肠的钡剂通过提肛可以保留，说明肛门括约肌有一定功能；如灌入直肠的钡剂不由自主地流出，说明肛门失禁。

5. 盆底肌电图检查

可以了解括约肌缺损的部位及范围。

参考文献：

[1] 叶锦，陈锦，张克勤，等 . 失禁管理手册 [M]. 北京：人民军医出版社，2011 .
[2] 丁炎明 . 失禁护理理论与实践 [M]. 北京：人民卫生出版社，2016 .

（任宏英）

第四章　失禁病人的护理

第一节　尿失禁病人的临床护理

一、充溢性尿失禁的护理

（一）定义

指在膀胱过度充盈，无逼尿肌收缩的情况下，仅仅由于膀胱内压力升高使膀胱内压超过尿道最大压力时发生的不自主漏尿。

（二）原因

1. 急性尿潴留

如外科手术、生产后、疼痛。

2. 药物影响

如利尿剂、抗抑郁剂、抗胆碱药物、脑外膜止痛。

3. 尿道感染

如压力性失禁手术后、尿道手术后。

4. 尿道狭窄

辐射后、膀胱后、前列腺肥大。

5. 逼尿肌活动慢

周边神经病变（如糖尿病）骨底神经受损。

6. 骨盆腔硬块

大便嵌顿、子宫纤维瘤。

（三）护理

正确评估，找出原因，对症护理。

（1）询问用药史，有无药物副作用。询问排便情况，观察有无大便嵌顿现象，做腹部 X 光检查确定有无大便嵌顿。

(2)检查有无尿道阻塞。去除阻塞物(结石)、前列腺肥大,可用药物、手术。

(3)神经性膀胱(膀胱收缩力不够),使用增加膀胱收缩力药物。

二、急迫性尿失禁的护理

(一)定义

由于膀胱肌肉(逼尿肌)过分活跃或大脑不能有效地压抑膀胱收缩和尿道括约肌的合作失调导致小便失禁。

(二)原因

做尿动力学检查找真因。

(1)自发性。

(2)神经性(中风、神经疾病、多发硬化症)。

(3)膀胱病变(发炎、膀胱结石、肿瘤)。

(4)手术后(骨盆、膀胱)。

(5)尿道不稳定。

(6)习惯性(心理)。

(7)膀胱适应性低。

(三)分类

1. 感觉性急迫性

(1)常有尿意、排尿。

(2)排尿后会感到舒畅。

(3)尿量少但已有强烈尿意。

(4)少有失禁出现。

2. 运动性急迫性

(1)逼尿肌反射过强(神经性原因)。

(2)逼尿肌不稳定(非神经性原因)。

(3)逼尿肌不稳定与收缩力不足。

(4)老年人多见。

(四)护理

正确评估,确立诊断,对症护理。

(1)做好膀胱记录,记录排尿次数、排尿分量、失禁次数、饮水量。

（2）找出真正原因。

（3）做膀胱训练。

目的：增加膀胱容量、减少尿频、减少失禁、恢复正常排尿习惯。

适应证：有动机、自觉、神志清醒。

训练前准备：良好饮水习惯，建立膀胱记录表。

膀胱训练步骤：每次有便意时站立不动，收缩骨盆底肌，待便意消失才慢慢如厕。

注意点：保证足够水分，避免饮用含咖啡因等饮料，睡前2小时避免喝饮料，保持大便通畅，如厕时要保持放松，时间充足，做3天膀胱记录表并评估。

时间：3～6个月。

4. 遵医嘱正确使用药物

抗胆碱性药物：奥昔布宁（尿多灵、羟叮咛）1～4次/日，每次2.5～5mg，托特罗定2次/日，每次1～2mg，溴丙胺太林（普鲁本辛）2次/日，每次1～2mg。

作用：减低括约肌的活跃性，直接减少膀胱平滑肌不自主收缩。

不良反应：口干、视力模糊、便秘、心跳加速、昏迷、尿潴留、肌肉松弛。

药物：丙咪嗪，多用于老年人，夜尿多，白天足有水肿问题。抗利尿剂：去氨加压素。荷尔蒙，国外多见，老年人多使用。

5. 间歇性导尿术

6. 手术治疗

（1）膀胱再造术（小儿）。

（2）植入神经刺激器。

（3）膀胱注射法（注射肉毒杆菌，放20个）。

（4）针灸（针时有效）。

7. 辅助用品

辅助用品治标，不治本。

在使用辅助器具前，应向专业人士咨询。

四、老年尿失禁的护理

（一）尿失禁对老年人的影响

失望、不安、沮丧、孤独、远离人群。

（1）机体老化并不会导致小便失禁。

（2）老年人易患上小便失禁。

（3）要找出原因。

正常膀胱：可完全控制，日间排尿次数少于7次，晚间排尿次数不多于2次，膀胱容量300 ~ 400ml。

（二）老化对泌尿系统的影响

1. 尿量增加

残余小便、膀胱逼尿肌不稳定、晚上尿液分泌、前列腺问题。

2. 尿量减少

膀胱容量、尿道口关闭压力、尿流量、膀胱肌肉适应力。

（三）老年人常见病因

1. 夜尿

多尿症（尿糖、血钙高），晚上服用药物（利尿药），晚上尿量分泌较多，睡前饮水，逼尿肌多度活跃，过多残余小便，尿道感染。

2. 泌尿及妇科

尿道感染，膀胱结石，膀胱癌，尿道瘘管，尿道狭窄，前列腺增生，骨盆底肌松弛，骨盆腔辐射。

3. 内科

活动能力差，药物，便秘，大便嵌顿，急性内科疾患（三高症），糖尿病，肥胖。

4. 神经系统

肌肉无力，中风，帕金森综合征，脑肿瘤，颅内压高，周围神经炎，逼尿肌括约肌不协调。

5. 心理方面

紊乱，老人痴呆，抑郁，神经紧张，吸引别人注意力。

6. 环境方面

不适应坐便高度，距厕所太远，光线不够，冷空气，衣物，需要指引。

（四）护理

1. 短暂性小便失禁的护理

正确评估，找出真因（神志失常、炎症、萎缩、心理因素、药物因素、尿量过多、活动能力低、大便嵌顿）对症处理。排尿机能障碍引起的尿失禁的原因：排尿失常（逼尿肌机能减退，收缩力不足、收缩维持不够、无收缩），尿潴留（前列腺肥大、尿道狭窄、尿道口狭窄）。

2. 储尿失常的护理

（1）膀胱训练。

（2）摄入足够水分，每日 1 ～ 1.5L。

（3）避免不必要的排尿。

（4）膀胱记录。

（5）处理便秘。

（6）药物治疗（小剂量开始、渐进式加剂量、一个月无效应停药）。

（7）针灸。

3. 排尿失常的护理

（1）治疗诱因。

（2）药物。

（3）间歇性自行导尿术。

（4）留置尿管。

（5）手术。

4. 骨盆底肌肌肉松弛

（1）进行骨盆肌肉运动。

（2）预防便秘。

（3）避免超重。

（4）避免负重物。

（5）回馈治疗。

（6）电刺激。

（7）手术治疗。

5. 智力不足者尿失禁护理

（1）膀胱记录。

（2）鼓励进水、进食。

（3）治疗便秘。

（4）定时如厕训练（每次选择一位患者，检查三日有否湿裤，注意进水、药物，确保患者能够正确如厕，三日找出如厕习惯，定时叫患者如厕，训练时间 8 ～ 12 周）。

（5）药物。

（6）使用尿垫或辅助仪器（辅助步行器、如厕辅助器）。

（7）衣物改装。

（8）足部护理。

（五）老年尿失禁特点

（1）多种失禁混合（加强老人对尿失禁的认识）。

（2）记忆力、听力差（提早就医）。

（3）身体情况变化不明显但需重复评估（正确评估）。

（4）起效慢（经治疗大部分有改善）。

五、压力性尿失禁的护理

（一）原因

骨盆底肌肉松弛导致膀胱颈阻力降低

（二）症状

（1）腹部压力增大（咳嗽、大笑、跑步、提重物）。

（2）膀胱内压力提高而膀胱颈的阻力未能相应提高。

（三）好发人群

（1）妇女（尤其是多次生产的妇女）。

（2）身体肥胖者。

（3）长期咳嗽。

（4）年长者，更年期后期。

（5）长期便秘。

（6）前列腺术后。

（四）护理

正确评估，找出真因，对症处理。

（1）预防便秘。

（2）止咳。

（3）避免提重物。

（4）骨盆底肌训练。①嘱患者平卧，屈膝45°，收紧肛门。②一手放于腹部，一手放于肛门处，收紧肛门。③脚同肩宽，上半身前倾，收紧肛门。④收缩10秒放松10秒。⑤重复做10次为一次，每日5次。⑥做盆底肌运动不可收缩腹部或停止呼吸。⑦每次咳嗽或提重物前先做盆底肌运动，可避免遗小便。

（5）反馈、电流肌肉刺激。

①目的：通过生物回馈，使患者能够看到、听到自己肌肉收缩、放松情况，从而学习如何控制骨盆底肌肉。

②定义：通过仪器提供生理过程资料，采用模拟的声音或视觉信号来提示正常或异常肌肉活动状态，使患者了解肌肉锻炼的正确性，从而学会正确有效地练习。

③方法：用肌电图或肌肉压力表示肌肉活动情况，每日 2 ~ 3 次，每次 20 分钟，疗程 3 ~ 6 个月。

（6）手术治疗。

①耻骨后阴道悬吊术。

②无张力中断尿道悬吊术。

（岳丽花）

第二节　大便失禁病人的临床护理

一、评估

（一）评估的目的

（1）判断患者有无大便失禁。

（2）评估大便失禁的诱因和类型。

（3）准确评价治疗和护理的效果。

（二）评估的内容

（1）询问病史、了解症状。

（2）体检：视诊肛门、直肠指诊、内窥镜检查。

（3）观察病人排便的性质、规律和习惯。

（4）分析引起病人大便失禁的相关因素。

二、观察

（1）观察大便颜色、性状、量、气味等，同时遵医嘱留取标本送检。

（2）观察是否伴有腹痛、恶心、呕吐、水及电解质平衡紊乱，必要时记录出入量，并遵医嘱补液或口服补液。

（3）观察生命体征。

三、饮食护理

避免进食不洁饮食及生冷刺激性食物，增加食物中膳食纤维的含量，平均每日供应6.8g，食物纤维不会被机体吸收，但可增加粪便的体积，刺激肠蠕动，有助于恢复肠道功能，加强排便的规律性，有效地改善大便失禁状况。

四、皮肤护理

（1）保持皮肤及会阴部皮肤清洁、干燥、完整。

（2）必要时在肛门周围涂保护性软膏或皮肤保护剂。

（3）避免用碱性清洁剂清洗会阴部皮肤。

（4）清洁局部皮肤时禁止搓擦，避免使用粗糙毛巾、布类擦洗，以免损伤皮肤。

（5）定时翻身，避免肛周皮肤受压及摩擦。

五、排便功能训练

（1）了解患者排便规律及习惯。

（2）指导患者肛门括约肌训练

①括约肌收缩法：取坐位，有意识地收缩尿道、阴道、直肠括约肌，练习如何放松。如此反复50 ~ 100次，每日2 ~ 3遍。②排尿止尿法：在排尿过程中，有意识地收缩会阴部，终止排尿，然后放松会阴部肌肉，继续排尿。如此反复，直至将尿排空，每日2 ~ 3次。③床上训练法：仰卧床上，在桥式运动下同时收缩会阴部肌肉，然后放下臀部，放松会阴部肌肉，如此反复20次，每日早晚各1遍。此运动可以增强腰、腹、臀、腿及盆腔肌肉的力量，提高这些部位肌肉及会阴部肌肉的功能。④放松呼吸：取仰卧位，全身尽量放松，双手重叠于小腹，做腹式深呼吸，吸气时腹部鼓起，呼气时腹部凹陷。如此反复10 ~ 20次，每日2 ~ 3遍。⑤夹腿提肛：仰卧，双腿交叉，臀部及大腿用力夹紧，肛门逐渐用力上提，持续5秒左右，还原，可逐渐延长提肛的时间。重复10 ~ 20次，每日2 ~ 3遍。⑥深呼吸与提肛配合进行。⑦坐立提肛：坐在床边，双足交叉，然后双手叉腰

并起立，同时肛门收缩上提，持续5秒，还原再放松坐下。重复10～15次，每日2～3遍。

六、心理疏导

引导患者保持良好心理状态。对老年人、危重患者的大便失禁处理不是一个简单的卫生方面的考虑，当他们经历了直肠功能丧失后，经常有难以启齿、意志消沉、孤僻、害怕被发现的灰色心理，如不及时防止，则会使他们精神颓废，社会适应能力进一步退化。护士应给他们精神上的关怀和理解，同时及时处置大便失禁以消除患者的困窘，帮他们渡过难关。

七、收集大便

可使用底盘材质柔软的造口袋收集大便，避免粪便浸渍肛门周围皮肤。一件式造口袋收集大便失禁患者大便，对危重患者肛周皮肤起到了良好的保护和治疗作用，保持床单、衣服清洁干燥，大大减少了护理工作量，效果满意，是护理大便失禁患者理想的护理方法，且价格便宜，值得推广应用。

（左莉娟）

第三节　失禁性皮炎的护理

一、失禁相关性皮炎（IAD）定义

失禁相关性皮炎（incontinence associated der matitis，IAD）是排便失禁引起的并发症，是失禁患者常见的问题。因肛周和会阴部经常受尿渍及粪便的不良刺激而引起，出现瘙痒及不适感，甚至造成皮肤破溃及感染等并发症。不仅给患者带来痛苦，增加经济负担，同时还给临床护理带来困惑，加重护理人员的工作量。暴露于尿液或粪便所造成的皮肤损伤会导致相当大程度上的不适，治疗起来会很困难，耗时且昂贵。

IAD是潮湿相关性皮肤损伤（moisture associated skin damage，MASD）中的一种，

是由于皮肤暴露于大小便中而引起的刺激性皮炎。IAD 主要发生于会阴部、骶尾部、臀部、腹股沟、男性的阴囊、女性的阴唇、大腿的内侧及后部。其主要表现为红斑、红疹、浸渍、糜烂，甚至皮肤剥脱，外观皮损部位性状不规则，边缘模糊，伴或不伴有感染，伴随有烧灼感、痒感、刺痛感。

IAD 是一种在大小便失禁患者身上出现的刺激性接触性皮炎。IAD 也被称为会阴部皮炎、尿疹以及许多其他名称，它包含在一组更广泛的被称为潮湿环境相关性皮肤损伤（MASD）之中。人们更愿意使用术语 IAD，因为它将因失禁问题接触尿液和（或）粪便而直接导致的皮肤问题与其他疾病区分开来，并且明确了该疾病的影响范围可能不只是会阴部位。

二、失禁引发的问题

（1）病人心理问题。

（2）影响生活质量。

（3）社交活动不便。

（4）经济负担。

（5）环境问题。

（6）皮肤问题。

三、IAD 皮肤损伤的表现

在浅色皮肤的人当中，IAD 最初出现的症状是红斑，颜色从粉红色到红色不等。在较深肤色的患者中，皮肤可能会变白，颜色变深，或出现紫色、深红色或黄色。受影响部位通常没有清晰的界限，可能是不完整的斑块或连续的一大片。

由于潜在的炎症影响，尚未发生皮肤破损的 IAD 要比周边正常的皮肤皮温更高、组织硬度更加紧实。可能会观察到包括水疱或大疱、丘疹或脓疱在内的伤口。表皮可能会有不同程度的受损；在某些情况下，整个表皮可能会溃烂、真皮层外露并伴随渗出。

在受影响部位，IAD 患者会出现不适、烧灼、疼痛、瘙痒或刺痛感。即使表皮完好，也可能会出现疼痛。此外，随着排泄物频率和量的增加，IAD 会造成额外的护理负担、病患独立性丧失、活动和（或）睡眠中断，以及生活质量降低。IAD 患者易受继发性皮肤感染，念珠菌感染就是一种最常见的与 IAD 相关的继发性感染。

一个单项研究发现，32% 的 IAD 患者患有一种真菌感染的皮疹，这种皮疹通常从中心部位向四周扩散，颜色为亮红色。卫星病灶（即点状丘疹或脓疱）出现在延伸进正常皮肤的皮疹边缘。如果肤色较深或长期受到感染，则念珠菌感染的中心部位颜色可能会更深。真菌皮疹可能也会作为一种非特定的融合性丘疹而出现，在临床上可能很难诊断出来，应采取微生物培养物来指导治疗。

IAD 影响的皮肤区域是多种多样的，可能远远超出会阴（肛门与外阴或阴囊之间的部位），取决于皮肤接触尿液和（或）粪便的程度。在尿失禁中，IAD 往往会影响女性大阴唇或男性阴囊的褶皱，以及腹股沟褶皱。它还会遍及下腹部以及大腿前部和内部。与大便失禁相关的 IAD 起源于肛周部位，其通常涉及臀沟和臀部，并且会向上延伸至骶尾部和背部，以及向下延伸至大腿后部。见（图 3-4-1）

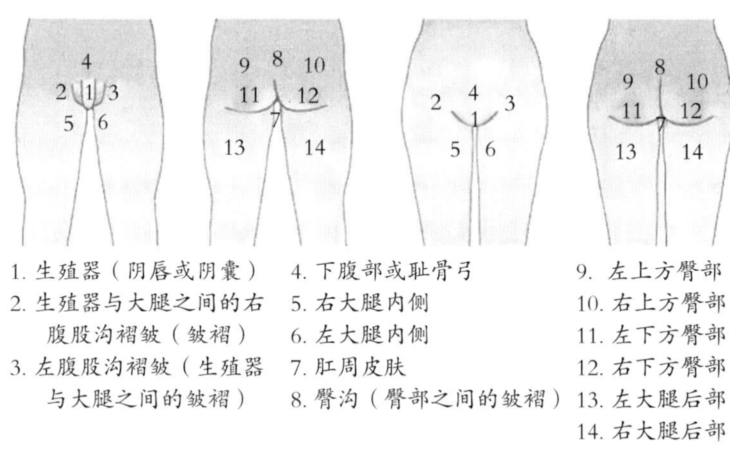

1. 生殖器（阴唇或阴囊）
2. 生殖器与大腿之间的右腹股沟褶皱（皱褶）
3. 左腹股沟褶皱（生殖器与大腿之间的皱褶）
4. 下腹部或耻骨弓
5. 右大腿内侧
6. 左大腿内侧
7. 肛周皮肤
8. 臀沟（臀部之间的皱褶）
9. 左上方臀部
10. 右上方臀部
11. 左下方臀部
12. 右下方臀部
13. 左大腿后部
14. 右大腿后部

图 3-4-1　IAD 影响的皮肤区域

四、失禁如何引起 IAD

皮肤的主要屏障是最外层的角质层。根据皮肤部位的不同，它由多达 15 ~ 20 层被称为角化细胞的扁平皮肤细胞组成。这些都是由表皮中的角质细胞所形成的。角质层不断地更新，当角质层中的上层角化细胞脱落，新的下层角化细胞便开始形成，以维持皮肤屏障的完整。角化细胞层嵌入脂质中，就像一堵墙内的砖和砂浆一样。角化细胞也通过名为细胞桥粒的蛋白相互连接。这增加了角质层矩阵结构的稳定性。整个结构在调节水分进出角质层时很重要，以确保皮肤在发挥有效功能时得到充分但不至于过多的水分。角化细胞含有多种蛋白质、糖类和其他物质，统称为天然保湿因子（NMF）。NMF 帮助整个结构进行水合反应，以维持一个有效和灵活的屏障。

健康的皮肤表面呈酸性，pH 值为 4 ~ 6。pH 值在皮肤屏障中起着重要作用（酸性外膜），并帮助调节皮肤上的常驻细菌（皮肤微生物）。然而，酸性 pH 值还有一个额外的作用，即确保角质层结合和屏障功能达到最佳状态。IAD 的发生表示皮肤的正常屏障功能中断，从而引发炎症。所涉及的主要机制是皮肤水分过多和 pH 值升高。

由于失禁，尿液或粪便中的水分进入和留存在角化细胞中。水分过多引起肿胀和角质层结构破坏，导致皮肤出现肉眼可见的变化（如浸渍）。由于水分过多，刺激物可能会更容易穿透角质层，从而加重炎症。当皮肤水分过多时，表皮也更容易因接触衣物、失禁垫或床单所引起的摩擦而受伤。由于暴露在尿液和（或）粪便中，皮肤的 pH 值升高。这是因为皮肤上的细菌把尿素这种物质（尿液中发现的蛋白质代谢的产物）转化成了碱性的氨。皮肤 pH 值的增加可能会使微生物生长，并增加皮肤感染的风险。

粪便中所含的脂解（消化脂质的）和蛋白水解（消化蛋白质的）酶能破坏角质层。临床经验表明，水样便比成形粪便的破坏力更强，因为水样便中的消化酶含量往往更高。酶还能作用于尿素以产生氨，从而进一步增高尿失禁中出现的 pH 值。pH 值越高，酶的活性越强，因此随着碱性环境出现变化，皮肤破损的风险也在增加。这或许可以解释为什么混合失禁中所观察到的尿液和粪便组合比单独的尿液或粪便更刺激皮肤。与单独的尿失禁患者相比，大便失禁或尿失禁患者患上 IAD 的风险更高。粪便作为皮肤的直接化学刺激物，而稀便增加了 IAD 的风险和严重程度有一种新出现的相关可能性就是，尿液或粪便中排泄的某些药物（如类固醇、化疗药物或其代谢物）可能会对 IAD 的出现有一定影响。在一项研究中，抗生素的使用被认为是引起 IAD 的一项具有显著统计学意义的重大危险因素。

不善或不当的失禁处理也可能导致出现 IAD。例如：由于未经常更换失禁产品或清洁不够而使皮肤长时间暴露于尿液和粪便中吸收性或失禁控制设备可能会让皮肤表面处于潮湿状态，加剧水分过多现象，尤其是在这些设备有塑料背衬的情况下。厚实的封闭性护肤产品可能会限制吸收性失禁产品对液体的吸收，从而导致角质层水分过多。用水和肥皂频繁清洗皮肤会损害角化细胞、消除脂质、增加干燥度和产生摩擦，因而对皮肤屏障功能有损害。激进的清洗方法（如使用常规毛巾）会增加摩擦力和擦伤皮肤（图 3–4–2）。

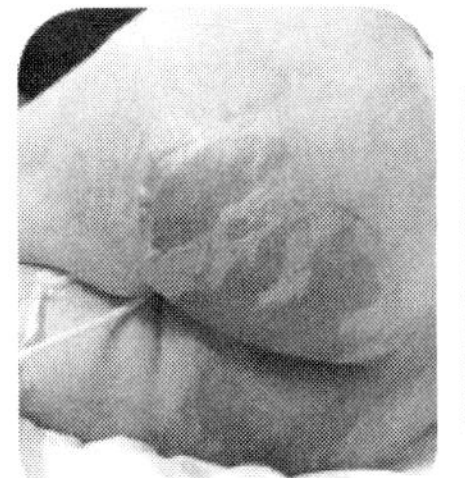
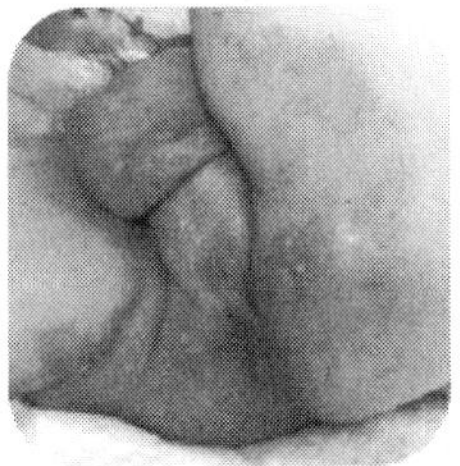

图 3–4–2　IAD

五、IAD是引起压疮的一个风险因素

失禁是导致压疮出现的公认危险因素。直到最近以来，尚未对IAD与压疮之间的关系进行过探讨。IAD和压疮有许多共同的危险因素，两种疾病最有可能发生在健康状况不佳和行动不便的病人身上。一旦出现IAD，发生压疮的可能性就变得很高，出现感染和患病的风险也将增加。同时还发现，随着IAD的严重程度增加，发生压疮的风险也将增加。易受压力和剪切力而发生皮肤损伤的病患，也可能同样易受潮湿、摩擦和刺激物而发生皮肤损伤。IAD和压疮有不同的病因，但可能会共存：IAD是一种“自上而下”的损伤，即损伤从皮肤表面开始，而压疮则被认为是“自下而上”的损伤，即损伤从下方软组织和皮肤的内部变化开始。并非所有的浅表性皮肤损伤都是由压力引起的，也有可能是由于其他病因引起的，这一概念被用来为描述深部压疮的浅表性皮肤变化创建了一个框架。浅表性皮肤变化主要是由皮肤表面的摩擦力而引起的。潮湿皮肤的摩擦系数（CoF）会更高，并且尿液成分会加剧这种影响。计算机模型已证实，当支持皮肤的CoF增加，组织对更深组织内的压力和剪切力的耐受力会同时降低。这增加了软组织变形，最终导致形成压疮。除机械力以外，炎症可能会令肌肤更容易受压力损伤影响。相关人员面临的挑战是，这些病变可能会发生在同样的位置或非常靠近该位置，使分类成为一大问题。

失禁是引起压疮的一个风险因素，但即便缺乏任何其他与压疮相关的风险因素，也可能会出现IAD，反之亦然。虽然需要进一步的研究来澄清这种关系的性质，但因此采用措施预防IAD以减少摩擦力可能有助于预防浅表性压疮，且应被视为任何压疮预防计划的重要组成部分（图3-4-3）。

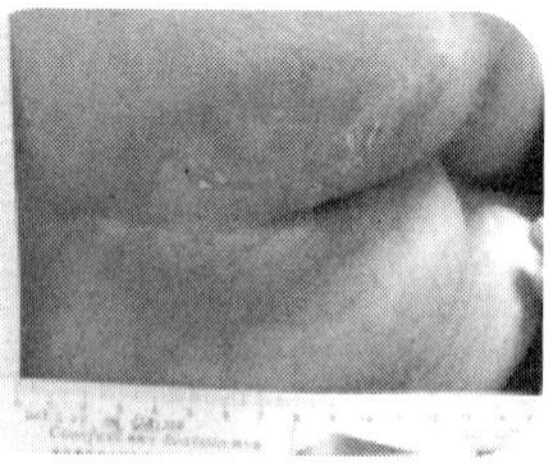

图3-4-3　IAD与压疮

六、IAD的主要风险因素

（1）失禁类型。①大便失禁（腹泻/成形便）。②双重失禁（大小便）。③尿失禁。

（2）频繁性失禁发作（尤其是大便失禁）。

（3）使用封闭性产品。

（4）皮肤状况差（如由于衰老、使用类固醇、糖尿病）。

（5）移动能力受限。

（6）认知意识下降。

（7）个人卫生无法自理。

（8）疼痛。

（9）体温升高（发热）。

（10）药物（抗生素、免疫抑制剂）。

（11）营养状况差。

（12）严重疾病。

虽然年龄增长与较高的失禁患病率有关，但年龄并非是出现 IAD 的独立风险因素。

任何大小便失禁的出现，即使没有其他风险因素，也应实施适当的 IAD 预防方案，以减少或防止暴露于尿液和粪便中，并保护皮肤。

七、失禁相关性皮炎的评估

所有患有大小便失禁的患者均应定期评估皮肤，以检查是否有出现 IAD 的迹象。应每天至少进行 1 次评估，根据失禁的发作频率来调整。特别应注意皮肤褶皱或可能藏污纳垢或湿气容易积聚的地方。IAD 发生风险非常高的失禁患者，如患有腹泻或具备多种风险因素的患者，应更频繁地进行皮肤评估。

对 IAD 的评估应被纳入一般性皮肤评估中，并作为压疮预防、失禁护理计划的一部分来执行。

（一）处于 IAD 风险的失禁患者的皮肤评估

（1）检查可能受影响的皮肤部位：出现以下症状的会阴、生殖器周围、臀部、臀部皱褶、大腿、下背、下腹和皮肤褶皱（腹股沟、大腹部血管翳下方等）。①浸渍。②红斑。③出现病变（水疱、丘疹、脓疱等）。④溃烂或剥脱。⑤真菌或细菌性皮肤感染的迹象。

（2）患者医疗记录中须包括临床发现的情况和所有适当的处理措施。对病患失禁状态的评估和记录还应包括膀胱及肠道功能紊乱及任何后续跟进措施。

（二）会阴部评估量表 PAT

会阴皮肤评估工具：对所有失禁性皮炎的危险人群使用会阴皮肤评估工具（Perineal Assessment Tool；PAT）评估失禁性皮炎危险程度。该量表共有四个部分组成，包括刺激物的类型、刺激时间、会阴部皮肤状况以及构成因素。评分标准采用 Likert3 点计分法，各子量表有 1 分（最差）到 3 分（最佳），总共 4 ~ 12 分，分数越高表示发生失禁性皮炎危险性越高。总分在 4 ~ 6 分之间属于低危险群；7 ~ 12 分属高危险群。见（表 3-4-1）。

表 3-4-1　会阴皮肤评估工具（PAT）

评估项目	1 分	2 分	3 分
刺激物类型	成形的粪便和（或）尿液	软便混合或未混合尿液	水样便和（或）尿液
刺激时间	床单（尿布）至少或少于每 8 小时更换	床单（尿布）至少每 4 小时更换	床单（尿布）至少每 2 小时更换
会阴皮肤状况	皮肤干净、完整	红斑、皮炎合并或不合并念珠菌感染	皮肤剥落、糜烂合并或不合并皮炎
影响因素：低白蛋白、感染、管饲营养或其他	0 ~ 1 个影响因素	2 个影响因素	3 个（含）以上影响因素

（三）IAD 严重程度评估工具

推荐使用由美国国家压疮顾问小组颁布的实用性诊断工具：失禁性皮炎干预工具。总共 4 ~ 12 分，分数越高表示发生失禁性皮炎危害性越高，总分在 4 ~ 6 分之间属于低危险群，7 ~ 12 分属于高危险群。见（表 3-4-2）。

表 3-4-2　IAD 严重度评估量表（IADS）

评估项目	0 分	1 分
红斑（粉红、红色）	未发生	已发生
红疹	未发生	已发生
皮肤缺失	未发生	已发生

八、失禁相关性皮炎的护理

预防和处理 IAD 的两大重要干预措施：①处理失禁，以识别和治疗可逆的病因（如尿路感染、便秘、利尿剂），从而最大程度消除皮肤与尿液和（或）粪便的接触。②实施结构化皮肤护理方案，以保护暴露于尿液和（或）粪便中的皮肤，并帮助恢复到一个有效的皮肤屏障功能。

预防 IAD 应针对所有的失禁病患，目的是促进积极结果，避免患者受到损伤。

（一）保持通风

主动经常检查尿布是否潮湿，及时清洗、更换；不可使用吹风筒或烤灯，预防皮肤干燥龟裂；采用自然通风法，保持会阴部及肛周皮肤干爽。

（二）皮肤的清洗

传统上在每次失禁之后使用普通肥皂、水和普通毛巾来清洗皮肤以清除尿液和粪便以及其他污物。然而，普通肥皂属于碱性并且会改变皮肤 pH 值，从而影响角化细胞，并可能损害皮肤屏障功能。碱性环境可以刺激皮肤和促进细菌的生长。而普通毛巾的纹理结构可能产生摩擦损害而进一步损伤皮肤。此外，单独使用水可能妨碍皮肤屏障功能，这一点已被 TEWL（视为保护层健康的敏感指标）的增加所证实。此外，与盥洗池的使用有关的感染控制问题也被确认。接近正常皮肤的 pH 值范围的皮肤清洁剂优于普通肥皂，如特殊会阴部皮肤清洁剂包括表面活化剂、中性清洁剂和特别标识的会阴部皮肤清洁剂，在临床中应选择温和的清洁剂进行清洗，如温水、芦荟泡沫清洁剂，同时如果选用湿纸巾擦拭失禁部位的皮肤，应选择刺激性小，专用湿纸巾，如失禁护理湿巾、婴儿湿纸巾等。失禁时清洗皮肤的理想频率尚未确定。清洗本身可能干扰皮肤屏障功能，因此必须在失禁时清除刺激物与通过清洗防止或减少刺激之间取得平衡。建议至少每日 1 次或在每次大便失禁之后清洗失禁患者的皮肤。清洗皮肤的原则如下。

（1）每天或在每次大便失禁之后清洗。

（2）力度温和，尽量减少摩擦，避免摩擦或用力擦洗皮肤。

（3）避免普通（碱性）肥皂。

（4）选择一种温和的 pH 值接近正常皮肤的免冲洗皮肤清洗液或含有清洗液的湿巾（专门设计用于失禁护理）。

（5）可能的话使用一块柔软的一次性的无纺布。

（6）清洗之后若有必要则用温和的方式使皮肤变干。

（四）皮肤的隔离防护

清洗之后，须保护皮肤以预防 IAD。常用的保护剂有如下几种。

1. 粉剂

常用：爽身粉。

主要成分：滑石粉、硼酸、碳酸镁及香料等。

优点：经济，取材方便。

缺点：不能阻止刺激物的继续侵蚀；效果差，对糜烂皮肤无治疗作用。

2. 油剂

常用：凡士林、石蜡油、氧化锌。

优点：经济，取材方便。

缺点：病人感觉不舒适，效果不理想。

3. 尿垫

优点：缩小潮湿范围，减轻皮肤损伤。

缺点：不能避免皮炎的发生。

4. 肛门控制塞

优点：遇水膨胀可截留大便。

缺点：病人感觉不适，难忍受，不易排气，易致腹胀。

5. 尿道控制塞

优点：可截留小便。

缺点：病人感觉不适，难忍受，价格贵。

6. 放置肛管或导尿包（大便失禁时）

优点：引出大部分的水样便，减少对皮肤的浸渍。

缺点：病人感觉不舒适；易堵塞管道，只适用于水样便的病人；有可能因压迫导致肛管、直肠坏死；肛管容易脱出。

7. 皮肤保护膜

优点：喷洒后迅速形成一层透明薄膜，阻隔大小便对皮肤的浸渍，避免细菌感染；喷膜后无绷紧、牵拉感；具有透气性（图 3–4–5）。

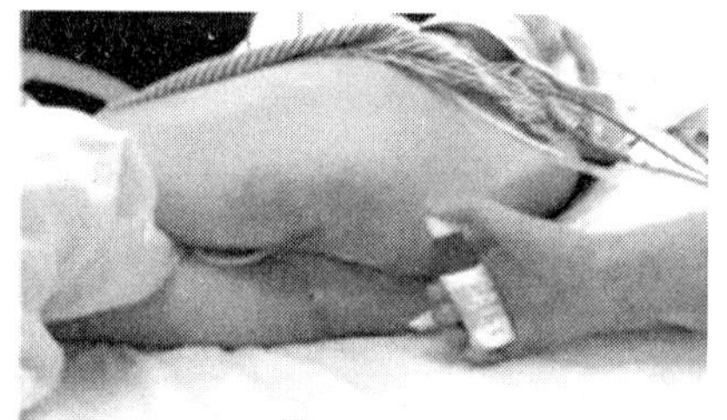

图 3–4–5 皮肤保护膜的使用

缺点：对皮炎、糜烂创面效果不理想；价格贵。

8. 皮肤保护粉

优点：水胶体皮肤保护剂，可促进皮炎、糜烂和溃疡的愈合（图 3–4–6）。

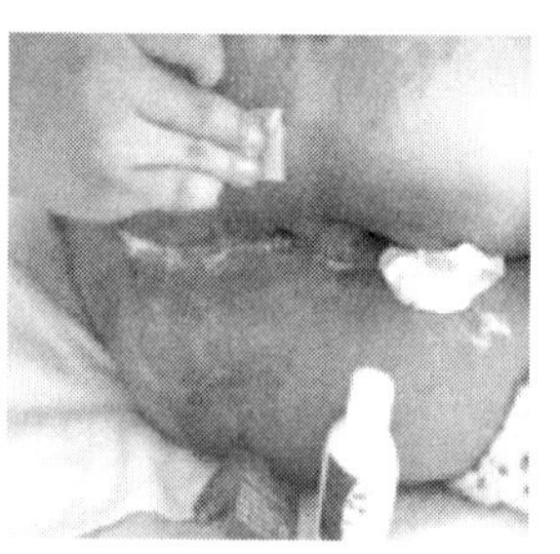

图 3–4–6 皮肤保护粉的使用

缺点：不能阻隔大小便对皮肤的浸渍。

9. 联合应用皮肤保护粉和保护膜

造口护肤粉和皮肤保护膜都属于新型的伤口敷料。造口粉属于水胶体的一种，它的主要成分为羧甲基纤维素钠（CMC）、瓜尔豆胶和黄原胶，有较强的吸收能力，通过吸收创口排泄物，使皮肤保持干爽从而减轻排泄物对皮肤的刺激，减少溃疡的发生。皮肤保护膜的主要成分是聚乙烯甲基丙烯酸丁酯和异丙醇等，使用时在皮肤表面形成膜状保护层，可以起到保护皮肤免受化学刺激及粪便和尿液刺激的作用。涂粉和喷膜的次数视病人失禁程度和皮肤情况而定，每天 2 ~ 6 次。但每次便后均应用生理盐水棉球进行清洗（图 3–4–7）。

（1）皮肤糜烂或溃疡。

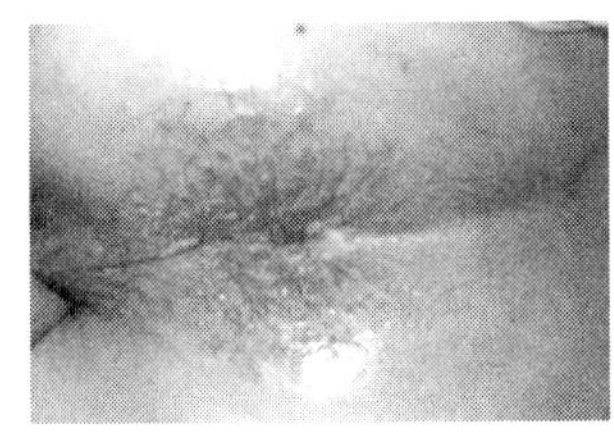
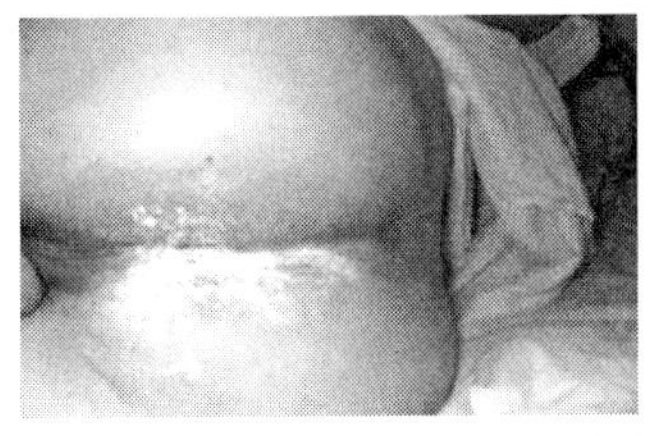
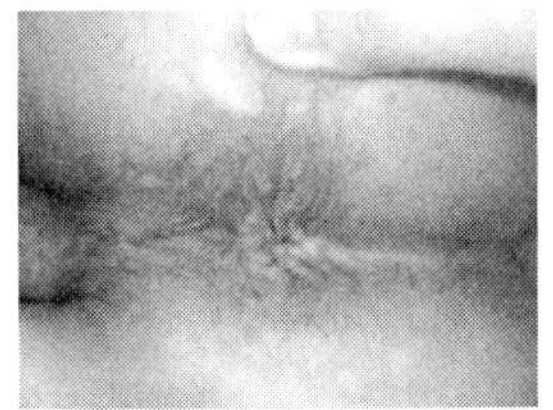

图 3-4-7　联合应用皮肤保护粉和保护膜

清洗——抹干——涂粉——喷膜——30 秒后再喷膜。

（2）皮肤潮红或起预防作用。

清洗——抹干——喷膜。

注：涂粉和喷膜的次数视病人失禁程度和皮肤情况而定，每天 2 ~ 6 次；每次便后均应用生理盐水清洗。

10. 护肤隔离霜

优点：隔绝皮肤，避免刺激性液体侵蚀；耐冲洗；pH 中性，不刺激皮肤，滋润皮肤；高浓缩，用量少即达持久效果。

缺点：价格贵，对皮炎效果差。

11. 使用皮肤保护剂的原则

（1）按其保护皮肤的能力所对应频率并按照生产商指示来使用皮肤保护剂。

（2）确保皮肤保护剂与任何其他皮肤护理产品（例如正在使用的皮肤清洗剂）相容。

（3）使用皮肤保护剂于所有跟尿液和（或）粪便接触或可能接触的皮肤上。

皮肤保护剂通常为软膏基质，在皮肤表面形成闭合层，增强皮肤水合作用，可能影响失禁护理产品的吸收性，使用量少时呈透明状。

氧化锌软膏是氧化锌与载体混合而成的白色粉末，形成不透明的乳霜、软膏或糊膏，清除比较困难且会感到不适（例如浓稠黏性糊膏），不透明，检查皮肤时需被清除。

二甲基硅油，硅酮基质，也称为硅氧烷，非封闭性，少量使用时不影响失禁产品的吸收性，不透明或使用后变得透明。

丙烯酸酯三聚物，在皮肤上形成透明薄膜的聚合物，不需要清除，透明，可进行皮肤检查。

乳霜，为油脂或角质物质和水构成的乳剂（即混合物）。作为皮肤保护剂的乳霜必须含有一种或多种已知的保护成分［例如凡士林（矿脂）、氧化锌、二甲基硅油］。

软膏，为半固体状，一般用凡士林（矿脂）基质配制，比乳霜含有更多的油脂。

糊膏，通常是软膏和吸收性材质（如羧甲基纤维素）的混合物。具有较强的黏附性，所以从皮肤上移除时比较困难。

乳液，是含有惰性或活性成分悬浮液的液体。

薄膜，是含有溶于溶剂的聚合物（丙烯酸酯基质）的液体。使用后，它在皮肤上形成一道透明的保护性涂层。

单个产品的功效由总体配制情况决定，而非只是由皮肤保护成分决定。

（五）排泄物的收集

（1）放置肛管、带囊气管插管或其他气囊导管接低负压。可引出大部分的水样便，减少对皮肤的浸渍；但材质坚硬，患者感觉不舒适，容易堵管，只适用于水样便的患者，有可能压迫导致肛管、直肠的损伤。是否会增加患者远期发生大便失禁的可能仍有待于进一步的研究来证实。使用过程中需密切观察患者可能发生的各种并发症。同时临床中可用 OB 棉条处理大便失禁，根据大便量及时更换棉条，保持肛门周围皮肤的干燥。

（2）造口袋的使用。使用造口袋可以减少 IAD 的发生率，延长 IAD 的出现时间，但造口袋的使用会影响患者肛周皮肤的观察，且频繁的撕脱会增加肛周皮肤损伤的风险，同时部分患者会对造口袋过敏，临床中应根据患者的情况选择合适品牌的造口袋，一般造口袋使用在糊状便的患者中。

（3）尿失禁患者的处理。留置尿管常被用于尿失禁的患者，但是由此会产生较多的并发症，如尿道损伤、出血、疼痛、乳胶过敏、导管相关尿路感染等。其中导管相关的尿路感染是最常见的院内感染之一。因此使用时应严格遵循留置尿管的适应证，并做好相关护理，以减少相关并发症的发生；临床中对神志清醒的尿失禁患者建议采取间歇性导尿，降低并发症的发生概率。同时临床中对男性失禁患者一般采取保鲜袋、尿套等方式收集小便，女性患者选择合适的纸尿裤，减少小便的刺激。

皮肤继发真菌感染的处理：当发生会阴部、肛周及臀部皮肤继发感染发生疱疹及真菌感染时，应请皮肤科会诊，进行专科治疗。

（六）发生 IAD 后的护理

（1）制定严密的护理计划，并认真执行，如保持皮肤清洁干燥，加强翻身和皮肤护理，密切关注患者的心理状态。加强营养支持，提高患者的机体免疫力。

（2）应用合适的皮肤清洁用品和保洁用品，皮肤清洁时要轻柔，避免用力摩擦对皮肤造成损伤，同时清洁剂的酸碱性应接近正常皮肤的 pH 值，选择无须冲洗的清洁剂。皮肤防护一方面是避免皮肤长期接触刺激物，另一方面是使用皮肤保护剂维持细胞间脂质和正常皮肤的屏障功能，防止过多的液体和电解质损失，减少细菌对角质层的侵蚀。

（3）皮肤破损创面处理。①早期失禁性皮炎的护理。在会阴部涂抹造口粉，吸收5分钟左右；将多余的造口粉抹去，涂皮肤保护膜（面积大于失禁面积），30秒后皮肤保护膜可完全干燥，如皮肤有皱褶，可用手展开皱褶，均匀涂抹；待皮肤保护膜完全干燥后再恢复皮肤的自然位置，可重复此动作3次；如粪便再次污染，使用温水清洁时，不可用力擦拭，以免破坏保护膜，24小时内按上述方法使用2次，做好护理效果的评估，及时记录和交接班。②中度失禁性皮炎的护理。使用生理盐水清洁后擦干，先喷洒护肤粉再涂抹皮肤保护膜，或使用功能敷料促进愈合，2 ~ 3天更换敷料一次。病人臀部铺易更换的护垫；避免尿液或大便的再次刺激。水样便患者可粘贴一件式造口袋或肛门留置肛管或大便失禁套件收集粪便（肛门括约肌松弛者不宜使用）。糊状便患者可粘贴一件式造口袋或大便失禁套件收集粪便。③重度失禁性皮炎的护理。水样便患者可于肛门留置大便失禁套件收集粪水。糊状便患者也可使用大便失禁套件收集粪便或使用纸尿片或穿着纸尿裤，使用纸尿片或穿着纸尿裤者必须密切留意患者排便情况，一旦排泄及时清洁并更换。尿失禁患者应留置导尿管，直至皮肤损伤创面愈合。皮肤破损创面应选用功能敷料促进愈合。内层敷料（可选择含银敷料）+ 外层敷料促进愈合。根据渗漏情况更换敷料。

（4）对已经发生皮肤损伤的患者禁用爽身粉，因为爽身粉遇汗液后形成颗粒有可能会堵塞毛孔，影响皮肤呼吸，潮湿的颗粒增加局部摩擦力，增加了皮肤损伤的风险。

（5）目前临床使用的失禁护理用品主要为吸收型产品。但大多数尿垫和尿裤都存在回渗现象，长期使用会导致会阴部皮肤浸在潮湿环境中，反而增加了患者发生IAD的风险。因此使用一次性尿垫、成人纸尿裤时要先在尿垫或纸尿裤上铺一张棉质柔软垫巾，防止其与皮肤直接接触。

（刘艳华　岳丽花）

第四节　自助间歇性导尿术的患者指导

自助间歇性导尿术是一个由病人自行实施的简单程序。其原理为病人每数小时使用一条细小的导尿管（通常为1012号），经尿道口放入膀胱内以排清潴留在膀胱内的尿液。相比留置导尿管，自助间歇性导尿术的优点包括它可以减少下泌尿系统感染的机会，防止尿液返流，病人无须长期插着尿管及佩戴尿袋，其日常生活不受限制，保持正常性生活等，有助患者重建健康生活，融入社会。

一、尿潴留原因

骨盆腔手术后，骨盆神经受损导致膀胱肌张力暂时损失功能，脊髓神经反射中心受损（骶神经S2 ~ S4）影响副交感运动神经元，没法响应大脑输出的指令，膀胱逼尿肌不能收缩，无法排空膀胱，而致尿潴留，亦属神经性膀胱之一。

神经性膀胱：由于支配膀胱的神经出现部分或完全中断而导致的膀胱功能障碍，可分为以下几种。

（一）脑桥以上平面

见于大脑血管意外、患帕金森病的病人。病人储尿及排尿机制正常，但却不能正常分辨适当的地方与时间排尿而致出现尿失禁问题。

（二）骶骨以上平面

如脊柱肿瘤、脊柱受伤、多发性硬化等导致大脑及脊髓内神经脊髓鞘质破坏。不能有效控制排尿，多出现反射性尿失禁。

（三）骶骨以下平面

见于糖尿病神经病变或骨盆腔手术后所致的骨盆腔神经受损，影响膀胱逼尿肌不能收缩，尿液无法排出体外。

（四）尿道阻塞

如前列腺增生病人、逼尿肌与尿道括约肌协调功能障碍。

二、患者评估

护士指导上需注意用语要清晰简单，有时需重复重点内容以加强病人理解及提高学习能力。只要病人认识导尿术的好处并采取接纳态度，学习进度会很理想的。

（1）病人手部活动是否灵活，力度是否足够操控导尿管。

（2）病人经济能力是否可以负担购买导尿管及有关所需用品。

（3）教育患者如何施行间歇性导尿术。①预备所需用品包括：导尿管成人10～12号，儿童8号；小毛巾或湿巾纸；肥皂液；水溶性润滑剂；盛导尿管的盛器；镜子（女性）；量杯（需要时）。②解松及脱下裤子，坐于适当的位置，如坐厕、椅子上。用肥皂液洗手并用清水过净，导尿管顶端部分先用润滑剂润滑。③（男性）清洁尿道口，把包皮向后拉，帮助露出尿道口，用左手将阴茎向上提拉，另一手缓缓沿尿道口把导尿管插入直至有尿液流出为止，此时可将阴茎放下。④（女性）可用左手将尿道口两边皮肤（阴唇）分开，以便露出尿道口。在镜子帮助下，用右手缓缓插入导尿管直至尿液流出为止。

当尿液流尽后，可再插入少许，将剩余小便排尽，然后将导尿管移去。

用湿巾纸清洁尿道口，用清水清洗导尿管，抹干后，放入有盖盛器内，以便下次再用。建议每条导尿管可用1日，如尿管表面不平滑，应立即更换。定期监察病人小便量。

每3个月监察病人的膀胱感觉、排尿及用尿管放出的小便量、残余尿量。临床上部分病人会因其膀胱肌张力逐渐恢复而不需再做导尿。建议参照Naish（2003）的方法以决定病人每日所需导尿次数，见（表3-4-3）。

表3-4-3　小便量与导尿次数的关系

小便量	导尿次数
无尿意	每日4～6次，保持小便放出量为500ml以下
小便后残余尿量300～500ml	每日2～3次
小便后残余尿量150～300ml	每日1次
少于150ml	暂停1次
连续3次小便后的残余尿量少于150ml	尿流速度检查重新评估是否可停止导尿术
出现满溢性小便失禁	需考虑增加导尿次数

泌尿道感染症状：如尿道刺痛、血尿、小便浑浊、发热、小便有臭味等。护士应替病人取小便标本检查及继续观察病人下泌尿道感染症状的严重情况而决定是否需药物治疗。定时随访或电话跟进以评估病人的导尿技巧及进展。

病人起初对导尿术会有或多或少的抗拒及忧虑，故护士需要给予心理支持及细心的指导以促进病人早日并熟练掌握当中技巧、重点等。另外，护士需定时随访，了解病人的进展，评估其是否需持续施行导尿术。

（宋丽娟）

第五节　神经源性膀胱的康复和护理

一、神经源性膀胱定义

神经源性膀胱（neurogenic biagger，NB），又称神经源性膀胱排尿功能障碍，是由于神经系统病变导致的膀胱排尿功能障碍，引出一系列下尿路症状及并发症的疾病总称，主要是因为调节膀胱和尿道中枢神经或周围神经受到损害，临床表现为尿潴留、尿失禁及排尿次数改变等，如不及时治疗，可引起患者肾功能异常。

二、病因

所有可能影响储尿和（或）排尿神经调控的疾病都有可能造成膀胱和（或）尿道功能障碍，神经源性膀胱的临床表现与神经损伤的位置和程度可能存在一定相关性、但并无规律性。

（一）中枢神经系统因素

包括脑血管意外、颅脑肿瘤、压力正常脑积水、脑瘫、智力障碍、基底节病变、多系统萎缩、共济失调、神经脱髓鞘病变（多发性硬化症）、脊髓病变、椎间盘疾病以及椎管狭窄。

（二）外周神经系统因素

包括糖尿病、酗酒、药物滥用、卟啉病以及结节病。

（三）感染性疾病

包括获得性免疫缺陷综合征、急性感染性多发性神经根炎、带状疱疹、人T淋巴细胞病毒、莱姆病、脊髓灰质炎、梅毒及结核病。

（四）医源性因素

包括脊柱手术、根治性盆腔手术以及区域脊髓麻醉。

（五）其他原因

包括Hinman综合征、重症肌无力、系统性红斑狼疮及家族性淀粉样、变性多发性神经病变。

三、分型

（1）逼尿肌过度活跃伴括约肌过度活跃，该类型可出现自发的反射性排尿，但不受意识控制，多表现为无规律的反射性尿失禁。即逼尿肌收缩不充分，逼尿肌、括约肌失协调，导致无规律排尿。

（2）逼尿肌活动不足伴括约肌活动不足，该类型损伤脊髓圆锥和马尾神经，称为下运动神经元损伤型。可导致神经源性压力性尿失禁，如果排尿不完全，可合并充盈性尿失禁。

（3）逼尿肌活动不足伴括约肌过度活跃，该类型不会出现自发性排尿，如果不能规律适时地排空膀胱将很快出现上尿路损伤。

（4）逼尿肌过度活跃伴括约肌活动不足，该类型几乎不存在上尿路损伤的风险，反射性尿失禁与压力性尿失禁共存。

四、康复训练

（一）膀胱行为训练

膀胱行为训练主要包括定时排尿和提示性排尿。

1. 习惯训练

习惯训练是基于排尿规律安排患者如厕时间的方法。这种训练的方法不仅能提醒患者定时排尿，还可保持患者会阴部清洁、干燥。应鼓励患者避免在安排时间以外排尿。但这在尿急时常会难以控制。

2. 延时排尿

对于因膀胱逼尿肌过度活跃而产生尿急症状和反射性尿失禁的患者，可采用此法，部分患者在逼尿肌不稳定收缩启动前可感觉尿急，并能收缩括约肌阻断尿流出现，最终中断逼尿肌的收缩。治疗目标为形成 3 ~ 4 小时的排尿间期，无尿失禁发生。排尿意识训练适用于留置导尿的患者，每次放尿前 5 分钟，患者卧于床上指导其全身放松，想象自己在一个安静、宽敞的卫生间，听着潺潺的流水声，准备排尿，并试图自己排尿，然后由陪同人员缓缓放尿，强调患者利用全部感觉，开始时可由护士指导，当患者掌握正确方法后，可由患者自己训练，护士每天督促、询问训练情况。

3. 反射性排尿训练

在导尿前半小时，通过寻找刺激点，如轻轻叩击耻骨上区或大腿上三分之一内侧，牵拉阴毛挤压阴蒂（茎）或用手刺激肛门诱发膀胱反射性收缩，产生排尿。

4. 代偿性排尿训练

（1）Crede 按压法：用拳头于脐下 3cm 处深按压，并向耻骨风险滚动，动作缓慢柔和，同时嘱患者增加腹压帮助排尿。

（2）Valsalva 屏气法：患者取坐位，身体前倾，屏气呼吸，增加腹压，向下用力做排便动作帮助排出尿液。适应证：用于逼尿肌和括约肌活动均不足的患者。禁忌证：括约肌发射亢进；逼尿肌括约肌失调；膀胱出口梗阻；膀胱 - 输尿管反流；颅内高压；尿道异常；患心律失常、心功能不全者不适合行屏气动作者。

（3）肛门牵张训练：先缓慢牵张肛门使盆底肌放松，再采用 Valsalva 屏气法排空膀胱。肛门牵张导致尿道括约肌的断续现象类似于正常的自主排尿方式。适用于盆底肌痉挛的患者。

（二）盆底肌训练

盆底肌训练主要包括 Kegel 训练，对于不完全去神经化的神经源性尿失禁及神经源性 DO 患者，推荐使用该类方法以增强盆底与括约肌力量，改善尿失禁、抑制 DO。

盆底肌训练指患者有意识地反复收缩盆底肌群，增强支持尿道、膀胱、直肠和子宫的盆底肌肉力量，以增强控尿能力。适用于盆底肌尚有收缩功能的尿失禁患者。慎用于心律失常或心功能不全患者、膀胱出血（血尿）尿路感染急性期和肌张力过高者。

训练方法：患者在不收缩下肢、腹部、臀部肌肉的情况下自主收缩盆底肌肉（会阴及肛门括约肌），每次收缩 5 ～ 10 秒，重复 10 ～ 20 次 / 组，每日 3 组。在指导患者呼吸训练时，嘱患者吸气时收缩肛门周围肌肉，维持 5 ～ 10 秒，呼气时放松。患者可在桥式运动下做收缩肛门的动作，这时可用一些引导式的话语帮助患者维持收缩肛门的动作（约 5 ～ 10 秒），如让患者想象自己尿急但还找不到卫生间，要先憋住尿（想象方法）。患者坐在椅子上，由后向前缓慢地把肛门、阴道、尿道周围等盆底肌收缩上提，感觉想阻止肛门排气，从 1 数到 10，然后缓慢放松。患者可坐在马桶上，两腿分开，开始排尿，中途有意识地收缩盆底肌肉，尿流中断，如此反复排尿、止尿，重复多次使盆底肌得到锻炼。

（三）盆底生物反馈

该方法有利于排尿习惯改变，也可结合其他盆底锻炼方法。推荐应用肌电图生物反馈指导训练盆底肌。

五、护理

（1）保持会阴部清洁。

（2）留置导尿期间按导尿护理常规。

（3）每 1 ~ 2 周行尿常规检查 1 次，注意有无感染。

（4）神经电刺激治疗。①骶神经前根电刺激（Sacral Anterior Root Stimulation，SARS）又称 Brindley 技术。②骶神经电刺激（Sacral nerve stimulation，SNS）、骶神经调节（Sacral neuromodulation，SNM）。③经皮胫神经电刺激（percutaneous tibial nerve stimulation，PTNS）。④阴部神经刺激（pudendal nerve stimulation，PNS）。

（5）保护患者隐私。

（6）和患者共同制定饮水计划。实施间歇性导尿前三天为患者制定饮水计划。间歇导尿期间匀速饮水。指导患者定时饮水，限制饮水总量，每日 1800 ~ 2000ml 为宜，每小时饮水 1 次，每次 100 ~ 125ml，不要一次大量饮水，睡前不再饮水。认真落实饮水计划，以便合理安排间歇导尿的次数和时间。

（7）合理安排间歇导尿时间，避免影响日常生活及日间其他康复治疗，避免影响夜间睡眠。

（8）准确记录残余尿量，根据残余尿量的多少，每日间歇导尿 1 ~ 4 次，并记录导尿时间和尿量。两次导尿之间能自动排尿 100ml 以上，残余尿量 300ml 以下，建议每 3 小时导尿一次。两次导尿之间能自动排尿 200ml 以上，残余尿量 200ml 以下时，建议每 8 小时导尿一次。当残余尿量少于 100ml 或为膀胱容量 20% 以下时，即膀胱功能达到平衡后，方可停止导尿。

（9）膀胱功能训练。

（10）指导并教会患者或照顾者行自家清洁导尿。

（11）心理干预：患者由于突然的创伤丧失部分或全部基本生活能力，往往感觉到焦虑、烦躁、悲观、失望和不知所措，心理失去平衡。大部分患者转入康复治疗阶段时，当得知康复训练要以月、年计算时，就表现得非常焦虑。要引导患者面对生活的不幸，以乐观的态度重建生活的勇气；建立有效的情感沟通，帮助患者调整角色，建立自我控制的能力，主动参与治疗、训练，学会自理。

家属的心理支持：管理大小便给家人带来极大的负担，导致陪伴家属心理压力很大，因此对患者家属进行良好沟通及健康教育意义重大。帮助他们与护理人员建立信赖与协同关系，在护士实施膀胱功能训练时，指导正确的膀胱功能训练手法，讲解训练的意义，家属才会认真配合，并鼓励、督促患者实施。

六、健康教育

（1）膀胱功能训练是一个长期的过程，要鼓励患者有足够的信心和耐心。

（2）留置导尿期间适当多饮水，达到自动冲洗膀胱的目的。

（3）定时开放尿管，每次排尿时有意识地做正常排尿动作，同时叩击耻骨上区。

（4）行间歇导尿期间，严格按照要求饮水（计划饮水），以保持每次残余尿量不超过500ml。

（5）导尿前先自排小便。

（左莉娟）

第六节　尿失禁患者的家庭保健和自我护理

尿失禁多见于昏迷、颅脑外伤、脊柱损伤、中毒、瘫痪、中枢或外周神经损伤、盆骨折及各种大手术后等患者，是急危重症、昏迷及瘫痪患者常见并发症。由于膀胱括约肌损伤或者神经功能障碍而失去排尿自控能力，使尿液不自主流出的病理状态。

尿失禁一般是可以预防及治疗的，为有利于尿失禁（老年UI）患者更好地回归社会与家庭，加强其社区管理，因人制宜，进行个性化的家庭康复与护理，家庭保健和自我护理相当重要，通过病人、家人及照顾者对失禁的护理的认识，鼓励他们按自己的需要，学习各种训练，例如做膀胱训练、骨盆底肌肉运动等，可改善某些失禁问题。

预防及治疗失禁不是一朝一夕便可做到的，一般失禁病人都需要漫长的时间去训练自己，找到适合自己的方法以治疗其失禁问题。

失禁病人的家庭保健及自我护理，包括心理支持、饮水计划、避免刺激膀胱食物、避免便秘、膀胱训练和骨盆底肌肉训练。

一、心理支持

尿失禁常会给年长者带来不便，亦给家人增加很多麻烦。年长失禁病人一般行动不便，自我照顾能力减退，往往需要家人清理失禁排泄物，失禁病人不免会感到不安，当被家人埋怨时，他们更会感到内疚。所以，作为家人或照顾者，应该忍耐、关怀他们，给予心理支持，不断地协助他们面对失禁问题，改善患者自卑、焦虑等负面情绪，增加患者及其照护者参与治疗的积极性及康复的信心，有效提高生存质量，令他们感到舒适和保持尊严。

二、肥胖

肥胖（老年）是 UI 症状发生、发展较为重要的影响因素，过度增加的体重可向下挤压盆底组织，使盆底肌肉和神经受到压力和牵拉的作用而变弱，由此引起阴部神经控制的外尿道括约肌功能减退，造成尿液不自主溢出。UI 患者的减重（减肥）宣教应作为社区宣教的重点之家庭护理常规。

三、皮肤护理

患者因尿液的刺激和潮湿的状态，加上代谢产物的侵蚀及皮肤间的相互摩擦易出现阴部、骶尾部皮炎和压力性溃疡等，尿液刺激皮肤，使会阴部长期处于潮湿状态，加上皮肤之间的摩擦，使之红肿、溃烂。注意保持患者会阴部的皮肤干燥清洁、及时更换尿垫等排尿辅具。观察会阴部皮肤的颜色（温度）有无皮下组织淤血，阴道分泌物的量、性质、颜色及有无异味，有异常情况及时处理，患者应保证至少 2 小时翻身 1 次，避免压疮和尿湿疹的出现。

四、导尿术

无菌间隙导尿。随着临床各种导管的广泛应用，目前多选用一次性双腔气囊导尿管和一次性密闭引流袋。

五、饮水计划

一般失禁病人，因害怕小便，宁可减少饮水，但是减少饮水却令小便浓度增加而令膀胱黏膜受刺激导致尿频或尿急现象，并且小便浓度增加会容易引起膀胱发炎。

所以，失禁患者减少喝水以舒缓失禁病情，此方法是不正确的，而且会令身体变得干燥，甚至出现脱水情况。

一般来说，除非有禁忌证如肾病、心脏病、水肿等，在无静脉补液的情况下，可鼓励病人每日饮水 1.5 ~ 2L。但睡前 2 小时，则宜少饮水，以免经常去厕所影响睡眠质量。可根据患者的饮水和排尿规律制订适合患者的排尿时间表，指导患者避免很急时才上厕所，排尿时应集中注意力，先放松膀胱抑制尿意后再缓慢排尿，且尽量排空膀胱中的尿液以帮助患者建立起良好的条件反射和排尿规律。

总的来说，失禁病人需要摄取足够水分或其他饮料，维持一定的排尿量，能增加泌尿道的天然抵抗细菌繁殖能力，有助于预防膀胱和尿道感染。

六、避免刺激膀胱食物

最常见影响尿失禁的食物是咖啡因，一般人饮食含咖啡因的食物或饮料后约 30 ~ 60 分钟，血内的咖啡因浓度达到最高，它会令膀胱肌不自主地收缩而引致尿频及尿失禁情况。咖啡因亦有利尿作用，会增加小便量而致尿频。

市面上有很多食物或饮料均含咖啡因，如茶、咖啡、可乐、部分朱古力糖等。失禁病人应少吃含咖啡因的食物，有助改善尿失禁情况，特别是睡前应禁止饮食含咖啡因食品，以减少夜间小便情况。

七、避免便秘

正常的大便习惯是因人而异的，一般人的大便习惯可由每日 3 次至每周 3 次不等，便秘常见于年老者，他们排便次数较少，当便秘时，粪便会变得干硬，于是即使有大便感觉，用力大便时，只可排出小量的粪便，有时，由于过度用力大便，肛门会肿胀，病人便感觉疼痛及感到没有完全排泄粪便。

一般认为便秘是由于没有吃足够的蔬菜及高纤维食物、没有饮用足够的水分、没有足够运动、身体衰弱、情绪抑郁和使用某些止痛药物如止疼药等原因引起的。

长期便秘的病人排便时，因习惯要长期用力，久而久之，会令骨盆底肌肉衰弱，而且便秘时，满载粪便的肠腔会压着膀胱及尿道，会阻碍尿液流出，或影响膀胱的容量，令病人常常有要小便的感觉。

慢性便秘可能会造成尿失禁，故此，尿失禁病人要保持大便通畅，每天清晨喝一杯淡盐水或者蜂蜜水，应多吃蔬菜、水果及高纤维食物，如谷、麦、豆类等，饮用适量水分，每日最少饮用 6 ~ 8 杯流质饮食，除非病人有禁忌病则例外，每天要做运动，例如每天步行，步行可以增加肠内的粪便移动及促进定期排便的习惯。

如果有大便嵌塞，可能需要轻泄药物、栓剂或灌肠，有时还需要借用外力来帮助排便，如戴手套，用手指探入肛门，将最外层较硬的大便挖出，以舒缓大便嵌塞的情况。

八、膀胱训练

膀胱本身是一个中空、肌肉状的储水球，它的容量大约为 200 ~ 500ml。尿液由肾脏排出经输尿管慢慢储满膀胱，当膀胱储满要上厕所时，骨盆底肌肉便放松，膀胱肌肉收缩而将尿排出体外。

膀胱训练的目的是改善膀胱容量和排尿功能。由于一般失禁病人害怕漏尿情况发生，当他们有些许便意便会去厕所，久而久之，膀胱容量会变小。正常膀胱容量约为 400 ~ 500ml，当失禁病人习惯地频频小便，他们的膀胱会逐渐缩小，甚至每次小便只有 50 ~ 100ml 不等，因此，他们便需要频频地去洗手间。

改善对膀胱的控制能力及增加膀胱容量，可从如厕训练和调节饮食习惯着手。膀胱训练还可改善患有急切性失禁病人的小便习惯，急切性失禁多由于膀胱肌肉过分敏感，或是大脑控制排尿中心不能有效地抑制膀胱收缩而引起小便失禁。

膀胱训练可分 3 个阶段，按病人情况而定，首先是定时如厕训练，其次是病人有尿意时才如厕，最后阶段是当病人有尿意时，鼓励病人憋尿，逐渐延长憋尿时间。

（一）定时如厕训练

当失禁病人直觉能力较差时，定时如厕训练是最初步的训练，目的是令病人减少失禁次数，一般训练为 3 ~ 4 小时让病人如厕 1 次，通常会安排在餐后和睡前。

（二）有尿意时才如厕

当失禁病人直觉程度较好，有尿意能够说出自己的需要，并且当有尿意能忍着小便时，他便可尝试有尿意才如厕的训练，其训练有以下 5 个步骤。

（1）定期检查尿片是否沾湿。

（2）提醒病人有尿意时要如厕，要按时间病人是否有尿意。

（3）当病人讲出有尿意时，照顾者要尽快给予协助如厕，并要给予足够时间让病人如厕，不要催促病人小便。

（4）当病人成功如厕后，需给予赞赏和鼓励。即使病人已失禁，每次仍需提醒病人，下次有尿意时，需要说出自己的需要及自己尝试如厕。

（5）患者可尝试忍尿直到排尿时间才排尿。忍尿方法：可让患者站立不动，收缩骨盆底肌肉，直至紧迫感消失才放松，或者分散患者注意力和消除焦虑，产生平静的生理学上的安静，以在 30 秒内可做到忍尿。

九、逐渐延长憋尿时间

逐渐延长憋尿时间的目的是增加膀胱尿量。训练前，首先要病人明白自己的问题所在，了解尿失禁的原因、膀胱及尿道的生理结构等常识，并要教导病人如何去忍尿，例如有尿意时，避免急跑去厕所，尽量站立或坐下，尽量做骨盆底肌肉运动，找事做以分散自己注意力，或可能做深呼吸以助减低尿意。要视病人情况，慢慢加长忍尿时间，例如 10 分钟、30 分钟、甚至 1 ～ 2 小时，要指导病人尿急时，不要急跑去厕所，急跑去厕所可诱发膀胱收缩，加强尿意，病人应慢慢地行走去厕所，要鼓励病人自我控制，不应常规去厕所，不要养成以防万一的习惯而去厕所，因为这会引起膀胱容量变小，尝试在膀胱装满后再上厕所，然而，睡前排光尿液是没问题的。

病人需留意尿量，若尿量比平常少，病人应尝试再延长忍尿时间，病人需渐渐地按需要增加饮水量，以改善膀胱容量，每天喝 6 ～ 8 杯流质饮食，避免饮含咖啡因饮品，留意小便时不要着急，要放松身心，每次如厕需排尽膀胱内的小便。当病人手脚活动不太灵活时，可调整病人衣服，让病人容易整理，例如用魔术贴代替纽扣，穿着简便衣服如运动套装，需要时，可提供便壶、大便车等用具以方便病人如厕。

十、提肛肌训练方法

病人同意后，戴一次性手套，示指涂液状石蜡，轻轻插入病人肛门，嘱病人做肛门会阴收缩运动，感觉肛门收缩强劲有力，且每次收缩 30 秒以上为有效，或告知病人在排尿过程中做终止排尿动作。教会病人正确方法后，每日早中晚锻炼 3 次，每次连续收缩肛门 100 下，每次不少于 30 秒。

十一、骨盆底肌训练

骨盆的底部由肌肉层组成，这组肌肉像一张吊床般由背部的尾骨深延至前面的耻骨，女性的盆骨底肌肉支持着膀胱、子宫及肠腔，盆骨底肌肉亦是尿道、直肠、阴茎

（男性）、阴道（女性）通过的肌肉，它在控制大便和小便中承担很重要的角色。

当盆骨底肌肉变得松弛时，它未能好好地支持膀胱，膀胱颈便会向下移动，尿道及肛门括约肌可能会闭合不全，在咳嗽、打喷嚏、大笑、举重物时，可能会尿失禁，又可能无法控制放屁，大小便时可能有紧迫感。

骨盆底肌肉变得松弛的原因可能是更年期荷尔蒙减少，骨盆底肌肉慢慢变得软弱无力，或者由于怀孕、分娩、常常举重物、慢性咳嗽、时常用力大便、身体过重、骨盆底肌肉长期受负荷而变得松弛。

做骨盆底肌肉运动可使骨盆底肌肉更强壮，可以改善急迫性尿失禁的情况，学习做骨盆底肌肉运动前，首先要正确地认定要运动的肌肉，其方法为在排尿时，尝试在中途停止让尿液流出，然后再开始排尿，这样做是要了解正确使用哪些肌肉，但每周不要做过多，因为经常中断排尿可能妨碍正常的膀胱排空。

做骨盆底肌肉运动时，病人可舒适地坐下、站立或躺下，需要放松大腿、臀部和腹部肌肉。在同一时间收缩或收紧肛门、阴道、尿道周围，令会阴肌肉向上向内收缩，尝试紧紧持续着收缩，数至 5 ~ 10 次，然后放松，重复收紧及放松，但每次收缩之间应休息约 5 ~ 10 秒，留意做骨盆底肌肉运动时，呼吸要维持正常，不应闭气，按自己的能力，每次重复动作约 5 ~ 10 次，而每日最少做 5 次整套运动。

做骨盆底肌肉运动要重质量，小量做得好的运动远比不认真而大量地做运动有更多好处，并且要持之以恒，好的成绩是需要时间的。

尿失禁是令人苦恼的问题，通过种种治疗和护理，加强对病人和照顾者的教育，令他们得到支持和鼓励，逐渐地改善病人的健康问题，每个人会有不同的问题和需要，我们需要积极地面对实际的难处，才可寻找解决问题的方法。

十二、家庭指导

尿失禁病人的卧室应离厕所较近，以方便病人如厕。厕所地板应该保持干燥，光线充足，以免跌倒。以坐式马桶为佳，对于老年人及下肢活动不便的病人，坐式马桶的高度应较平常为高，可方便使用者坐下及起立，马桶周围应设置扶手。使用纸尿裤病人，保持房间的通风，房间内放置加盖垃圾桶，以避免异味。病人常活动的房间内，使用防水的家具及地板，如塑料或石材地板，可方便擦拭。

（宋丽娟）

第七节 失禁护理用品

一、评估

（一）失禁程度（种类、量、时间）

（二）活动情况（长期坐位、长期卧位、需要协助、自理、肢体活动灵巧度）

（三）智力情况

（四）经济情况

（五）个人喜好

二、失禁用品

（一）纸尿裤、成人尿片

（1）选择合适尺码。

（2）舒适感。

（3）注意吸水及隔水能力，保持皮肤干爽。

（4）防漏设计。

（二）尿套（图 3-4-8）

（1）只适合男性。

（2）多为橡胶、硅胶制造，橡胶每日更换、硅胶 2 日更换。

（3）套于阴茎上。

（4）接床旁尿袋。

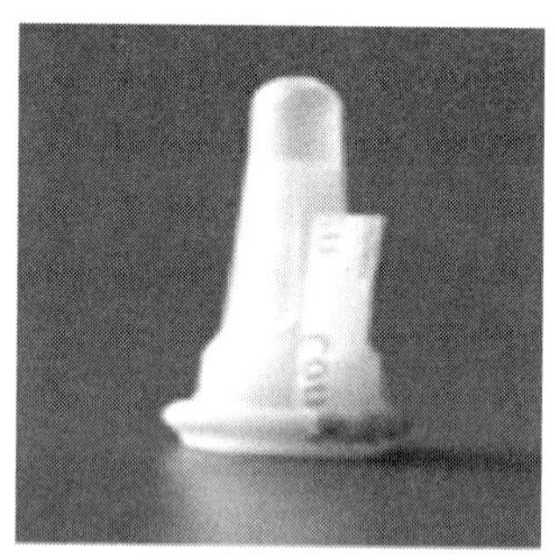

图 3-4-8 尿套

（5）选择合适尺码。

（6）更换时要彻底清洁会阴部，注意皮肤情况，观察有无损伤。

（7）尿套连接尿袋前，需关闭尿袋开关。

（8）防止管路扭曲。

（9）尿袋放在低于尿袋位置。

（10）皮肤过敏、肢体灵巧度低、智力低、阴茎收缩者禁用。

（11）尿套使用方法。（图 3-4-9 至图 3-4-13）。

①取出粘贴条，将粘贴条拉伸到正常长度的 1.5 倍。

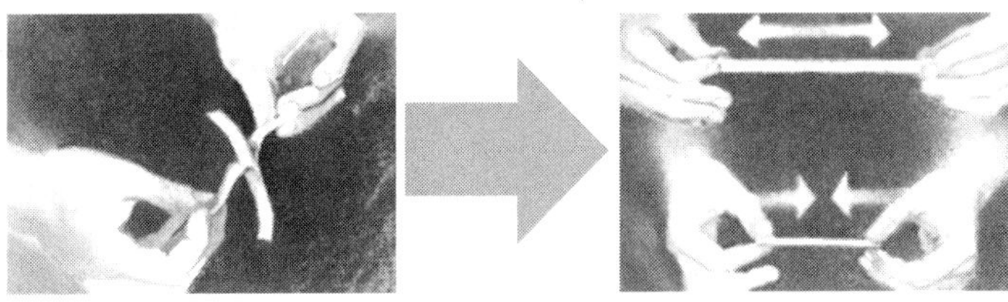

图 3-4-9　尿套使用步骤①

②围绕粘贴在距离阴茎根部的 1/3 或 1/2 处。

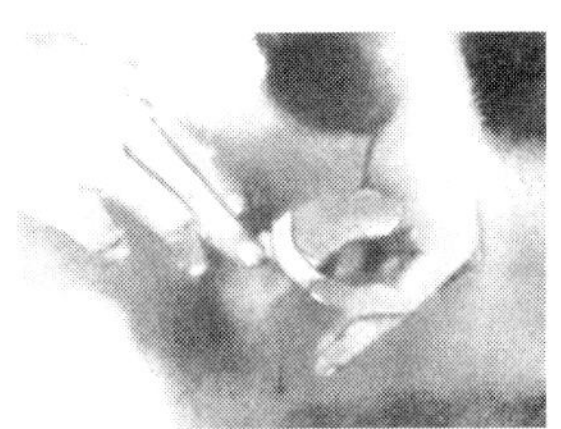

图 3-4-10　尿套使用步骤②

③一手握住阴茎，一手将尿套从阴茎龟头处慢慢转动套上阴茎，使尿套超过粘贴条。

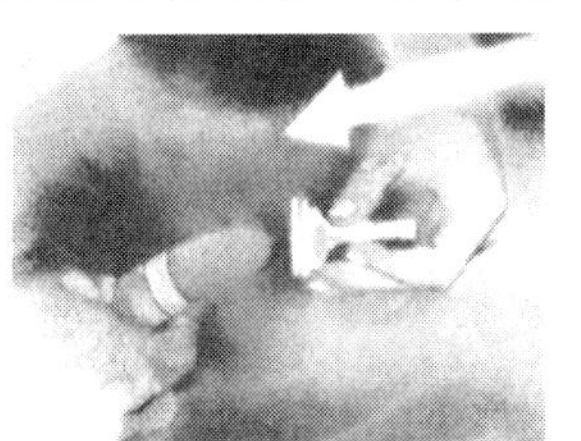

图 3-4-11　尿套使用步骤③

④按压尿套使其与粘贴条粘贴牢固，尿套前端与龟头间保留 2 ~ 3cm 的距离。

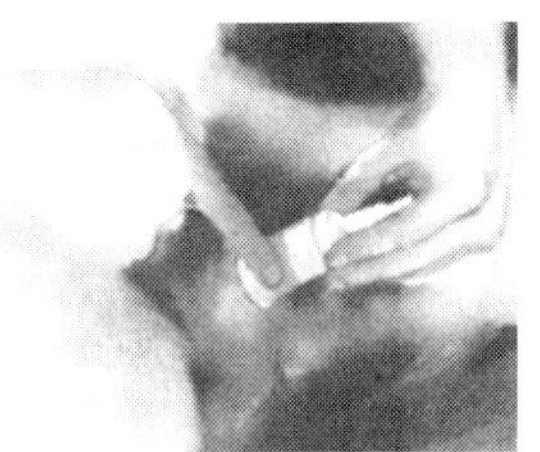

图 3-4-12　尿套使用步骤④

⑤将尿套的前端与引流袋连接，妥善固定尿袋。

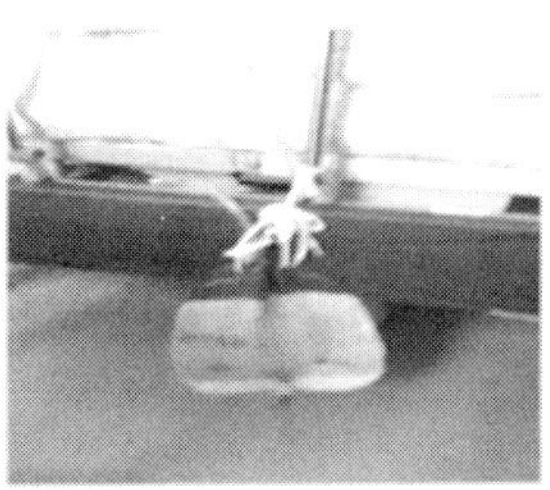

图 3-4-13　尿套使用步骤⑤

（三）阴茎钳

（四）留置导尿

（五）间歇自行导尿术

适应证：膀胱肌肉收缩力降低、脊柱或骨盆神经受创导致膀胱不能排小便、手术后暂时性膀胱失去功能、慢性尿潴留、膀胱再造术或膀胱扩大术后。

优点：①患者能自行有效地控制把尿液放出。②控制及改善遗尿问题。③减少尿道感染。④无须保留尿管。⑤减少使用失禁辅助用品。⑥可防止尿液返流回肾脏。⑦可维持正常性生活。⑧无年龄限制。

缺点：①患者手部需要灵巧地活动。②女性患者要接触到尿道口。

操作步骤：①洗手（教会正确洗手）。②准备所需物品［导尿管、水溶性润滑剂、湿棉花（湿纸巾）、量杯、垃圾桶］。③解释工作［讲解男性（女性）基本生理构造、嘱自行小便］。④打开导尿管，润滑导尿管。⑤选择一个舒适位置。⑥插入导尿管，直至有小便流出，再插入 1cm，当无小便流出时，轻拉导尿管。⑦洗手，记录自行排尿量及放尿量。

注意事项：①导尿次数据情况而定。②患者勿自行更改导尿次数，如需调整应咨询医生、护士。③勿使用油性润滑剂。④保持个人卫生清洁。⑤保持大便通畅。⑥保持每日进水量 1500 ~ 2000ml，临睡前 2 小时勿进水，临睡前要导尿。⑦插管过程中遇障碍或不能取出导尿管，可暂停，身体放松后再试。

（宋丽娟）

第八节　失禁患者心理健康与护理干预

失禁不仅给很多患者带来焦虑、病耻感和沮丧等负面情绪，部分患者由于长期失禁没有得到正确的诊治而罹患抑郁症等心理疾病，严重影响患者的生活质量和身心健康。不仅给病人带来极大的痛苦，而且也有可能带来严重的社会和心理卫生问题。但目前失禁患者的心理健康和生活质量状况并未受到广泛关注。因此，医护人员要加强对失禁相关知识的宣传力度，提高人们对失禁的认识，呼吁家属及社会的共同参与和支持，增强患者自我保健意识和治疗的信心，减轻患者心理压力，改善对疾病的认知，提高生活质量。

一、儿童失禁患者心理健康与护理干预

儿童失禁分为尿失禁与便失禁。大多数情况下，儿童尿失禁是由逼尿肌或括约肌功能性协调障碍所致。对学龄儿童而言，出现日间遗尿者可能存在器质性病变，应进行系统的检查。失禁常引起患儿的心理、生理发育和社会适应能力障碍，明显影响生活质量。

（一）儿童失禁患者心理特点

1. 孤僻自卑

患儿因大小便失禁，被尿液或大便浸渍的衣物会散发出臊臭的异味，导致同龄的儿童不愿和他们交往，也不能像其他正常儿童一样进行社会生活，如上学、游戏等。长时间没有朋友，没有伙伴，使他们甘愿自己忍受寂寞孤独，即使在与人交往中，也往往难以克服其胆怯、羞涩的心态。表现为行为问题较正常儿童显著增多，大多数为内向性障碍，如不合群、孤僻、胆小、抑郁、社交退缩等。学龄前儿童有家庭的细微照顾，很少有社会活动，受到影响较少。但学龄期患儿则影响上学与交际，经常缺课，不爱运动，影响受教育水平，严重影响到生活质量。

2. 紧张恐惧

由于患儿从小由父母带领四处求医，他们或多或少地经历过各种检查和治疗，特别是有创伤性的检查和治疗，使他们对医院环境有恐惧感，甚至敌视医务人员，在做各项检查及术后采取不配合的态度，严重影响其康复。

3. 求治愿望

学龄期患儿渴望能和正常的儿童一样，但是失禁带来一系列问题，如难闻的气味，频繁地上卫生间，更换和清洗内裤等。面对这些，有的父母焦虑内疚，有的父母悲观失望、不耐烦等，必然对儿童行为产生影响。

（二）夜间遗尿症的认知和就诊现状

夜间遗尿症（noctumal enuresis,NE）是指 5 岁以上儿童夜间睡眠中间断发生的尿失禁。虽然 NE 为自愈性疾病，但 7 岁学龄时发生率高达 10%左右，约 2%持续至成年仍不能缓解。无论 NE 是否最终自愈，均可导致患儿出现多种心理障碍。

1.NE 社会认知

NE 患病率高，但多数国家并未足够重视，甚至是医务人员。多数患儿承认 NE 对其造成很大痛苦，认为医生可以有效治疗。然而，多数家长采取观望态度，倾向于等待其自身发育，仅有 2/3 中到重度患儿的家长曾就诊。家庭自身干预方法包括睡觉前限

制饮水和提醒排尿、睡眠中及时叫醒排尿等。

2.NE 患儿心理障碍分类和诊断

NE 常导致儿童出现多种心理障碍，发生率高达 21.8% ~ 75.2%，男性高于女性，并随年龄增加而显著增加。NE 和心理障碍之间联系可分为：NE 导致心理障碍发生、存在 NE 遗传倾向儿童的心理障碍导致再次发生 NE（继发性 NE）、某些因素导致 NE 和心理障碍同时发生，如 NE 并发注意缺陷多动障碍（ADHD）和二者之间无因果联系仅偶然并存。目前人们常将 NE 患儿心理障碍分为临床相关精神障碍和亚临床相关精神障碍。

（1）临床相关精神障碍：NE 引起临床相关精神障碍可分为外向性精神障碍和内向性精神障碍。外在躯体行为异常称为外向性精神障碍或行为障碍如行为紊乱，内在心理异常称为内向性精神障碍或心理障碍如情感障碍（分离焦虑、社交焦虑、恐怖症、同胞竞争和抑郁症等）。

（2）亚临床相关精神障碍：更为常见，表现为悲伤、回避社交和缺乏自尊心等，对患儿和其父母造成很大痛苦。但是本质上它不是疾病，而是对夜间间断性尿失禁产生的心理反应。

（三）失禁儿童心理护理

1. 消除紧张恐惧心理、创造最佳的治疗环境

护士热情接待患儿及家长，尽量安排在同病患儿的房间，协调好病室里的人际关系，有利于患儿尽快熟悉环境，较快地从陌生和孤独中解脱出来。病房内尽量家庭化，使他们感到环境自然，气氛亲切。

2. 树立患儿自信和对医护人员的信任，建立良好的护患关系

护士应主动亲近患儿，与他们交谈，讲故事，激发他们热爱生活的乐观情绪。可带领病室患儿一起做游戏、玩玩具，加深与患儿之间的感情。对患儿多鼓励，保护患儿的自尊心，同时应注重患儿的意志培养。医生护士态度和蔼，耐心细致，对患儿不鄙视，和他们进行语言交流，树立患儿对医护人员的信任和战胜疾病的信心，能配合医护人员顺利完成各项治疗护理任务。同时根据患儿的心理特点，结合病情给予安慰、疏导，使他们积极配合。

3. 进行全程护理，促进患者早日康复

积极培养患儿的自控能力，针对不同性格、不同年龄的患儿，采取不同的方法。对年龄稍大的患儿教会他们如何及时更换尿布，保持会阴部及大腿内侧皮肤清洁干燥。护士要有高度的责任感和敏锐的观察力，要善于观察患儿的细微变化，及时发现问题，采取有力措施给予及时解决。

4. 培养良好的卫生习惯

由于失禁，患儿长期使用尿布，臀部、会阴部出现糜烂，走路时摩擦引起患儿疼痛，同时身上散发出臭味。护士应主动关心患儿，教他们讲究卫生，协助患儿清洗臀部及会阴部，勤换尿布。同时向患儿宣传卫生知识，培养良好的卫生习惯。

5. 训练排便功能

通过对患儿正确指导和自我训练，有意识地对异常生活活动进行矫正。训练开始时先向患儿及家长讲解训练目的，使其明白训练的重要性并自愿配合，并要求家长督促。

6. 争取家长的合作

父母对患儿的早日康复起着积极作用，他们是医护与患儿之间的沟通纽带。我们应教会家长如何指导患儿训练排便功能，督促患儿完成训练计划。这样才能保证患儿出院后也能获得系统的训练。

7. 必要时寻求专业心理治疗

失禁治疗方法主要包括行为治疗、药物治疗和其他疗法。其中行为治疗包括警铃疗法、过度训练、夜间控尿训练、觉醒训练、膀胱训练和生物反馈疗法；对于患儿亚临床相关精神障碍以及多数临床相关精神障碍多不需要专业心理医生进行治疗。其心理障碍均会随着治疗逐渐改善，尤其是自我形象和情绪状态。在治疗过程中表现出对患儿持久的关注、理解、关心、帮助和爱护等能起到非特异心理治疗作用。对于存在严重临床相关精神障碍，尤其是行为障碍患儿需要由心理医生进行专业心理治疗。

二、成人失禁患者心理健康与护理干预

（一）失禁患者心理特点

1. 抑郁、焦虑

焦虑、抑郁情绪都属于不愉快的体验，是机体适应环境过程中的一种反应，这种情绪对病人的身心健康极为不利。失禁患者容易发生抑郁情绪，尿失禁女性患者发生严重抑郁症的可能性比排尿功能正常女性增加 2 ～ 3 倍。尿失禁对女性最大的影响在于心理方面。如担心身上有不良气味，害怕因找不到厕所造成尴尬局面，由于不舒适、害羞、没信心而不敢参加社交活动；担心因咳嗽、打喷嚏尿湿裤子被人笑话，有焦虑、尴尬和沮丧等不良情绪，容易产生孤独感。这些都严重影响了患者的情绪，造成心理负担。

2. 敌对、消极

很多老年人觉得失禁是器官老化的一种表现，但是仍然给他们造成严重的心理负

担。而心理状况是影响生存质量的一个重要因素。从患者到医院就诊的时间来看，患病时间最短 1 年，最长 6 年，普遍存在晚就医的情况。分析其原因主要有 2 种：一种是患者害羞，不好意思向医生诉说；另一种是缺乏对该病的认识，认为是衰老的正常现象，在家里即可应付，而且这种观点在患者及家属中普遍存在。患者往往是在尿失禁较严重时才考虑到医院寻求医治，这给治疗带来了一定困难。因为严重尿失禁的患者，由于长期排尿动力的改变，膀胱尿道解剖结构与位置发生严重变化，恢复较差，其后果将严重影响患者的身心健康。一些患者不能保持一个积极解决问题的方向，其解决问题信念较弱，会更倾向于逃避而不是面对外部控制的问题、能力和情感。

3. 病耻感

由于失禁患者不得不改变生活方式，例如需要穿戴隔尿垫以保证不把衣服尿湿，为了避免被别人嘲笑而减少外出体力活动和参加社交活动的频次，以上这些限制性行为的影响和社交活动的改变又会导致其心理不适而产生病耻感，会影响患者的心理健康，也会对患者的躯体健康状况和社交人际关系产生影响。

（二）改善失禁患者心理健康的对策

1. 正确评估心理问题

护士应通过客观细微的观察和语言交流，从生理、心理、社会、文化等多层面去了解失禁患者的特殊行为、认知程度、心理状态、情绪表现和生活背景，必要时进行心理测验，获得客观、全面、科学、准确的信息，最终做出综合评估。在此基础上根据患者的人口学特征和病情程度计划相应的护理措施。

2. 建立良好的护患关系

良好的护患关系是一切心理护理成功的保证，达到护患零距离是护士影响患者自尊的先决条件。护士应创造关怀温暖的环境，主动与失禁患者进行亲切恰当的语言交流，鼓励患者宣泄内心的郁闷、痛苦和烦恼。交谈中认真倾听他们的心理感受，充分尊重他们的权利及人格，保护他们的隐私和自尊，使其感到被接纳及理解。信任感的建立是良好护患关系的前提。护士在护理过程中，要态度和蔼、耐心细致、不鄙视，应注意通过责任心、爱心、同情心及耐心来创造有充分信任及支持感的气氛，增加失禁患者对护士的信任感，使其能够真诚、坦率地表达自己的情感。

3. 阻断患者负向心理

针对失禁患者的负面情绪，耐心做好心理疏导，让他们了解疾病的特征和转归，介绍康复成功病例，使其放下思想包袱，从而放松紧张情绪，保持情绪稳定，激发患者战胜疾病的勇气和信心。

4. 重视社会支持系统

家庭和社会对患者的关心、支持至关重要，要经常与失禁患者家属联系，加强沟通，让家属了解家庭对失禁康复训练和改善抑郁状态的重要性，并帮助患者争取社会支持，动员患者家属及亲朋好友多给患者提供精神及物质上的支持。另一方面，组织小组活动，创造病友间交流经验的机会，鼓励他们在抗病过程中互帮互助，在生活中相互照顾，在精神上互相鼓励，从而改善自尊。

5. 做好健康指导

失禁不仅会危害患者健康，而且这样的疾病对患者和家庭而言是一个巨大的创伤和刺激，由护理人员将每一位患者纳入个案管理，并评估患者心理、生理、情感和社会状况，针对性地指导失禁患者自我护理相关知识和技能，出院后采用电话随访、门诊复诊的形式，实施全程护理干预。

（1）接触阶段。以患者个人自身经验为主体，通过面对面访谈分析其个人、家庭的心理、社会现状，了解患者对尿失禁的认知，明确患者希望得到问题解决的方式，长期目标或短期目标以及在解决问题过程当中需要获得的资源支持与帮助。这一阶段护理人员需要告知干预的目的、目标，给予患者足够的希望和期望动机，注意接纳个体的独特性。

（2）确立目标。诱导患者自我剖析短期或长期目标后，护理人员针对其个人支持和资源现状，明确其短期内创伤事件需要的积极心理体验。在访谈中告知患者，在有压力的情境下，为何有些人能够有效处置问题或社会关系，而有些人却无法明确目标和问题，在控制和准备处理问题生活事件的挑战中处于劣势状态；强调尿失禁事件的危急性和挑战性，不间断地暗示成长与心理痛苦是并存的事实，与患者和家属共同形成行动计划，如成人纸尿裤的更换、尿垫等产品的选择、饮食的自我管理、运动锻炼等问题解决的目标、计划和方案，尽可能减少患者焦虑和恐惧，增强其认知、判断、选择、情感理解及行动的能力。

（3）行为干预。成立行为疗法干预小组对失禁患者进行训练指导，指导其了解和掌握行为疗法的训练内容。教会患者如何记录排尿日记，对每次排尿后，均要准确记录尿急程度、排尿总量、排尿次数还有间隔时间，每周均要依据上周所做的记录结果来对本周闹铃时间进行设定。

行为疗法干预包括尿急训练、膀胱训练、盆底肌锻炼以及呼吸训练。①尿急训练：尿急训练指的是患者出现尿急情况时不应立即上厕所，而应该首先停下手边工作，采取静立或者坐下的姿势，接下来进行反复多次的盆底肌快速收缩活动，同时要进行深呼吸并采取交叉双腿缩夹的方式对尿急感进行一定程度的抑制，以防逼尿肌产生痉挛。待尿急感有所缓解甚至消失后，亦不要着急，而是采取正常的步伐前去洗手间进行排尿，同时要主动且快速地收缩盆底肌来强化控尿能力。②膀胱功能训练：膀胱功能训练指的是患者要形成定时排尿的习惯，同时还要学会如何延迟排尿以确保能够定时排尿。训练之初，应依据患者病情的轻重，在间隔 30 ~ 60 分钟后进行排尿，日后再慢慢延长间隔时间。患者要对尿意进行最大程度的抑制，在设定的排尿时间到达时再进行排尿，且要有意识地尽可能延长排尿间隔的时间，患者排尿时可进行反复中断排尿的训练，反复多次收缩尿道括约肌以锻炼其收缩功能。③盆底肌训练：指的是患者对盆底肌进行自主收缩锻炼。该方法需要收缩会阴、尿道以及肛门，同时要保持后大腿及腹部肌肉的放松状态，每次持续 5 ~ 10 秒后放松，然后等待 5 ~ 10 秒再次重复以上动作，连续训练 30 分钟，每天 3 次，90 天为 1 个疗程。④呼吸训练：呼吸训练包括缩唇呼吸及腹式呼吸。缩唇呼吸时，应采取舒适体位，闭嘴后再经鼻吸气，再缩唇后进行缓慢呼气，由患者自己对缩唇程度进行调整，不要过大亦不要过小。腹式呼吸时，亦应采取舒适体位，以吸鼓呼缩的方式进行呼吸，将一只手置于腹部，而另一只手置于胸前，保持胸部不动，在呼气的同时稍用力对腹部进行挤压，且腹部要保持回缩，而吸气时则要鼓起腹部来抵抗手部压力，注意经鼻进行深吸气，将呼气时间控制为吸气时间的 2 倍左右为宜，每次锻炼持续 10 ~ 15 分钟，每天坚持训练 3 次。

以护理人员为指导主体的健康教育能针对性地剖析患者和整个家庭的心理、生理、情感、社会的现状，深度了解其社会支持和资源，通过开展以患者为中心、家庭为单位的健康教育工作，激发患者和家庭的主动性，以帮助和解释尿失禁时间对个人成长的影响为基本目的，赋予个人不利困境管理的建设性应对策略，告知患者干预的目的和自我管理方向，改善患者的生活质量，预防和减少并发症的发生。

（刘艳华　张　芳）